百年初心
惟新笃行

申康党委系统
庆祝中国共产党成立 100 周年
医务专家口述历史

上海申康医院发展中心　编著

文匯出版社

目 录

前　言

王兴鹏

2021年是中国共产党成立100周年。回眸百年，几多峥嵘，从开天辟地，到改天换地，到翻天覆地，再到新时代取得历史性伟大成就，在实现人民对美好生活向往的过程中，我们党始终把维护人民健康摆在突出重要位置。在党的领导下，上海市级医院建设从星星之火到破茧成蝶，从百废待兴到万象更新，实现了医疗人才喷薄而出、医疗技术革故鼎新、院容院貌日新月异，人民就医体验得到明显改善，各方面均取得了跨越式发展。

这些成绩不是一蹴而就的。回顾我国医疗卫生百年发展历程，无数医务工作者坚守理想，全心奉献，不辍耕耘，以几代人的心血谱写成了一部百年奋斗史。为了保存这些珍贵的记忆，上海申康医院发展中心党委以建党百年为契机，联合15家市级医院，携手文汇出版社，共同发起了“百年初心 惟新笃行——申康党委系统庆祝中国共产党成立100周年医务专家口述历史”图书出版项目。

与严肃的史学研究相比，口述史更注重讲述者的个人视角，能够生动鲜活地阐述历史，让历史充满温暖和情怀。前期经各医院党委认真组织、推荐遴选，最终我们邀请了32位申康党委系统的老领导、知名专家参与此次口述历史项目。在此，向各位领导前辈和参与本书编纂工作的所有同仁，致以最诚挚的谢意！可以说，这部口述史汇聚了上海医疗卫生历史上一颗颗璀璨明珠，勾勒出市级医院医务工作者“医心向党、医心为民”的红色精神谱系，并深情回望了与同道们身披白袍，数十年如一日立足基层一线岗位，全心全意为民服务的医者初心。

阅读书中的这些回忆，仿佛能够穿透历史的尘烟，触摸到医者身上的使命与担当。“党员的每一天都应该像宣誓入党的第一天那样，时刻用行动践行誓言，用思想诠释使命。”誓言无声，行动有力，这样的讲述绘就了一幅幅党旗在市级医院一线高高飘扬的动人画卷。

见人见事见精神。虽然每一篇口述内容只有几千字的篇幅，却向我们展现了一个个大写的“人”和一颗颗鲜红的“心”。这部口述史中最年长、阅历最丰富的讲者——上海市第六人民医院原儿科主任、现离休党支部副书记沈斌，她出生于1921年，是中国共产党的同龄人。在1945年8月15日即日本无条件投降的那一天，她参加革命成为一名中共预备党员。1950年她积极响应党的号召，连续两次报名参加了上海市第二批抗美援朝医疗队，在朝鲜战场服务了整整8个月。在和平年代里，她积极钻研儿童血液病专业，带领科室临床科研两不误，挽救了许多身患血液病疑难杂症患儿的生命。2001年在80岁生日时，她到上海市红十字会签署了遗体无偿捐献书。她用一生坚守着对党的初心、对卫生事业的情怀，可钦可敬，令我们为之动容，并心向往之。

惟新笃行，任重道远。翻看全书，来自15家市级医院的口述专家几乎都提到了“改善服务、提高质量、控制费用、便民利民”这十六字方针。这是申康中心自成立以来，一直引导市级医院秉承践行的“初心”与“使命”。作为“管办分开”改革的先行者和现代医院管理实践的探索者，在市委、市政府的领导下，申康中心已经走过16年。首任主任陈建平在书中回顾了从2002年申康投资有限公司组建，到申康医院发展中心成立发展的十余年里，见证上海市级医院在全国公立医院改革进程中“奋楫者先”的心路历程。

古往今来，迎风向前总是很难。故而，守正创新弥足珍贵。站在建党百年这一重大历史节点，我们回顾历史、挖掘动人故事的同时，正是为了传承这份红色基因，赓续前辈们的红色血脉，让这些宝贵的精神财富跨越时空、历久弥新，为我们干事创业凝聚强大动力，提供丰厚滋养，也激励我们要立足新的起点，更好地服务国家战略和上海发展大局，践行“人民城市”重要理念，大力弘扬上海城市精神和城市品格，在为人民群众提供高品质医疗服务、推动市级医院高质量发展中，不断创造新奇迹、展现新作为，持续提升人民群众的获得感、幸福感、安全感。

勉为祺。

（作者为上海申康医院发展中心党委书记、主任）

2021 年 10 月 25 日

序　言

致敬“火种”的力量

裘　新

医学仅仅是冷冰冰的技术，还是一门更充满情感的学问？这不是一个问题，我们毋庸置疑地坚信后者。

医乃仁术，医者仁心。一个“医”字，用现在年轻人的话说，是一份特别需要“走心”的事业。上海报业集团旗下的多家媒体，一直关注、时常传播着申城名医们。我们关切着读者们共同的关切，那就是——在大数据乃至“元宇宙”改变着世界的当下，时代需要什么样的医生；在机器占领越来越多诊疗环节的现代医学世界，医疗怎样葆有“人”的温度？

这些追问和对答案的寻找，从未停止。在上海申康医院发展中心王兴鹏书记嘱我作序的这部新书里，我感到某种答案越发清晰。这部记录从业者视角所见、所思的自述合辑，彰显了卓越医家们的个体风采，也投射着上海医务工作者的群体风貌。这部书也是上海申康系统从业者们沿循着先行者的内心主张与精神谱系，去探寻医者从业意义与行业价值的一份珍贵记录。

捧起这部书，一刹那跃入我脑海的，是“火种”两个字。

建党百年，起于“火种”。若非先驱先烈们的星星之火，无以燃起全民族自救、自立、自强的希望和斗志。而这部在庆祝建党百年之际出版的《百年初心 惟新笃行》，我觉得，书中饱含的动人“初心”，正是一份对于党的事业深水静流般的致意和礼赞。

医疗卫生系统改革发展，同样仰赖“火种”。“上海申康”自2002年申康投资有限公司组建开始，今年已迈入第二十个年头。每每总能看到，以申康系统为代表的上海卫生界创下全国一个个“第一”“首次”“率先”。“上海先行”之所以成为中国健康医卫改革行进的一处“始发站”，成为造就样板、垂范全国的一台“原型机”，我想，这离不开一批申康系统的先行者，在医学科研上勇为人先，在诊疗救治中妙手卓越，在体制机制上领立着全国卫生系统改革发展的潮头。

阅读这部《百年初心 惟新笃行》，跃然纸上的，是一份份理性沉淀的切切思考，一份份质朴深沉的灼灼情感。为本书撰写文章的作者们，都是国内医学领域的重要专家。他们学识深湛，医勋卓著，德高望重，对于人类生命健康事业而言，可以说绝非是一般意义上的人才，而是卓越的行业导师和实践者的模范。前不久召开的中央人才工作会议，提出了深入实施新时代人才强国战略的“四个面向”，其中就特别强调了“面向人民生命健康”这个领域。可以说，这本集结了名医们真知灼见的汇编，本身正是对人才的一种尊重和致敬。

面对生命健康这一崇高事业，我们致敬“火种”的力量。在医疗“圈内”，后浪心怀使命地传承；在“圈外”，媒介心怀敬意地传播。在初心与使命这一点上，上海报业集团和上海申康医院发展中心的使命感也是相通的。媒体满足人民群众精神层面的需要，医院满足人民群众生命健康层面的需要，行业不同，但都是上海城市软实力建设不可或缺的组成部分。目前，报业集团与申康中心的战略合作正在深入推进，在“健康融入万策”的时代，双方将在战略布局上相互赋能，积极探索医疗健康与传媒文化的跨领域合作，携手助推健康中国、健康上海建设，为上海建设卓越全球城市奠定健康之基。

最后，我想用英国科学家霭理士的一段话，致敬我们双方身处其中的两个令人尊敬的行业——“我们手里持炬，沿着道路奔向前去。不久就要有人从后面来，追上我们。我们所有的技巧，便在怎样将那光明固定的炬火递在他的手内。”

是为序。

（作者时任上海报业集团党委书记、社长）

2021年10月10日

上海申康：公立医院改革创新的先行者

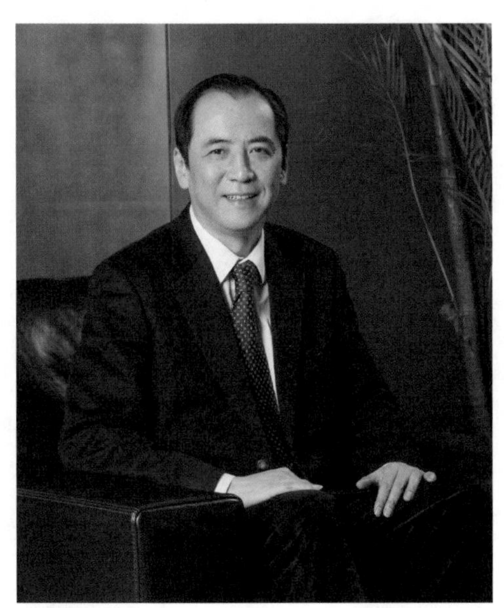

口述人：

陈建平，1956 年 11 月生，1985 年 2 月加入中国共产党。历任上海市卫生局法规处处长、市卫生局办公室主任等职，2000 年 6 月至 2005 年 9 月，任上海市卫生局副局长；2002 年 3 月起，兼任上海申康投资有限公司总经理；2005 年 9 月起，任上海申康医院发展中心主任。2015 年，受聘为国务院医改领导小组专家咨询委员会专家。

长期从事医药卫生体制改革政策研究和公立医院管理实践，全程参与上海卫生事业投融资改革、管办分开、公立医院综合改革实践，积极研究探索现代医院管理制度。

口述日期：2018 年 3 月

Q 从2002年申康投资有限公司组建，到2005年申康医院发展中心成立，"申康"见证了上海在全国公立医院改革进程中"奋楫者先"的辛路历程，它的成长和进步是上海卫生事业改革发展的一个缩影。能给大家说说它的由来吗？基于何种背景"申康"诞生了？

陈建平："申康"，两个字其实很好诠释了我们医疗卫生工作者的使命和责任："申"是上海的简称，表明我们的工作既要服务上海城市发展大局，又要体现上海城市精神；"康"表明我们事业的出发点和落脚点在于老百姓的健康福祉。

要说"申康"具体是如何诞生的，得回溯到十多年前，处在世纪之交的上海，在经历了"一年一个样、三年大变样"后，城市面貌发生了巨大变化。而与此同时，上海市级医院的基础设施建设严重滞后，百姓的抱怨屡见不鲜。老百姓说，说起来这些都是大城市的大医院，走进去却房子破、设施旧、设备老、环境杂、脏乱差，看病像到了小菜场、进了"难民营"，实在太糟糕了。

群众反映的基本都是实情。当时，我在市卫生局任副局长，分管基建。根据市领导批示要求，我组织有关单位做了一个关于"上海市级医院基本建设情况"的专题调研，调研下来情况确实糟糕：大多数市级医院房屋老旧、道路失修；许多医院的急诊室设在临时搭建的房子里，"外面一下雨，里面就淹水"；不少市级医院因为建筑面积实在太小，只能利用地下室做急诊室，利用防空洞做急诊观察病房，人多拥挤时，风险隐患很大。这些情况，既与百姓改善就医条件的期盼差距甚大，也与上海国际大都市的形象很不相称。市级医院的面貌确实到了迫切需要花大力气改变的地步了。

然而关键问题是：改造需要大量资金，钱从哪里来？为了把市级医院基本建设和改造任务纳入卫生事业发展"十五"规划中，市计委（后更名为市发展改革委）、市财政局和市卫生局一起召开了多次协调会。根据初步测算，完成第一轮改造需要60个亿。但市里的财政不可能一下子拿出这么多钱。对此，市领导给我们出了一个题目：20世纪90年代以来，上海城市建设领域的许多重点工程，包括黄浦江大桥、城市快速路网等，都是通过在投融资方面改革创新、大胆突破，有效解决了“钱从哪里来”的问题，医疗卫生领域能否借鉴这些经验？

遵循这一思路，2001 年，由市政府分管卫生工作的副秘书长王荣华同志牵头，市计委、卫生局、国资办（后更名为市国资委）、财政局等单位的同志参与，还邀请复旦大学、上海社会科学院以及市金融工作党委的专家学者，组建了一个专题研究小组。我是研究小组的成员之一。这个专题小组研究建议成立一个专司卫生投融资建设的实体，作为市级医疗卫生机构国有资产的产权责任主体，统筹市级卫生国有资产的投资、经营和管理，以逐步解决市级医院基本建设落后的问题；市国资部门对该实体实行国有资产授权经营；该实体的资金可由市建设财力增量资金和卫生系统存量资产联合注入。

就这样，2002 年 3 月，上海申康投资有限公司挂牌成立。申康投资公司在管理模式上实行理事会领导下的总经理负责制，首任理事长由王荣华同志

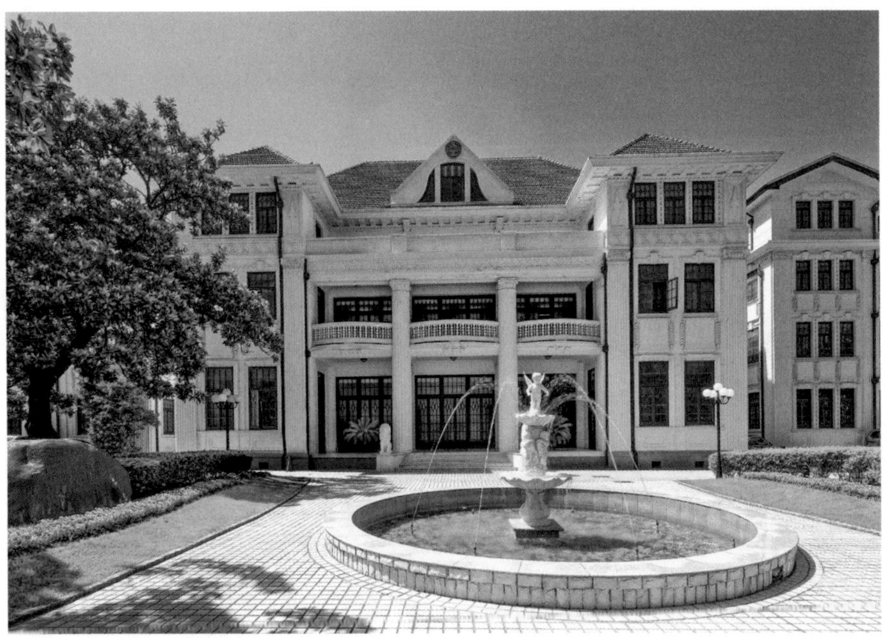

上海申康医院发展中心

担任，常务副理事长由市卫生局委派，副理事长由市国资办委派，理事则由市计委、市财政局、市医保局，以及市国资公司、市卫资公司这两家出资公司委派。理事会任命我兼任申康投资公司总经理。申康投资公司成立之际，市领导对我们说，市财政不可能一下子拿出 60 个亿，只能先给 12 个亿的投入，外加 1 个亿的贴息贷款，你们要把医院基本建设改造项目搞起来，要注重放大政府资金的效益，一定要把第一轮改造任务完成好，到市里的财政情况好转了，再增加投入。

从性质上讲，申康投资公司因为专司投资建设市级公立医院，是不以营利为目的的。要让 12 亿的初期资金发挥出 60 亿体量的建设效果，没有任何现成经验可循。为破解这一难题，我们首先在申康投资公司和市级医院之间建立起以资产为纽带的责任体系。具体来说，所有市级医院是一个大型医院集团，申康投资公司就是集团总部，申康投资公司以出资人身份对市级医院的资产进行统筹管理和使用；各市级医院对其占有、使用的国有资产承担保值、增效责任。

在此基础上，申康投资公司通过资产运作、盘活存量、探索“拨改投”机制和途径等方式，确保市级医疗卫生机构国有资产的使用效率和保值增效，进而通过发挥政府对市级医院投资的导向作用，借助银行融资和有效调动存量资金，保障市级医院基本建设扎实推进；同时，市级医院的持续建设发展又促进其运营效率效益的提升，这便形成了良性循环。

2002 年以来，我们共建设了 86 个市级医院基本建设项目，新建建筑面积 418 万平方米，完成总投资 313 亿元。自 2011 年 12 月以来，在市领导关心下，市财政已分 7 批下达资金，化解了市级医院基本建设债务 34.83 亿元。回想我们最初接手这项任务时市级医院的数量和现在差不多，但总建筑面积只有 116 万平方米，目前市级医院的体量几乎是在这个基础上增加了 4 倍的规模。同时，人民群众的就医环境和条件极大改善，市级医院的设施设备已达到或接近国际先进水平。

市级医院基本建设的成绩得到了广大人民群众的肯定，“市级医院基本建设旧貌换新颜”入选改革开放 30 周年健康上海十大成果。上海卫生事业投融资改革的探索，市级医院基础设施的建设和改造，为老百姓改善了就医的环境和条件，为医院夯实了跨越式发展的坚实基础，其成效远远超出了预期的目标。

Q 我们现在知道，“申康”包含着“两块牌子”——申康投资有限公司和申康医院发展中心，如此设计是否包裹着什么深层次医药卫生体制改革思路？

陈建平：这个绕不开“管、办分离”这件事。2003 年，“非典”（SARS）疫情突如其来。疫情控制后，学界对公共卫生体系与医疗服务公平性等问题的热议与思考没有结束。有学者认为，医改过多借鉴照搬了国资国企改革的经验，以市场化为导向，使得公立医院变成了逐利者，群众“看病贵”成为突出问题。而从深层次看，同具体措施和方法相比，医疗卫生系统长期实行“管办合一”模式引发的弊端更不容忽视。卫生行政部门如果既“办医院”又“管医院”，不仅会导致责任主体模糊、“管办不分、政事不分、权责不清”，还会削弱其公共管理职能，带来监管缺位、执法不严等一系列问题，难以为医改持续深入推进提供有力保障。

党中央很早就注意到了“管办合一”可能带来的弊端，并希望将转变政府职能作为医药卫生体制改革的重要抓手。早在 2001 年，国家和相关部门领导在全国医改大会、医改专题座谈会等多个场合上反复强调：卫生行政部门要从“办医院”转向“管医院”，不当医院的“总院长”。这是具有很强战略性和前瞻性的论述，但由于“管办分离”改革涉及行政部门职权的调整和变化，在实施过程中普遍遇到了较大困难。

SARS 后的第二年，也就是 2004 年，时任中共中央政治局委员、国务院副总理兼卫生部部长吴仪同志向时任上海市市长韩正同志提出，上海在探索卫生事业投融资改革上取得了一定进展，是不是还可以在“政事分开”的基础上进一步探索“管办分离”？先行先试，为全国提供可复制、可推广的经验。

实际上，在我们率先推进的卫生事业投融资改革中，很重要的一条就是理顺政府部门与医疗卫生行业及市级医院的关系。申康作为市级医院国有资产出资人代表的地位已经确立，市卫生局从“办卫生”到“管卫生”的转变也已经在进行中。所以，如果能在原来的基础上进一步厘清市卫生行政部门的全行业管理职能与申康的办医主体职责，“管办分离”就水到渠成了。

同年，市政府再次牵头成立专题研究组，经此次研究，我们对“管”和“办”形成了更严密、明晰的界定。2005 年 4 月，市政府正式印发《关于推进本市市级医疗机构管办分离的改革方案》。在基本思路和举措上，方案提出将市卫生部门与原直属市级公立医疗机构的关系转变为行业管理关系，具体办医职能交由上海申康医院发展中心（简称“申康医院发展中心”或“申康中心”）承担；申康医院发展中心受国资委委托，对市级公立医疗机构的国有资产实施监督管理，履行出资人职责，承担国有资产保值增效责任。

同年 9 月 9 日，申康医院发展中心正式成立；同时原来的申康投资公司继续保留，实行“两块牌子、一套班子”。按照改革方案要求，申康医院发展中心在管理模式上实行理事会领导下的主任负责制，首任理事长由市政府副秘书长姚明宝同志担任，副理事长由市国资委、市卫生局委派，理事则由市发改委、市教委、市金融党工委、市财政局、市医保局、市干保局、市食药监局以及上海第二医科大学（后更名为上海交通大学医学院）、上海中医药大学委派。市政府任命我担任申康中心主任，也是理事会成员之一。

“管办分离”新模式下的申康中心成为“两个责任主体”，即“市级公立医疗机构国有资产投资管理运营的责任主体”和“市政府办医的责任主体”。作为医药卫生体制改革的重大举措之一——省级层面公立医院“管办分离”在上海率先落地实施，这在全国是首开先河的。

Q 如今，申康首创的“院长绩效考核”“医院精细化管理”“医联工程”等实践经验，在全国范围内复制推广，这一整套改革制度是否有一条主线？

陈建平：就在申康中心成立之初，我们与交通大学的专家一起开展课题研究，梳理了老百姓看病就医的突出问题，提出了“改善服务、提高质量、控制费用、便民利民”的“十六字方针”，先后推出急诊绿色通道、便民服务中心、一站式付费、日间手术和日间化疗、多学科整合门诊、预约就诊等一系列便民举措。

“十六字方针”已成为申康中心和市级医院所有工作的出发点和落脚点，各项便民举措持续丰富和优化——医院流程布局更合理了，看病检查拿药减少排队了；看病预约途径多了，等待时间短了。

有了好的设施、流程，看病还是要靠医生。在卫生系统，长期以来，职称晋升、评优评先，更多是看科研论文发表、课题项目、科技奖项。问题是，老百姓看病，想找的是一个会看病的医生，而不是找一个论文多的专家。所以，申康中心一直强调提高市级医院医务人员的临床技能，始终坚持向临床倾斜，更多支持临床需求大、应用价值高、诊疗效果好的项目。

全力构建现代医院管理制度是推动医院发展改革的重要抓手。十多年来，我们积极构建包括战略规划管理、全面预算管理、绩效管理、投资建设管理、资产管理、审计监督、内控制度及实时数据监测分析等在内的出资人管理环路，与医院内部管理融合，将“出资人管理”和“医院内部管理”这两个管理闭环打造成为两个“管理同心圆”。

我举几个例子。比如，2006 年起，我们在全国范围内率先实施市级医院院长绩效考核，构建起以公益性为核心、注重运行绩效的指标体系。在结果运用上，绩效考核结果分为 A、B、C、D 四等，作为院长年度绩效奖惩、选拔任用、评优评先的重要依据。12 年来，在获得 A 等和 B 等的医院中，先后有 14 位院长、书记被提拔任用，1 家医院院长、书记因考核 D 等被免职。

这是一整套精细化的院长绩效考核制度，深深包裹着公立医院“办医为民”的宗旨，获得上海市决策咨询研究成果一等奖和中国医院科技创新一等奖，并被纳入国家“深化医药卫生体制改革典型案例”，向全国推广。

再举例来说。2012 年起，在实施市级医院院长绩效考核的基础上，为破除沿用多年的医务人员收入与医院和科室经济收入挂钩的分配模式，探索实行以“八要素、两切断、一转变”为核心的内部绩效考核和分配制度改革。

“八要素”是指根据医生、医技、护士等岗位特点，以工作量、服务质量、工作难易度、病人满意度、费用控制、成本控制、医德医风、临床科研教学等要素为核心，构建新的岗位绩效考核指标体系，并将“八要素”的绩效考核结果与医务人员个人收入分配直接挂钩，形成“总量调控、结构优化、多劳多得、优绩优酬”的分配新模式。由此，推动实现“两切断、一转变”的目标：即切断医务人员收入与科室经济收入之间的直接挂钩关系，切断医务人员收入与药品、检验检查、耗材收入之间的直接挂钩关系；将以科室收支结余为基数的分配模式，转变为以内部绩效考核为依据的收入分配制度。这样一来，医生可以专注于看病，不用去算“经济账”；而且“做多做少”“做好做差”“做难做易”、病人满意与否、医德医风好坏等，体现在薪酬上都是不一样的。这又是我们上海医疗卫生系统的一个创造性举措。

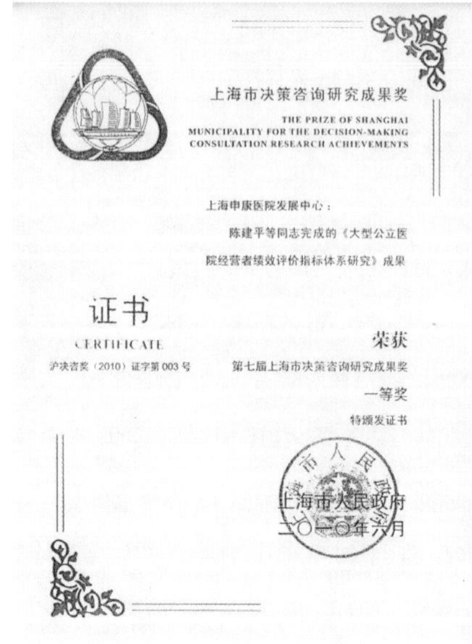

上海市决策咨询研究成果奖

THE PRIZE OF SHANGHAI MUNICIPALITY FOR THE DECISION-MAKING CONSULTATION RESEARCH ACHIEVEMENTS

证书

CERTIFICATE

沪决咨奖（2010）证字第003号

上海申康医院发展中心：

陈建平等同志完成的《大型公立医院经营者绩效评价指标体系研究》成果

荣获

第七届上海市决策咨询研究成果奖

一等奖

特颁发证书

上海市人民政府

二〇一〇年六月

陈建平等完成的《大型公立医院经营者绩效评价指标体系研究》成果荣获第七届上海市决策咨询研究成果奖一等奖。

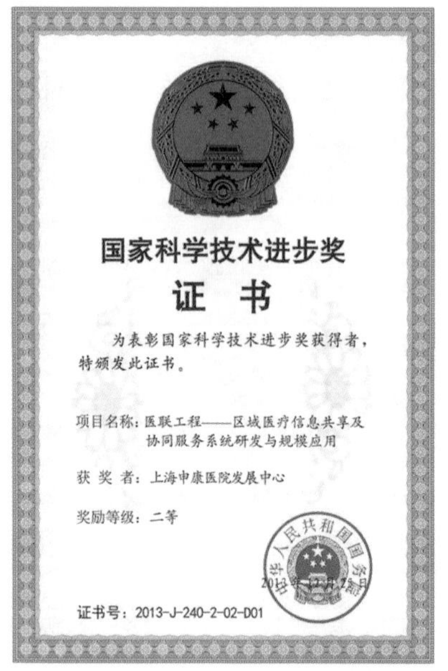

国家科学技术进步奖

证 书

为表彰国家科学技术进步奖获得者，特颁发此证书。

项目名称：医联工程——区域医疗信息共享及协同服务系统研发与规模应用

获 奖 者：上海申康医院发展中心

奖励等级：二等

证书号：2013-J-240-2-02-D01

上海申康医院发展中心“医联工程——区域医疗信息共享及协同服务系统研发与规模应用”荣获国家科学技术进步奖二等奖。

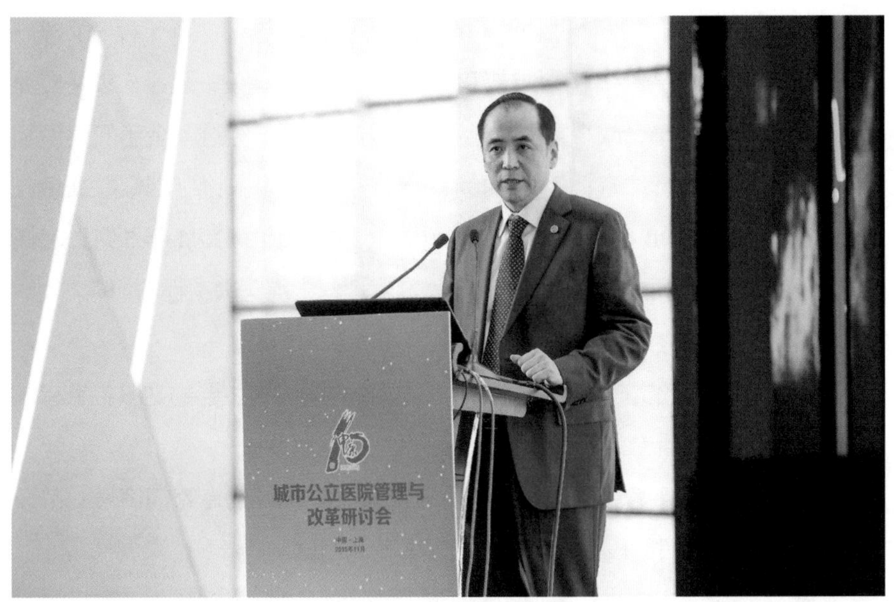

陈建平主任在上海申康医院发展中心成立10周年时举办的"城市公立医院管理与改革研讨会"上做主题报告。

在实施市级医院院长绩效考核和推动市级医院实施内部绩效考核与分配制度改革的基础上，为校正病种结构对绩效指标的影响，引导市级医院转变发展方式，走提高临床技能、临床科技创新能力的内涵发展之路，我们从2013年起开展病种绩效分析评价。

简单讲，两家医院开展外科手术，一家医院开5台阑尾炎切除手术，另一家医院开5台胰腺癌切除手术，两者间的难易程度、耗费精力完全不同，体现在院长绩效考核上也应当有差异。我们用病种的结构来校正医院的绩效指标，告诉大家"做难做易不一样"。

从开展市级医院院长绩效考核，到推进医院内部绩效考核和分配制度改革，再到引入病种绩效分析评价，用病种结构、病种和手术难度来校正医院和医务人员的绩效表现，引导医院"看大病""解难症"，我们始终围绕坚持公益性、保持高效率、调动积极性、发展可持续的改革目标，推动医院内部运行机制发生根本性改变。现代医院管理制度的构建也逐渐成形。

要确保管理“同心圆”两个闭环精细化运行，离不开“医联工程”支撑。医联工程从 2006 年起步，由科技部和上海市共同启动建设，建设初衷是实现医院间临床信息共享，减少重复检验检查，方便就医。经过十余年的建设和积累，医联平台的影像资料、检验检查报告、医嘱、个人诊疗档案数据量合计已接近 1.9PB（1PB 相当于 1024TB、1024×1024GB）。2011 年 5 月，时任世界卫生组织总干事陈冯富珍来访上海时高度评价上海医联工程“规模之大、功能之全、覆盖面之广，世界一流”。

目前医联平台的实时大数据主要有三方面的应用，最主要的是服务患者。患者想到市级医院看专家门诊，可以通过医联网、医联 app、微信公众号等多种渠道进行免费的实名制预约，我们所有市级医院 92% 的专家门诊号源都开放预约，按预约的时间段去看病，能缩短等待的时间。

同时，按照全市统一部署，市级医院严格执行“开放 50% 的专家号源、提前 50% 的时间”，向社区卫生服务中心和家庭医生开放号源的要求，支持分级诊疗工作，也就是说患者通过社区家庭医生转诊，能更早预约到市级医院的专家号源。

在就诊过程中和就诊后，医联也按照“数据多跑路、患者少跑腿”的原则，开发了许多便捷应用。比如，医生可以通过医联平台查看患者在其他市级医院就诊的信息，查询调阅 CT 等影像资料、检验检查结果，提高了诊疗效率，降低了就医成本。

在急危重症抢救中，医联工程更可以起到关键作用。在 2016 年上海突发的一起车祸中，伤者被送进医院时昏迷不醒，除了随身携带的一张身份证，无法提供基础病史信息。基于医联，仅通过这张身份证就可以瞬间调阅到该患者在市级医院就诊的信息，为抓紧制订抢救方案、提高救治成功率赢得了宝贵时间。

医联工程在服务医生、服务管理方面也有很多应用。服务医生的应用主要体现在提高诊疗服务的质量和安全性方面，医联信息平台事先储备了完整规范的临床知识库，涵盖药品配伍禁忌、有关疾病的药物使用禁忌等内容，一旦医生开具处方中有潜在风险，平台都能实时自动给出安全警示。对重复检验检查和重复用药，平台也能实时给出智能提醒。

服务管理的应用主要体现在实时数据的采集和分析、提供决策参考上。院长绩效考核的定量指标也是从医联平台自动抓取的，病种和手术难度评价直接基于平台数据测算，确保了考核权威、公正和高效。

2012年以来，医联工程先后荣获市科技进步一等奖、国家科技进步二等奖、联合国人居署改善居住环境最佳范例奖等。

2017 年 7 月，国务院办公厅发布《关于建立现代医院管理制度的指导意见》。在这之前，国务院医改办曾委托我们围绕“建立现代医院管理制度”主题，结合申康中心十余年的改革探索，开展专题研究课题，并以此作为制定指导意见的基础性材料之一。这也就意味着申康中心首创的“管办分开”“院长绩效考核”“医院精细化管理”“医联工程”等实践经验在全国范围内复制推广。专题研究还获得了第五届中国管理科学学会管理科学奖。

Q 乘风破浪十多年，“申康”推行的创举很多，成效如何？尤其是与老百姓获得感紧密相关的成果有哪些？

陈建平：在与国际同道交流时，他们常把申康中心及市级医院统称为申康集团。截至 2018 年，申康中心共有 38 家医院，其中 28 家医院的投资、预算、资产、运营、绩效管理等隶属于申康中心，另 10 家为合作共建医院，包括 6 家国家卫生健康委员会在沪委管医院、3 家海军军医大学（原第二军医大学）附属医院和中福会国际和平妇婴保健院。

从 2017 年的统计数字看，上述 38 家市级医院职工总数为 6.67 万人，占全市卫生系统职工总数的 29%；开放床位 3.86 万张，占全市卫生系统床位数的 29%；年完成门诊服务量占全市医疗机构业务总量的 29%，急诊服务量占全市的 41%，住院服务量占全市的 53%，住院手术服务量占全市的 62%。上海市级医院成为上海医疗卫生系统当仁不让的主力军。

说到“主力军”，还不得不提我们的一位重量级新成员——上海市质子重离子医院。2015 年，根据市委、市政府的部署，申康中心、锦江集团、上海电气集团共同投资建设的上海市质子重离子医院正式开业试运行，这是申康集团最年轻的成员。

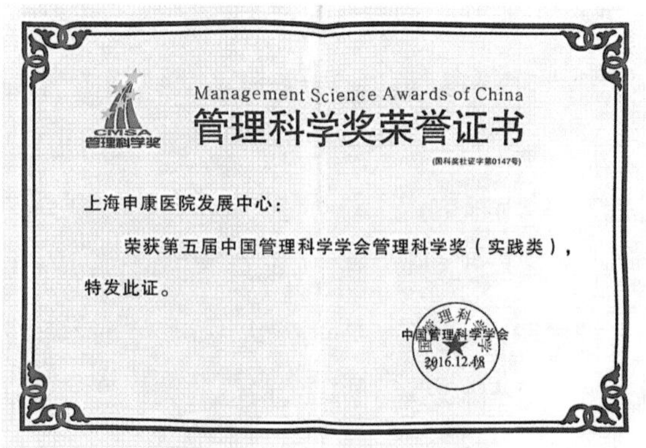
CMSA 管理科学奖
Management Science Awards of China
管理科学奖荣誉证书
(国科奖社证字第0147号)

上海申康医院发展中心：

荣获第五届中国管理科学学会管理科学奖（实践类），

特发此证。

中国管理科学学会
2016.12.18

第五届中国管理科学学会管理科学奖证书

质子重离子放疗技术是目前世界上最尖端、最先进的肿瘤放疗技术，以治疗癌症效果好、毒副作用小而被誉为“杀癌利剑”。自 2003 年起，上海“十年磨一剑”，成功引进质子重离子系统设备，建成了全球第一家质子重离子医院。截至目前，在全世界范围内，质子重离子一体机一共只有 5 台，德国 2 台，日本、意大利各 1 台，还有 1 台就在中国上海。

质子重离子医院开业至今，共收治近 1500 例患者，其中鼻咽癌、颅内颅底肿瘤、肺癌、肝癌、前列腺癌等重点病种的收治占比超过六成。开业头 3 年，我们的年收治数已经达到了国际先进粒子中心历时 10 年左右才能达到的水平。“十年磨一剑”凝聚着历任市委、市政府领导的高度重视和大力关心。

纵向比较，以申康中心成立的 2005 年为基准来看 2017 年的数据，我们感到非常欣慰。从资源效率指标看，市级医院医生人均手术量、出院量、门急诊量年均增幅分别为 11%、7%、4%；平均住院日年均减少 0.81 天（从 2005 年的 16.09 天降至 2017 年的 6.35 天），有限医疗资源得到充分利用。

从医疗费用指标看，2005 年以来，市级医院的门急诊均次费、出院均次费年均增幅不到 4%，与上海同期 CPI 增幅接近，远低于经济增速，凸显了上海市级医院的公益性。

从成本控制指标看，市级医院每万元医疗收入卫生材料支出实现 12 年零增长；市级医院新建建筑面积增加 4 倍，但能耗量年均增幅仅为 4%，单位建筑面积能耗量年均下降 1.7%；每万元业务收入能耗量年均下降 9.3%，节能降耗成为市级医院的共识。

从内涵发展指标看，12 年来，市级医院获得的国家级项目和纵向科研经费年均增长 15.6% 和 17.0%，发表 SCI 论文数量年均增长 27.2%。与 2013 年相比，2017 年市级医院高难度病例数量增加了 79%，三四级手术数量增加了 95%。市级医院核心竞争力不断增强。

如果我们把上海市级医院的上述指标同全国 2060 家三级医院的情况做横向对比，上海市级医院的效率指标高于全国平均水平。正因为如此，在综合考虑医疗质量、价格等方面因素后，全国各地的患者更愿意到上海市级医院来就医，在某种程度上已经形成了上海医疗服务的品牌效应。

我们也十分关注世界发达国家同类医院集团的情况，如新加坡的“新保集团”（辖 10 家医院）、法国巴黎的公立医院集团（辖 37 家医院），与它们开展横向比较。上海的市级医院在有些方面也已经达到甚至超出了世界知名医院集团的水平。和这些医院集团相比，无论是从门诊人次数还是从手术人次数上看，上海市级医院的医生工作量更大、效率更高。但我们也看到差距，比如，在医生护士人员结构比例上，我们与国际先进水平相比还有较大差距，我们的护士还是太少了。

申康中心这十几年一路走来，我们不断探索创新，取得的经验既得到了上级充分肯定，国务院和国家卫生健康委员会有关领导多次在全国医改相关工作会议上点名表扬申康，号召全国学习上海医改有关经验；也得到市级医院广泛认同，我们基于医联实时数据分析编辑制作的《绩效简报》和《财务简报》，已经成为院领导实施医院管理的白皮书。

展望未来，申康中心将牢记办好市级公立医院的初心，坚持“改善服务、提高质量、控制费用、便民利民”的十六字方针，更加注重临床技能、临床科研和创新，进一步提升上海市级医院的服务水平和综合竞争力，为上海医疗卫生事业发展做出我们的贡献。

不负重托建立质控标准 全面提升麻醉安全

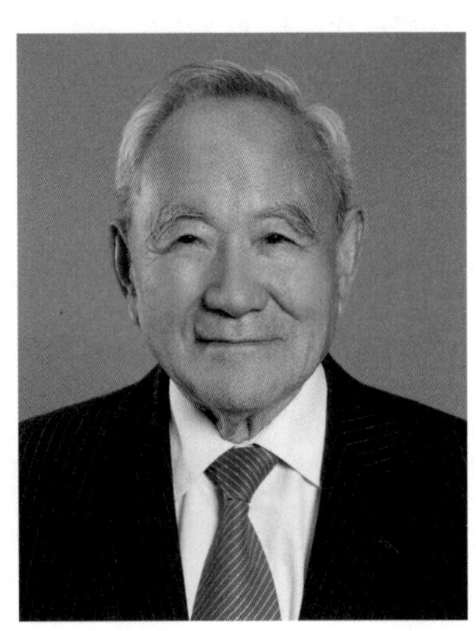

口述人：

庄心良，1934 年 4 月生，中国首位研究生学历麻醉医师。上海交通大学附属第一人民医院教授、博士生导师。1959 年加入第一人民医院外科麻醉科，曾担任中华医学会麻醉学分会委员、常务委员、副主任委员，上海市麻醉学会第一届至第六届委员，第三、第四及第六届副主任委员，第五届主任委员，外科学会常务委员，上海市医学会第三十三届理事，1999 年至 2010 年任上海市麻醉质量控制中心主任。现任中华麻醉学会与中国麻醉医师协会资深会员、中西医结合麻醉与疼痛学会终身特别顾问、上海市麻醉学会顾问、美国麻醉医师协会和欧洲麻醉医师协会等会员。曾获 7 项国家级、部级和上海市级科技进步奖，为提高上海市麻醉质量和麻醉整体水平，降低和减少麻醉并发症和死亡率，促进麻醉学科发展贡献了重要力量。

口述日期：2021 年 3 月 30 日

Q 您和上海市麻醉质量控制中心的结缘长达 11 年之久，在 70 岁时才被批准退休，后来又接受了医院的回聘。是什么促使您在麻醉质控的道路上持续奋斗了这么久？

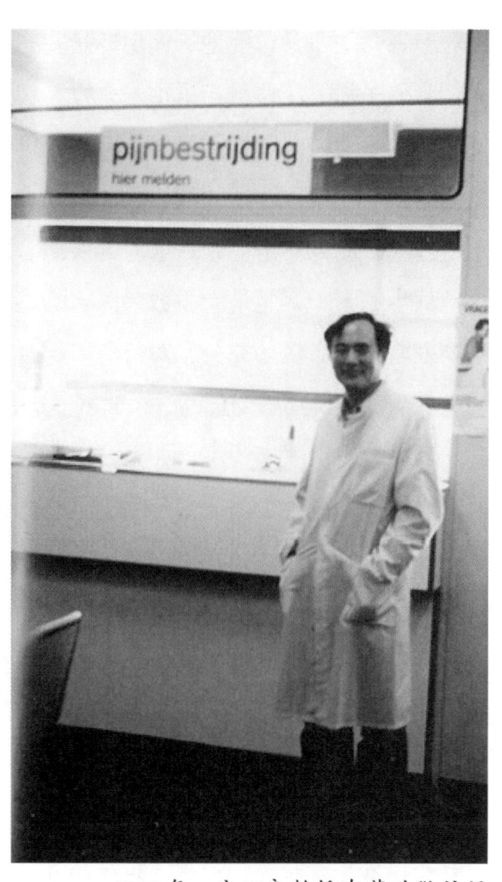

1990 年，庄心良教授在荷兰做访问学者时在疼痛门诊工作。

庄心良：其实 11 年时间并不长，一座城市在某一个医学学科的临床综合水平上要提高都需要相当长的时间和持续的投入，这其中离不开行医者个体的热爱、坚持，还需要政府、人民、整个社会对于这个学科相关的临床研究、人才培养、标准体系建立等全方位、多角度的系统化管理和服务支持。

我从 1959 年起加入上海市第一人民医院，从事麻醉相关的工作到今天差不多有 60 年了。我开始麻醉医学的职业生涯，首先是因为兴趣和热爱。我本科是医疗系，毕业后先是在医院外科做了一段时间的住院医师。1962 年，我考入上海第一医学院研究生，也就是现在复旦大学上海医学院，有幸跟随临床药理学家和临床麻醉学家吴珏教授学习麻醉学。

很多人提起“麻醉”，首先想到的就是手术麻醉，也就是术中镇痛，然而手术镇痛只是“诊疗”的一个基本环节。我们知道，对于患者和家属来说，对于手术最大的期望是安全，其次是舒适度；对于外科医生来说，则需要平稳和良好的手术条件，让手术的治疗效果达到最理想；而麻醉医师虽然不直接对患者“动刀”，但他的作用却是要将两者的需求平衡起来的一种科学艺术，麻醉医师的使命贯穿了手术全程，包括了术前评估和处理、术中麻醉与支持、术后监护以及疼痛管理，麻醉医师的操作不但影响治疗效果，还决定患者的安全和对医疗行为的体验。所以人们常说好的医院和好的麻醉科是密不可分的。助人、济世，治愈人的疾病、延续人的健康、提高生命的尊严，这是医生的天职，也是大多数为医者的追求，而麻醉医学是一个串联起这些不同维度的使命较为充分，对行医者综合能力要求比较高，需要不断学习、精进，钻研再久都不为过的一个学科，这是我热爱的起点，一直坚持的原由。

另一方面，医者为民，如果就想尽可能多地救治患者，这就不是一个好的医生单凭一已之力能够做到的了，个体始终有局限，再独门的绝技也需要切磋交流、师徒传承，乃至通过研究建立标准，再体系化、规模化地培训，培养人才来扩大它的实际临床应用，而这对于麻醉学科的发展是尤为重要的。在此过程中，上海的麻醉医师非常幸运，得到了医院和上级部门很大程度的全面的、系统性的支持，这也是我能够坚持的依凭。

Q 能否具体说说这种“依凭”？上海申康医院发展中心是市级公立医疗机构国有资产投资、管理、运营的责任主体和政府办医的责任主体，在您的从业生涯中发挥过什么样的作用？

庄心良：世纪之交，上海申康医院发展中心成立，也是在时代背景、人民需求下应运而生的上海医院建设管理的一项创新跋涉、探索实践，对我们后来的科研创新有很大助推。申康中心提出的十六字方针“改善服务、提高质量、控制费用、便民利民”令我印象深刻，尤其是前两项：改善服务，提高质量，这不仅从精神上给了我研究的勇气，也让我在后来的工作中体会到了支持。

人们常说“外科医生治病，麻醉医生保命”，还有管麻醉医师叫作“拍板医师”的。细细品味，说的都是麻醉医师责任重大，他是患者手术过程中

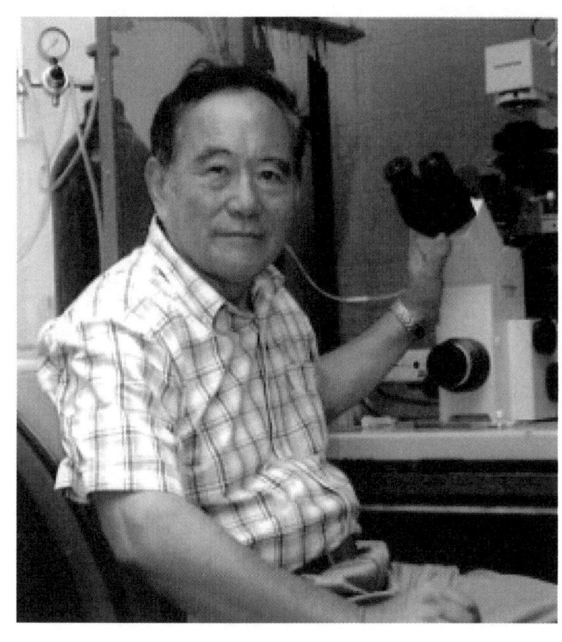

庄心良教授在实验室

的生命守护神，越是重症的病人，麻醉的重要性就越大，麻醉医生要做的，是在保证患者的生命安全的同时提高主治医师的手术质量与效率。这是一项非常精细的工作，若仅仅建立在临床的手感、经验上，学科肯定是发展不起来的，其中需要的是全面地了解、客观地评估、精确地操作。而这一切就需要建立一套完备的临床标准和质量控制体系，这正是我在上海市麻醉质量控制中心承担的使命。

改革开放以后，在党的领导下，我国的卫生事业实现了跨越式的发展，“科学技术是第一生产力”激励着那个时代的医务工作者前赴后继地去填补空白，开创先河。1978 年全国科学大会以后，我们国家很多医学学科的发展都迈入了灿烂的春天，但是与此同时，许多临床行为的标准还有待建立，质量还有待稳定。1999 年 1 月，上海决定成立市级麻醉质量控制中心，这无疑是有魄力和远见的。中心成立的授牌仪式上，单位和领导对我的嘱托是：“上海麻醉存在的问题不少，质控中心任务很重，庄教授，这任务就拜托你了！”我当时听了心情非常激动，从此就把这句话深深刻在了心里。

从那时起，我的工作重心由原本的临床一线转到了设法为上海的麻醉医学创建一套标准，全面提升全市麻醉的质量和安全，提高患者的满意度，提振这座城市的整体麻醉医学水平。

使命光荣，任重道远。首先，申康中心鼓励研究创新。制定标准的前提是大量客观、理性的调研、分析。举个例子，申康 2006 年就启动的医联工程项目距今已经 15 年了，从很基本的在线预约就诊到现在那么多医院都统一接口，临床数据互联互通，这都是有利研究创新的基础。我们在医学发展的每一个阶段都感受到来自党和国家、上级单位的对医学研究创新的不同程度的助力，不光在技术上，还有在经费管控上，在对各机构间交流合作的组织管理上，都有的。在这样明确、大力度的支持下，我顺利完成了对上海当时所有二级甲等以上综合性医院、专科医院、新建医院，另外也包括一些二级乙等以下的基层医院和民营医院的深入调查、研究和督查，抽丝剥茧，层层深入，挖掘并梳理临床麻醉过程中存在的硬件、流程、操作、管理等各方面的问题。在这样扎实调研的基础上，我们才为全市制定了统一的麻醉记录格式，专门编写了《上海市麻醉质控手册》，以此来规范各类麻醉监测内容和操作规范。

其次，申康中心推动国际交流。临床标准化操作和监测一定程度上就呼吁标准化的设备，而在当时的上海，这些还远不及世界上一些发达国家，为此，上级单位每年都要求市级医院做出科学创新和国际交流的经费规划，因此当时我们院拨出经费，鼓励和组织我们项目组成员赴国外医院学习访问，开拓了视野，学习了国外优秀的经验，这为后来上海建立标准化的麻醉苏醒室、完善麻醉设备、逐步改善麻醉医师的工作环境，起到了相当的推动作用。

再次，申康中心带动标准的推行。有了标准就要落地实践，推行、检验，再扩大推行，这个过程中需要什么设备、什么器械、什么操作环境，都需要严格执行，而上海当时很多医院的麻醉设备、场地都是达不到要求的。标准制定以后，申康中心给予了大力的支持，五年里，上海各大医院的手术室、麻醉复苏室都做了全面的改造升级，引入了一些与国际接轨的设备，整体焕然一新。

最后，申康中心支持人才培训、队伍建设。在技能管理培训方面，帮助我们解决了培训场地、培训设备和不同单位医生的组织管理问题，严抓困难气道麻醉管理这个项目，包括增设困难气道插管设备以及大力培训处理困难气道的技能，并进一步在全市范围内推广对麻醉意外和突发事件的应急处理措施。对每年新进入的麻醉医师，积极组织举办全面细化的麻醉培训班，系统学习麻醉学基本理论、专业知识与技能。

Q 质量标准建立后，在带动全市麻醉医学综合实力的提升过程中，您还遇到过什么挑战？

庄心良：要提高质量，有了标准，推行下去是不是就够了？肯定不是，接下来就是监测、管理，通过不断检查、监测来发现推行力度、深度是不是够了，其中又暴露出来了哪些新问题，然后通过这样的管理监督，促进标准的迭代升级，强化执行的到位，才能最终把临床质量提升上去。

随着申康中心医联工程的启动，我们集中各项资源建立了全市麻醉质控网络，加强麻醉信息管理和落实全市麻醉质控二级管理，执行麻醉主治医师负责制，建立麻醉不良事件上报制度。凭借这一系列制度的建立健全，麻醉质控中心可以在医疗事故发生时快速响应开展调查，根据调查信息执行必要的调查分析，结合督查发现问题，并及时反馈给医院领导。对于整改效果的追踪我们也非常重视，用这一套组合拳确保对事故处理实事求是，同时吸取教训，避免再次发生同类事件。

在这样系统化的支持下，近二十年来，上海的临床麻醉工作取得了长足的发展。近年来麻醉数量增加，全麻比例明显增高，手术室外麻醉量也明显增加，麻醉专业人员在疼痛治疗和重症监护室工作的更大作用带来了工作量的显著加大，但麻醉事故与纠纷较以前有明显下降。

这背后是什么呢？是麻醉设备的升级换代，是麻醉医师工作环境的不断

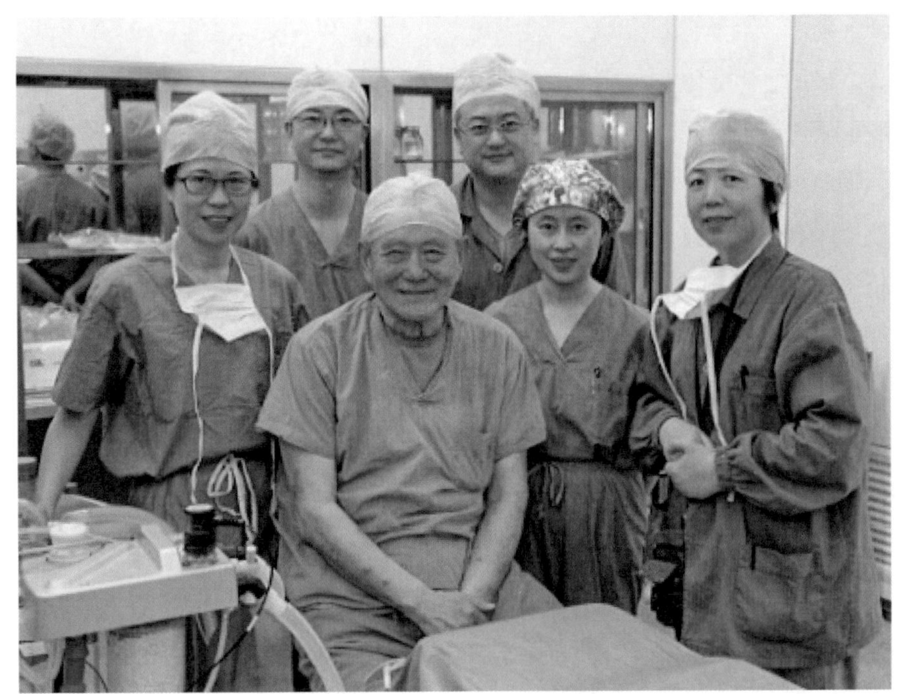

2012 年，上海市第一人民医院麻醉科部分工作人员合影。

改善，还有麻醉人员素质、学历层次和职称的显著提升与持续接受的教育培训以及工作制度健全、操作管理日趋规范化等原因的合力促就。临床医学质量的提升绝非一蹴而就，放眼世界，能够拿得出可提供这样系统化支持的城市医疗服务管理体系的，屈指可数。对医院建设发展的管理服务能级的提升也必将最终反映在城市医疗质量的提升上。

上海麻醉整体水平在不断提高。2014 年，当市麻醉质量控制中心从六十多个质控中心中脱颖而出，获得由市卫生和计划生育委员会颁发的质控贡献奖时，我无比激动和感慨。当初的嘱托和来自这份嘱托背后的系统性的支持，是我能够一路坚守并为麻醉质控事业奉献毕生心血的最强动力。

Q 您长期开展基础结合临床的科学研究，在多个研究方向上均取得突

破性成果，获得不少国内大奖。同时，您也培养了一批优秀新生代麻醉工作者。对年轻的麻醉医生，您有什么想说的吗？

庄心良：如果说要对年轻麻醉医生说些我的想法，我想年轻医生第一个就是要保持学习和交流。我从医 60 年，至今仍坚持参加病例讨论和业务学习，保持学习状态，不断总结临床麻醉规律与经验。这样既可以了解麻醉动向和科室具体情况，又能够与年轻医师有接触的机会，相互交流和学习；我也十分乐意将我掌握的知识和临床经验毫无保留地奉献出来，供科内医师参考。我现在虽然不在临床一线工作，但只要工作需要，无论院内院外，我都可以随叫随到，贡献自己的才智和技能。近几年来，国家和上海对临床科研创新的支持力度很大，从平台角度，很多临床数据都通过申康中心医联工程实现了互联互通，这些信息的共享使得我们做科研时有了大数据的基础，可以更聚焦、更高效。我们要利用好这大好的条件，多多与同行、与高校开展学习、交流、合作。近几年来，许多年轻医生或者我的学生都已成长起来，成为现在麻醉界的骨干力量，很多人已经成为所在科室的主任或副主任，大部分已是研究生导师，其中 5 位已是博士生导师。他们在新的岗位上要做好科室管理工作，但有时有问题需要人帮助，关键时刻需要人商量，他们经常会想到我，这是我的荣幸。

第二个就是要不忘初心。每个人选择麻醉医学的初心可能不一样，但从医始终是为民的、奉献的，你可能通过不断精进的科研创新来奉献人民，可能通过日以继夜的救治来奉献人民，我希望年轻的麻醉医生们不要忘记这样的初心，不忘初心，才能坚持做正确的事情。科研创新方面，党的十八大以来，上至党和国家，下至申康中心都加强了对科研创新的鼓励。我希望年轻医生们不要辜负这个美好的时代、这片创新的沃土。

传统观点认为，科学研究的最终目的是从一般的现象中寻找或证实尚未认识的具有共性的规律。现在越来越重视科研的实用性，强调研究成果转代或新产品（药品）的研究和开发。最有价值的成果都来源于临床，而医学作为一门实践科学，更加强调理论的提升和临床实践的重要性。这也是我这些年始终在身体力行的。我自己的研究领域主要在肌松药、硬膜外阻滞、细胞离子通道的药理作用、针刺镇痛和肺泡表面活性物质五大方向。其他也包含麻醉深度监测、肺泡表面活性物质提取和替代治疗以及在离子通道水平研究麻醉药作用机理等。其中对于肌松药临床应用及其机理的研究是从我研究生时代就开始的，一直坚持至今，确实也取得了一些成果，也很荣幸能代表国家在国际上进行发表和专题报告。2012 年我在全国举办肌松药研究进展学习班，并在上海市第一人民医院建立肌松药培训和研究基地。这些年我在科研领域做了不少思考和实践，写了一些论文，也编了几本专著，获得了大批奖项和荣誉，对于行业对我的肯定，我深表感谢，也很高兴能够在党的领导下和时代的进程中，为祖国的麻醉科研事业出一份绵薄的力量。

年轻医生第三个就是要不忘记传承。医学事业是一项群体事业，一花独放不成春。我从医几十年来，因为教书育人带给自己的快乐不亚于在一线救治患者。上海在打造亚洲医学中心城市的过程中，需要的不是一项发明、两三个高难度案例，而是城市综合医疗水平的提升。年轻的麻醉医师要记得分享、传承。

犹记得 20 世纪 80 年代初，恰逢改革开放初期的春风拂来，临床技术也得到了逐步发展，然而彼时麻醉科人才紧缺，从业人员的文化水平也是大专和中专居多，于是我举办了临床麻醉和基础知识学习班，面向青年医师和全市麻醉进修医师，希望通过理论知识与临床实操相结合的方式为公立医疗系统培育更多年轻的麻醉人才。经过 3 年，学习班在国内有了一定的影响力。后来，我开始负责上海市麻醉质量控制中心工作后，成人继续教育依旧是我的重点工作之一，并且在原先的基础上增办了麻醉及危重病人监测进展、麻醉恢复室工作、困难气道等专题学习班，还连续举办了近十年的青年麻醉科医师学习班。“理论 + 临床”的模式进一步获得了学员们的欢迎，帮助了他们也更坚定了我想尽己所能提高麻醉科医师临床技能和麻醉质量的决心。

除了成人继续教育，这些年从我这里先后走出了硕士生 4 名、博士生 14 名和博士后研究生 1 名，他们的论著发表在包括 SCI 在内的国内外专业杂志上，其中还有 3 篇在中华麻醉学杂志等举办的学术评奖中荣获特等奖。我的学生也是我的朋友，我们一起聚情谊，谈工作，论研究，我们还有几个线上专题群，分别讨论“疼痛客观指标的开发和临床研究”“新一代肌松监测仪研制”以及“麻醉科研究思路”。看到这些年轻“麻醉”人的成绩我备感欣慰，他们代表了未来麻醉科研与临床的希望，我想这也是在用我的另一种方式来表达对我的恩师吴珏的感谢和传承吧。青年人映射着我们的过去，但是他们拥有比我们的过去更好的条件，可以创造我国医学事业更精彩的未来。对于从事“麻醉”的年轻人，尤其是年轻的党员，我期望他们能够脚踏实地研究和工作，走出一条属于自己的路。做学问要不知足，做事要知不足；不要在乎社会给了你什么，而要多思考你对社会奉献了多少。去做有利于社会的人，去做有益于人民的事。今天的付出，就是明天的回报。

从医七十载，让中西医结合焕发新光彩

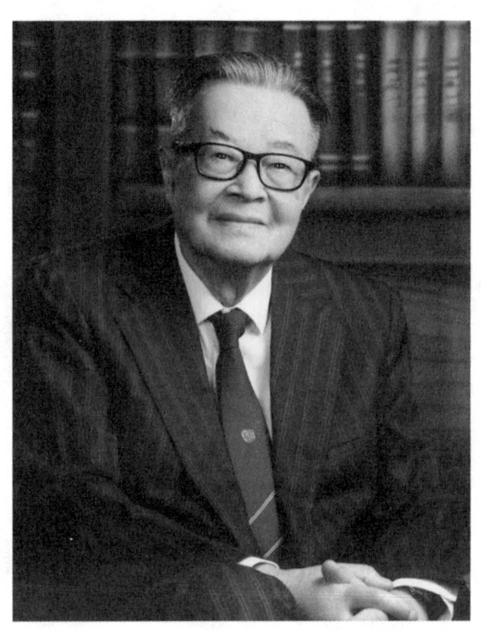

口述人：

巫协宁，主任医师，教授。1927 年 11 月生，就读于上海圣约翰大学医学院并获医学博士学位。1985 年起任上海市第一人民医院内科兼消化科主任、主任医师、上海医科大学内科学教授。曾任中华消化学会上海分会主任委员、上海肝病学会常委、上海老年医学会委员等职务。获得国务院颁发的政府特殊津贴、上医大硕士生导师荣誉证书、中国优秀老科技工作者奖、上海市劳动模范等诸多奖项。在国内外首创以小剂量肝素成功治疗弥散性血管内凝血，并著《败血性休克的抢救》一书受到国内好评。在中西医结合治疗多脏器功能不全综合征、重症急性（坏死性）胰腺炎等有独到的建树，并已将经验总结成文向国内外介绍推广。

口述日期：2021 年 3 月 25 日

Q **您自 1956 年起就在上海市第一人民医院工作，数十年如一日地门诊、查房、探索中西医结合创新治疗，肩负着保护人民群众生命健康的重任。您可以和我们分享一下这几十年中所坚守的行医的初心和看到的医院、行医环境的发展变化吗?**

巫协宁：“不忘初心、牢记使命”是党和国家的精神指引，在很大程度上也反映了我们作为医务工作者治病救人、精益求精的本心。在我的心里，行医是一项终身职业，幸福的职业。直至今日，我还希望救治更多的患者。目前我在做的研究重点是克罗恩病。

讲初心，不是从工作开始的，可能是从我青年时期就开始了。1945 年，当时我 18 岁，刚从沪江附中高中毕业，已经立下志向：学医、治病、救人。那时，上海圣约翰大学是国家顶尖的学府，是中国首个全英语授课的学校，是在华办学时间最长的一所教会学校。入学考试难度极大，在其各学科中，医科最难考，又“难读”——医科学制是 7 年，其中医预科两年、医科 5 年（包括一年实习），第 4 年时授予理学士学位，7 年毕业后授予医学博士学位，但我依然没有改变志向，经过了 7 年漫漫求学路，刻苦钻研。后来，随着中国高等院校院系调整，我成为上海圣约翰大学最后一届毕业生，在 1952 年被授予医学博士学位。

毕业后，我先是被分配至上海市第一劳工医院（静安区中心医院的前身），在那里努力钻研业务。1956 年，我被调入上海市第一人民医院。那时候还是新中国成立初期，国家内忧外患，百废待兴，百姓的生活和城市的状况都亟待改变。“市一”这两个字不仅带着非常浓厚的学术氛围，还被赋予了一种保护广大人民群众生命健康的责任感，它是上海建院最早的一批老医院之一，1864 年成立，一开始就是西式医院的先驱。在战乱的时候，这里又是最早有地下党员开展救亡图存的医院。后来每逢国家发生什么重大事件，像抗美援朝战争、唐山大地震、“非典”等，市一的医疗队伍都是第一时间去救援的，我想这就是一种精神的传承，是一种保障人民健康的使命感——“公溥天下，济世臻程”。我也在这里找到了适合我成长和保持初心的土壤。

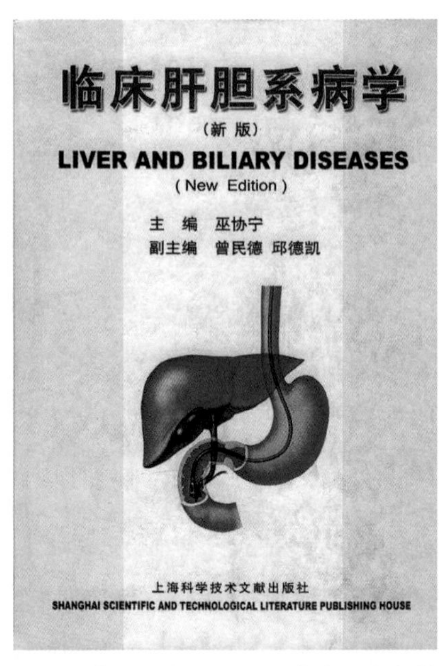

巫协宁教授出版的创新诊疗方法书籍

几十年来，我一直工作在消化科和内科疑难杂症的前线，同时我又是院抢救组组长，也参与院外抢救，先后救治了许许多多的重病患者，其中比较突出的，是以中西医结合治疗多脏器功能不全及重症急性胰腺炎。我认为中西医是辩证统一的，医学是技术与哲学的融合。想要有所突破和成就，哲学思辨是必不可少的。我自己曾学习过一段时间的中医，选择了中西医结合，取二者的精华来治疗多脏器功能不全综合征，获得了良好的效果。我曾经为重症急性胰腺炎提出了中西医结合全新的治疗方案，使得 40 例该病患者无死亡，也没有严重的并发症。为此，我还创新和更新了很多疾病的治疗方法、学识和经验，写成了中英文论文向国内外的同道们介绍。我也非常感谢我的老师们，如乐文照、江绍基、颜和昌等名家，他们给我的启迪与帮助，让我在学医和行医中拓宽了视野和知识面，活跃了思想，敏锐了观察力。

讲起医院的变化，上海市第一人民医院是全国建院较早、规模最大的综合性百年老院之一，距今已经走过了一个半世纪的风雨历程。新中国成立前是跌宕起伏，新中国成立后尤其是改革开放以后那又是光彩熠熠。我目睹了它日新月异的变化：首先是随着人民健康需求提升，医院接诊量增大，随之迅猛发展，拓展院址到武进路，那时候，上海市第一人民医院经历过“一院三址”的时期：就是医院总部在北苏州路 190 号，门诊部设在北苏州路 410 号，还有个新的分部设在武进路 85 号；再往后是 1989 年，武进路病房大楼开工，

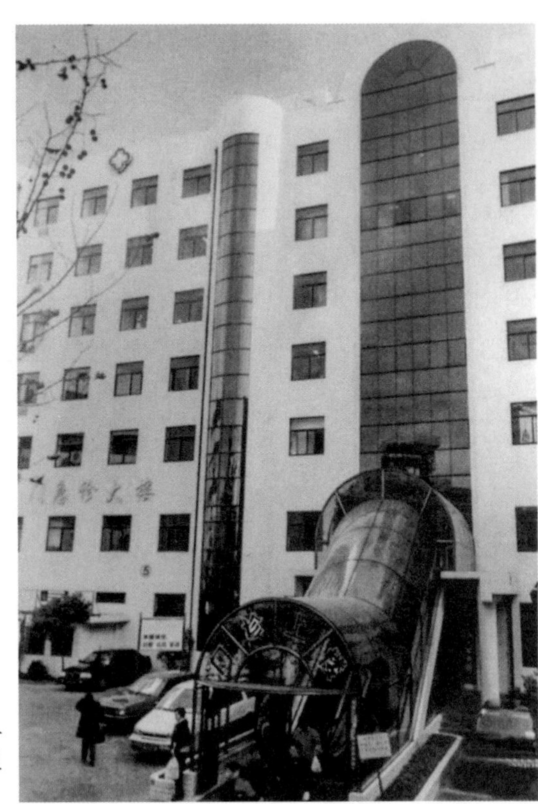

1996 年，上海市第一家安装自动扶梯的医院门诊大楼。

1993 年国际医疗保健中心、门急诊大楼落成，1996 年，上海市第一人民院拥有了上海市第一家安装自动扶梯的门诊大楼，当时的医生和患者都很兴奋。也是在这个阶段，医院的硬件设施发生了显著的变化，百姓看病体验好了，抱怨少了。到 2003 年，上海市第一人民医院又响应市政府号召，将优质医疗资源引入郊区，率先来到西南郊区“开荒”建院，成为申城首家落户远郊的三级甲等综合性医院。而现在的市一医院，北部位于武进路 85 号，南部位于新松江路 650 号，已经成为服务申城、辐射全国乃至世界各地、医教研管全面协调发展的特大型三级甲等综合性医院了。我作为医院发展的亲历者，非常地感慨，也非常地自豪。党和国家对市级医院硬件改造、升级的投入力度反映的也正是保障百姓健康生活的决心。我们今天说的“人民城市人民建，人民城市为人民”，我是切身感受到了。

讲起行医环境的变化，新冠肺炎疫情百年一遇，给全球医学体系、科技创新格局都带来了前所未有的冲击，人类对生命健康的重视也到了一个前所未有的高度，中医药的临床应用在世界范围内引起关注，习近平总书记也在科学家座谈会上将“面向人民生命健康”列入到科技创新“四个面向”新坐标中。国务院办公厅印发的《关于加快医学教育创新发展的指导意见》中指出，要把医学教育摆在关系教育和卫生健康事业的优先发展的重要地位，为推进健康中国建设、保障人民健康提供强有力的人才保障。通过这些可以看出，无论是世界发展需要，还是国家战略布局，都对医学发展提出了更高的期待，也提供了良好的发展机遇。我想，“十四五”期间，市级公立医院一定会承担更多的光荣使命。行走在其间的医务工作者，一定能在日常的临床诊治、公共卫生体系的升级、医学研究、医学教育等多方面获得更多的机遇。

Q 您曾经在治疗消化科和内科疑难杂症中很多地运用了中西医结合治疗的方法，几十年来成就卓著，不仅救治了许许多多重症患者，还分享经验给国内外同行。当下，全球医学界对中医、中药的讨论都很多，国家也大力推动中医药创新发展，您怎么看？

巫协宁：党的十八大以来，上海医疗卫生系统非常注重高质量发展，对标世界一流，加快建设“全球公共卫生最安全城市”“亚洲医学中心城市”。上海又非常重视对疑难复杂疾病诊疗能力的提升，这点真是可喜。新冠疫情防治过程中，中医药的疗效已经被证明，未来还需要持续地推动创新。

在此之前，有很多医生和学者过分地崇拜美国和欧洲一些国家的医学观点和成效，缺乏自己对于医学的认知和真实见解，以至于在科学研究和疾病治疗上盲目地模仿西方，往往达不到预期的良好效果。我认为医学研究和医疗需要学会及时转换思维方式，要有创新的意识，不能一味模仿西方。

20 世纪 90 年代，我用中西医两法成功治疗了当时死亡率很高、大家深感束手无策的重症急性胰腺炎，统计观察 40 例无死亡、无严重并发症。另外，胃肠病学和肝病学杂志 2019年6月第28卷第6期 Chin J Gastroenterol Hepatol, Jun 2019, Vol.28, No.6 ·601·

doi:10.3969/j.issn.1006-5709.2019.06.001

专家论坛

重症急性胰腺炎治疗的新理念

巫协宁[1]，汪佩文[1]，万 荣[1]，宛新建[2]
上海交通大学附属第一人民医院 1.消化科；2.消化内镜中心，上海 200080

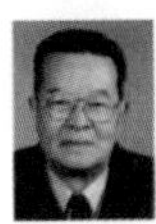

通讯作者简介：巫协宁，医学博士，教授，主任医师，历任上海交通大学附属第一人民医院大内科与消化科主任，国务院特殊津贴专家，上海市消化学会主任委员，上海市肝病学会常委，上海市老年医学会委员，高级职称、上海市科技进步奖及医疗事故鉴定委员会评委，亚太地区肝病研究会会员，《胃肠病学和肝病学杂志》顾问。研究方向：中西医结合治疗，对表浅性胃炎、萎缩性胃炎肠化、不典型增生、幽门螺杆菌感染；溃疡性结肠炎、克罗恩病；慢性肝炎、肝硬化腹水、胆汁淤积；急慢性胰腺炎及一些疑难杂症有独特的诊治经验，在重症胰腺炎和克罗恩病的治疗上有独特建树。发表于国内外杂志的中英文论文200余篇；有《临床肝脏病学》、《临床胃肠病学》、《临床肝胆系病学》、《缺血性休克的抢救》、《消化病学新理论、新技术》、《江绍基胃肠病学》等7本著作。并被收录在英国剑桥名人传记中心及美国名人传记研究所出版的名人录，及前卫生部长陈敏章主编的《中国高级医师大全》中。

【摘要】 重症急性胰腺炎(severe acute pancreatitis,SAP)是多因素诱发、多环节累及并有多种严重并发症和高病死率的疾病，治疗采用奥曲肽、血浆、白蛋白和柴芍承气汤的三联疗法，继以营养支持，对其多个重要环节采取多种预防性措施多管齐下的治疗策略和方法，阻断其级联反应，防止疾病的发展和并发症的发生。前阶段(1995－2002年)40例均为特发性SAP，无死亡也无严重并发症，后阶段(2008－2018年)63例包括胆源性与高脂血症性SAP，病情更严重，共103例，死亡3例，死亡率2.9%，有多种严重并发症也被成功救治。文中特别提到预防性治疗这一理念和实践经验的重要性，也有不少自主创新的内容值得提供给国内同道们参考。

【关键词】 重症急性胰腺炎；治疗策略和疗法；新理念；预防性治疗
中图分类号：R576 文献标识码：A 文章编号：1006－5709(2019)06－0601－05 收稿日期：2019-02-11

New idea of severe acute pancreatitis therapeutics

WU Xiening[1], WANG Peiwen[1], WAN Rong[1], WAN Xinjian[2]
1. Department of Gastroenterology; 2. Digestive Endoscopy Section, Shanghai General Hospital, Shanghai Jiao Tong University, Shanghai 200080, China

【Abstract】 Severe acute pancreatitis (SAP) is a disease induced by multiple factors and involving multiple links with high mortality and severe complication rates. Treatment strategy is by adopting multiple preventive measures directing against its several essential links at the same moment, to interrupt its cascade response, prevent development of severe complications and disease progression. In the former period (1995－2002), 40 cases were all idiopathic SAP with no mortality and no severe complications; in the latter period (2008－2018), 63 cases including some hyperlipidemic and biliary origin SAP, these were even more severe, altogether 103 cases with 3 deseased and a mortality rate of 2.9%, many cases with severe complications had all been cured. Within this article, there are many self-devised innovations, in particular, the new idea of preventive treatment and break through approach can be provided to our domestic colleagues for their reference.

【Key words】 Severe acute pancreatitis; Treatment strategy and methods; New idea; Preventive treatment

本文是1995年以来二十余年有关重症急性胰腺炎(severe acute pancreatitis,SAP)治疗经验的总结，文内预防性治疗的理念是在实践基础上的理论创新，这一理念和效果是国内外前所未有的，它可大大减轻患者的痛苦，减少严重并发症和改善疾病的预后，要取得良好的疗效必须掌握以下几点。

1 SAP的发病机制和病理生理[1]以及其可能发生并发症的机制

SAP患者都有高蛋白、高脂肪、饮酒的饮食史，高蛋白、高脂肪食糜刺激胆囊收缩素(CCK)的释放，激活了多种胰酶包括胰蛋白酶、胰脂酶、磷脂酶A、弹力蛋白酶、羧基肽酶、核酸酶等作用于胰腺组织的各种成分。胰脂酶能水解各种脂质包括甘油三酯产生对微血管有毒性的脂肪酸，后者与白蛋白结合，有低白蛋白血症时更多的脂肪酸是以游离形式存在的，可导致毛细血管内皮与胰腺腺泡细胞损伤、脂质过氧化及细胞死亡。磷脂酶A2(PLA2)水解磷脂、卵磷脂、溶血卵磷脂，破坏细胞膜结构和微血管，增加血管通透性引起胰

巫协宁教授2019年发表的中西医结合治疗重症急性胰腺炎论文

我在利用针灸治疗胃下垂、急性胃扩张和十二指肠壅滞症等实践中，积累了一大批成功的案例，更坚定了我走中西医结合研究的道路。后来，我将这一中西医结合的治疗经验写成多篇论文，刊登于《中华消化杂志》《胃肠病学》《内科急危重症杂志》和《世界胃肠病学杂志》（英文版），并在全国胰腺病会议、上海国际胃肠病学会议上做学术报告，受到国内医学界的关注和采纳应用，挽救了很多的生命。

2019年我又在克罗恩病学和肝病学杂志上发表了重症急性胰腺炎治疗的新理念，我的预防性治疗预防其并发症的发生，病死率仅2.9%，而国内其病死率仍高达20%，这一事实得到了广泛的关注。面对克罗恩病和溃疡性结肠炎这两种难治的炎症性肠病，也有一套中西医结合的治疗方法，效果远优于美国学者倡用的方法。2016—2018年我陆续发表了克罗恩病的病因发病机制、

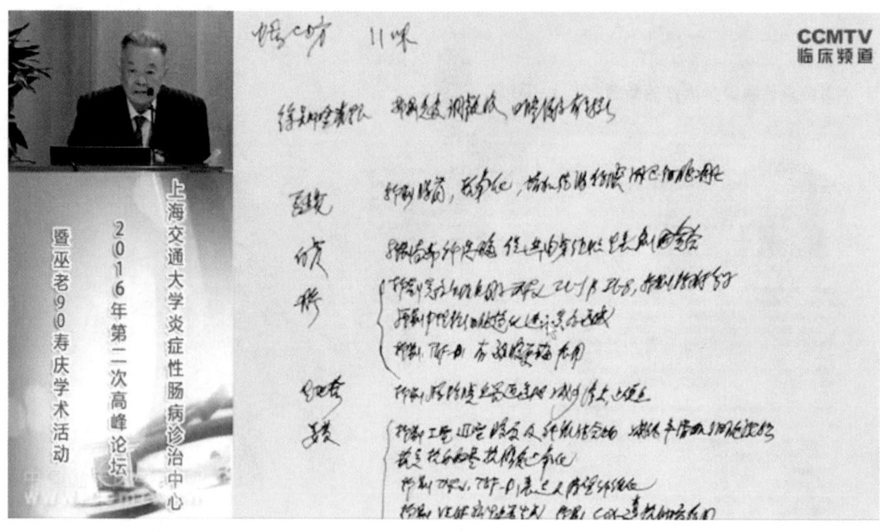

2016 年，巫协宁教授线上讲座《IBD 的中西医结合三联治疗》。

自身免疫病的本质以及治疗随访病员十余年的经验，供其他医疗单位学习与采用，这些也大大提高了患者的生活质量，他们可以边工作或边求学，边口服治疗，生活如常，这些内容在美国是空白。

在学习了中医之后的 20 年间，我又相继阅读了 8 本现代化中医和中西医结合的著作及数百篇文献，着重是中药的药理作用与中医药的现代化研究。

关于中医和西医的争论，长久以来都没有停息过。有人坚决反对中医，坚持中医无用论；有人认为中医不应该西化，主张推广纯中医。而我是举双手支持中西医结合的。事物都是在不断发展和融合中前进，这次新冠病毒病中医药治疗的效用已很清楚，中医和西医应该互相学习，各取所长，这才是发展的方向。现在中国开展中西医结合仍有阻力，这条路还有坎坷，但绝不会停歇。

现在很多医学生并不重视中医，对中医药理解片面。我们知道，王振义院士不正是运用三氧化二砷，也就是我们谈之色变的古老中药砒霜，结合维甲酸，找到了早幼粒细胞白血病的治愈方法吗？西医展示的知识，都能得到实证的支持，在治病方面，操作步骤明确，但西医的宏观描述是有缺陷的，对于很多疑难杂症，西医难以给出令人信服的治疗方案；而中医的宏观描述全面，从“天人合一”中诞生出的中医，重在看人，看病人的全部状况，从整体方面予以考虑。但中医也有不足之处，即太过模糊，没有精准的量与度，由于对疾病病因没有准确的把握，全面撒网，难以获得较好的疗效。

据此，我的想法是，中西医结合，取二者之长，往往会带来很多突破与改变。中医是祖先留下的财富，但当代的中医也应当学习一些现代医学，使得中医的理论能更为完善和发展。所以几十年来，我在这其中反复探索、实践，慢慢地走出了一条新的道路，我希望中医学能在实践中焕发出新的光彩。

Q 帮助您慢慢走通中西医结合治疗之路的因素有哪些？

巫协宁：认知方面的因素最重要。我认为，在医学中想要有所成就，哲学是必不可少的。正确的哲学思想能指导人的行为实践，在面对问题和困难时，运用科学的方法去解决它们。对立统一，即社会和思想领域中的任何事物以及事物之间都包含着矛盾性，事物矛盾双方既统一又斗争，推动事物的运动、变化和发展。

毛泽东的《矛盾论》带给我的不仅仅是中西医结合的创新思维，还有分清主次、抓住重点。这是我在面对疑难杂症的有力武器。

我想和你们分享几个我行医生涯中的病例。在我担任住院医师的第三年，有一个已经怀孕处于即将分娩状态的心力衰竭病人，出现了肺水肿症状，有极度的呼吸困难，不断呻吟，非常危急。我决定首先解决分娩问题，从颈静脉为病人注射毒毛旋花子苷 K（一种增强心肌收缩力的药物，比常用的西地兰更强，上海的心脏科医生很少用）和小剂量的吗啡，使病人完成顺产。顺产之后，病人的心力衰竭逐渐得到了好转。

在另一个病例中，患者 69 岁，患有胆总管结石性梗阻，有深度黄疸，高烧 40.5 摄氏度，同时有心脏扩大，左心衰竭伴心房颤动、扑动，肺充血水肿，还有肾功能减退、严重的水电解质紊乱、中毒性肠麻痹和糖尿病，处于昏迷状态，外科主任拒绝开刀。面对这样复杂、严重危急的病例，我采取了我历来治疗这类病例的“抓主要矛盾兼顾次要矛盾，促进矛盾转化”以及“集中优势兵力打歼灭战”思维方法，先以中药排出结石解除胆管梗阻，同时也解除肠麻痹，打通胃肠道，兼予增强心肌收缩力。两天后黄疸开始消退，矛盾转化，心脏问题上升为主要矛盾，使用利尿剂减轻肺水肿，心脏大小恢复正常，心房颤动、扑动消失。这时主要矛盾转化为彻底改善糖尿病，使血糖降至正常并维持于正常，而水电解质紊乱与肾功能均获得纠正、改善，神志转清，治疗 5 天后转危为安可以进食。3 个月后切除布满结石的胆囊，永除后患，患者延寿 10 年至 79 岁。

我想说的是，六十余年来我以矛盾论理念，“抓主要矛盾兼顾次要矛盾促进矛盾转化和集中优势兵力打歼灭战”这一思维方法，救治了许许多多这类患者，已撰文《消化系危重疾病治疗的思维方法与实践经验》，发表在《胃肠病学和肝病学杂志》[2021，30（07）]，希望供国内同道们参考与借鉴。

Q 总结您将近 70 年的行医经验，您认为作为一名医生最重要的品质是什么？您想对新一代的医学生和中青年医生说些什么？

巫协宁：作为一名医生，最重要的就是医德。医德，是对医生最基本的要求。医者仁心，为病人造福、为医学做贡献，正是这两个初衷一直伴随着我在医学道路上不断求索。

退休后，我每周都有一天会到医院，上午在病房，处理疑难病症和教学；下午是门诊，要面对二十多个病人。2020 年时，在上海九旬高龄的医生上门诊除了我还有两位：一位是刚去世的 99 岁的“中国肝胆外科之父”吴孟超教授，一位是 97 岁的瑞金医院血液病领域的泰斗王振义教授。

我相信，医生是一种终身性的职业，需要一直不断地学习和进步，几十年如一日。即使现在我 94 岁了，也还在不断地学习，内容有肺微小结节和冠状动脉病变的影像学诊断，良恶性结节的鉴别与治疗，吸氢气治疗肿瘤的作用机制与效用，以及当前新冠病毒病的 CT 诊断与中西药治疗，膜肺氧合

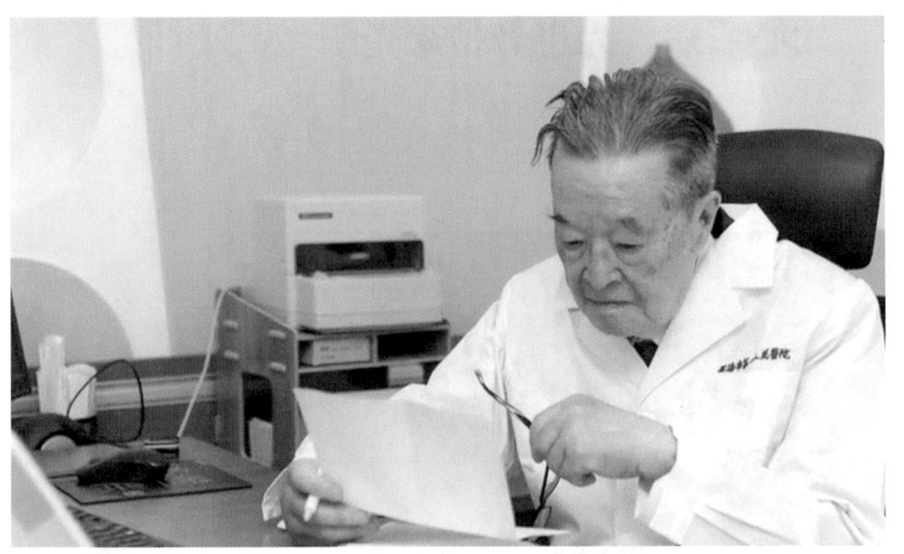
巫协宁教授 92 岁时的坐诊照片

（ECMO）、肺移植治疗，有关这些方面两年中我已阅读了 8 本专著，对于这些我已有较深的了解与理解，这也是当前内科和老年科医生应当知道的内容，而医学生、中青年医生更是需要如此，尤其是要在医学实践中不断地提高自己医学专业的业务能力。医学就像是一片无垠的大海，内里蕴含着巨大且丰富的宝藏，需要一代代医学学者一生追寻和探索。

年轻医生还要提高服务能力，要多和病人及其家属进行沟通交流。很多时候，医患纠纷的存在就是因为患者家属不了解真实的情况，不了解医生的诊疗依据和付出；其次需要医生提高医学知识和能力水平，不能仅仅了解自己所在科室的知识，还要掌握其他相关科室的医学知识。

周总理曾对所有医护人员提过五点要求：好学、勤奋、谦虚、客观、冷静。这简简单单的五个词语，是所有医护人员应该铭记在心的行动指南。在科研与临床的实践道路上，无疑存在着许多的挫折和艰辛，但我相信，正如马克思所言：“在科学上没有平坦的大道，只有不畏劳苦沿着陡峭山路攀登的人，才有希望达到光辉的顶点。”要有坚定的信念、巧辟蹊径的思考、未曾改变的初心，才能在这条道路上看得更清，走得更远。

用心看病，为患者带来光明

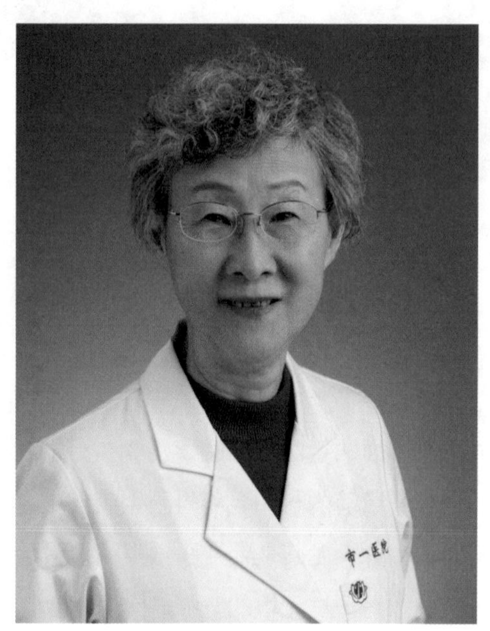

口述人：

张哲，1941 年 3 月生。曾任上海市第一人民医院眼科研究所所长，主任医师、交通大学教授、博士生导师。担任中华医学会眼科专委会第六至八届全国眼底病学组副组长、上海医学会眼科副主任委员，全国和区市级医疗事故鉴定委员会成员。率先研制并于 1995 年成功应用国产 C3F8 填充气体于视网膜脱离的治疗，创新了黄斑裂孔视网膜脱离的手术方式，获得国家发明和使用新型专利两项、联合国 TIPS 发明创新科技之星奖等诸多奖项。张哲教授在临床一线工作五十余年，为中国眼科医学科研创新做出了重要贡献。

口述日期：2021 年 4 月 1 日

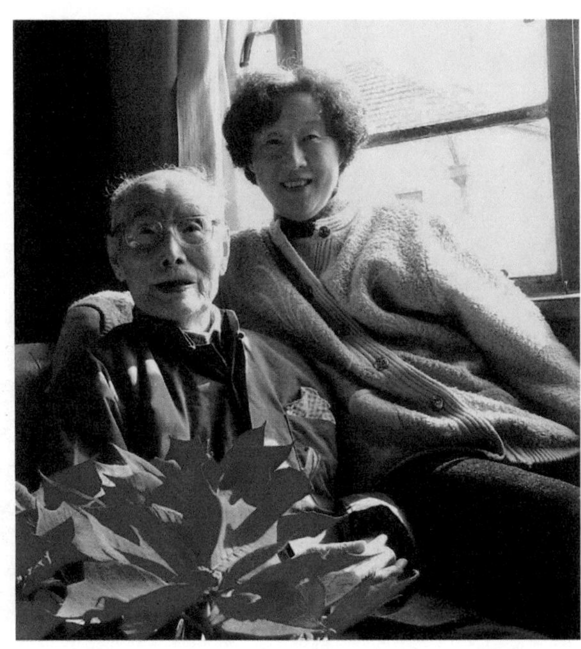

张哲与父亲合影

Q 听说眼科医生不是您选择工作岗位时的第一志愿，而是个“无奈的选择”，但是您却为眼科医学事业奉献了五十余年时光，能否与我们分享其中的原因呢？

张　哲：20 世纪 40 年代，我出身于一个医学世家。我的父亲张友梅先生曾经留学法国，是居里夫人的学生，从事镭的研究，回国之后从事放射医学。在我学生时代，他已是上海市第一人民医院放射科的创始人、学科带头人。我受父亲影响很深，在我的记忆里，他话不多，但对任何事情都非常顶真，绝不马虎，我非常佩服。我的大姐毕业后也从医。正是受到家庭耳濡目染，我很早就立志要当一名医生，治病救人，并且早早就为此做好了准备，后来考取了上海第二医学院。

为什么说成为眼科大夫是一个“无奈的选择”呢？学生时代的愿望是十分朴素的，我毕业后最想从事的医学职业是外科，但却因为身体原因与它失之交臂，当时我被诊断有三级心脏杂音，因此无法胜任外科医学职业，多少

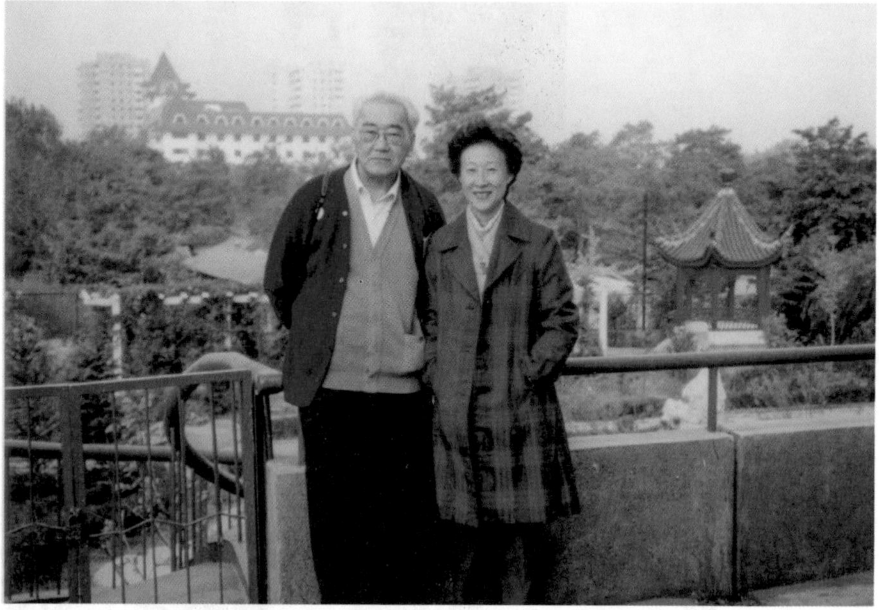

张晳（右）与老师赵东生（左）合影

有些遗憾。这次放弃的确是一个无奈的选择。但是大家都知道，学医、从医，是一个长期的过程，相比其他职业，它所需要的不只是一开头的钟情，而是天天月月大量、扎实的经验积累，无止境的钻研、精进，而这正是医学学科的迷人之处，在与之朝夕相处的过程中，你会喜欢上它，并且练就一种执着专注、攻坚克难、永攀高峰的精神。

毕业后，我有幸进入了上海市第一人民医院。第一人民医院也是上海建院最早、规模最大的综合性医院之一，当时我在内科、麻醉科和眼科三个选项中挑选了眼科，也因此成为中国眼科医学界泰斗、有着“东方一只眼”之称的赵东生先生的弟子。我的父亲也为我感到高兴。他默默关心着我从医后的一切，每每报纸上有关于我的报道，都会剪下来贴好。而我也继承了他从医治病、为人处世中的“绝不马虎”，我爱上了眼科医学，不知是我随父亲一样顶真的性格非常适合这个精细的学科，还是在长期从事这个学科的过程中愈加磨炼了自己的性格，总之，我在看病的时候绝不放过蛛丝马迹，手术前一定要不断完善方案，手术时每一个动作有规范就一定要做到位。

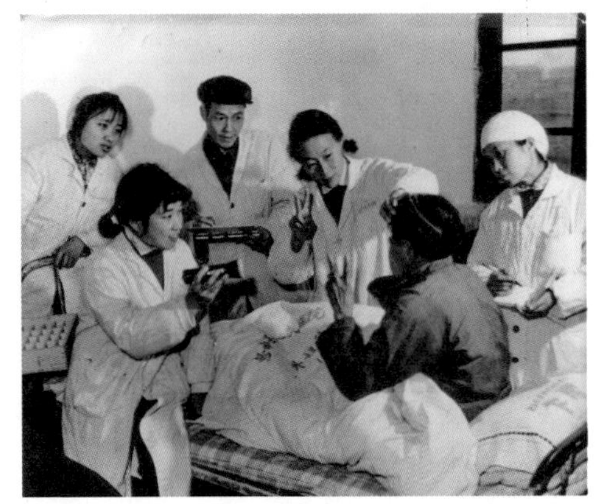

1976 年，赴贵州医疗队眼科医师查房（右 3 为眼科主任张皙）。

为了在临床上做到细致完美，我几乎放弃了所有的业余爱好——我 12 岁就在兰心大戏院演奏过钢琴——为了多练习临床技术，我还放弃了击剑、看电影、看小说等，取而代之的是对专业书籍和手术视频的痴迷，真是“为伊消得人憔悴，奉献一生终不悔”了。我常和学生说，做一行一定要爱一行、钻一行，而做医生，心里还要始终装着患者，要做好为医学奉献终身的准备。

Q 20 世纪 80 年代眼科有一个巨大飞跃——玻璃体视网膜手术得到飞速发展，但是许多技术还跟不上，使得手术的效果没有达到最佳。因此，寻找到一种取代空气的视网膜脱离手术的填压气体，成了当时全世界眼科医生的心愿。而您和团队在仅有 2 万元资金的条件下，却一举攻克了这个难题，这是如何做到的？听说你们在攻克这项难题的过程中还研制出了很多其他的新东西？

张　皙：是的，你说的是 C3F8 应用于视网膜脱离临床手术的研究。准确地说，是为了提升这项手术技术，我们不得不研制了与之相关的气体和其他东西。

回想 30 年前，并不是所有的眼疾患者都能通过手术解除痛苦，很多患者手术治疗后非但情况不理想，还会演变成令人惋惜的悲剧。因为当时许多眼科医生囿于有限的医疗水平，很多手术在原理上行得通，但到了临床操作上就受限了，很难达到预期的救治效果。

视网膜脱离的主要原因是视网膜裂孔，玻璃体液体进入视网膜，会迅速发展，导致视力下降甚至失明，它至今还是眼科一个比较严重的疾病。治疗视网膜脱离的手术基本原理，是使用冷凝或光凝技术封闭全部裂孔，进而解除玻璃体与视网膜之间的牵拉。在这个原理下，最主要的手术方法就是玻璃体切割术了。而手术中最关键的一步，就是用膨胀性气体从视网膜内部顶压裂孔，展开视网膜，让封闭后的裂孔能够愈合。早在 1911 年，在视网膜脱离的手术中就已经开始采用空气填压，但空气填压的问题在于吸收太快，通过电凝冷凝长疤要两个星期，空气在一个星期就被吸收了，因此空气并不是气体填充的最佳选择。

我当时就想，如果现有条件限制了救治，就一定要找到“罪魁祸首”，创造条件也要改变它！如果说最终是什么帮助我们解决了难题，升级了这个手术方法，那可能就是这条信念。

用什么气体来做填充是个大学问。用于填充的气体必须没有毒性，同时不易被人体吸收，最好还有一定的膨胀性，这样才有足够力量顶压视网膜，让术后的裂孔有足够的时间愈合。用什么气体来做填充能给视网膜足够的顶压力量而且吸收速度慢，成为当时全世界眼科医生都迫切希望解决的难题。

1978 年，改革开放的春风吹拂中国大地，全国科学大会提出“现代化的关键是科学技术现代化”“科学技术就是生产力”，这一时期内，出国去看看，接受教育，学习世界领先的技术，回国推动国内的临床技术发展和研究创新，都得到了党和国家很大的支持。正是在那时，我得到了去国外进修一年的机会，也是这次机会让我邂逅了梦寐以求的气体。我看到国外做视网膜脱离手术时用的气体被存储在大钢瓶中，上面贴着写有“C3F8”字样的标签。未知激发了好奇，我便给赵东生老教授写信，询问具体情况。而后了解到——C3F8，学名全氟丙烷，在常温下是气体，无毒，无色，透明，由于它在自然环境下吸收氮，气体的体积会膨大，不仅能给视网膜足够的顶压力量，而且被吸收的速度很慢。它就是我一直在寻找的、比空气更适合用于填充的气体。但不幸的是，这种气体刚研究出来用于国外的临床，尚不能推广，更不可能被带回国。

既然它在国内还是空白，我们就决定自己从头研究。1992 年，C3F8 课题小组成立，我们得到了国家 2 万元的经费支持。你说仅有 2 万元，但那个时候的 2 万元已经是一次机会了。包括我在内的总共 6 位第一人民医院眼科医生——原上海市第一人民医院副院长许迅同志也是其中之一——我们满怀期待，一起开始了 C3F8 气体视网膜脱离手术的临床应用研究。

你方才提到“一举攻克这个难题”，其实也不是“一举”，这项研究其实几经曲折。首先，进口这种气体很困难，国产也无从谈起。在各级组织与领导的支持下，课题小组与中科院和上海有机所取得了合作，我们从零开始，共同试制出了 C3F8 气体。不仅如此，当时国外资料和数据很多是从理论上得来的，膨胀的倍数、维持时间等方面与实际情况并不完全相符，我们这个国产的 C3F8 研究小组就通过实际应用，论证、完善了数据的合理性。在课题小组的不断努力下，中国的 C3F8 气体终于在 1995 年被成功应用到眼科临床，它把视网膜脱离治疗的成功率从 94% 提高到 98.6%。这个数字看上去变化不大，却能多救回千千万万个患者的光明。这项研究成果，不仅在国内同行间引起轰动，也获得了全球眼科学界的肯定。

但是，C3F8 气体和病人之间仍然横亘着一道难以逾越的鸿沟——C3F8 气体容易吸收空气后膨胀，在运输过程中容易变稀薄，降低使用的有效性。当时的 C3F8 气体习惯被装在大钢瓶里，这种存储方式有几个缺点：一个是运输困难，有些地方作为危险品不能运输；第二个消毒困难，用过滤器过滤之后就给病人用，手术上存在隐患；第三个是容易浪费，一个大钢瓶的气体可能几年都用不掉。为了普及这项技术，必须研究小的独立包装。

C3F8 气体的独特物理特性决定了将其装入独立密封小包装中的难度不亚于爱迪生发明电灯泡。在研制包装的过程中，需要反复筛查、挑选，过程非常艰苦，在进行各种材料的比对后，最终选择了输血袋的包装材料。输血袋的包装具有材料安全、便于消毒且便于携带的特性，既能保证浓度，又方便

发明专利证书

发明名称：包装膨胀性长效气体的方法

发明人：张皙；孙勇；史忠明

专利号：ZL 95 1 11701.7 国际专利主分类号：A61J 1/10

专利申请日：1995 年 7 月 21 日

专利权人：上海市第一人民医院

该发明已由本局依照中华人民共和国专利法进行审查，决定授予专利权。

第 1 页（共 1 页）

证书号 第 57625 号

本发明已由本局依照专利法进行审查，决定于 2000 年 7 月 28 日授予专利权，颁发本证书并在专利登记簿上予以登记。专利权自证书颁发之日起生效。

本专利的专利权期限为二十年，自申请日起算。专利权人应当依照专利法及其实施细则规定缴纳年费。缴纳本专利年费的期限是每年 7 月 21 日前一个月内。未按照规定缴纳年费的，专利权自应当缴纳年费期满之日起终止。

专利证书记载专利权登记时的法律状况。专利权的转让、继承、撤销、无效、终止和专利权人的姓名或名称、国籍、地址变更等事项记载在专利登记簿上。

专利号

局长 姜颖

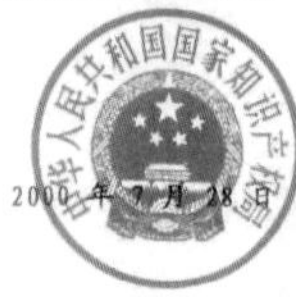

2000 年 7 月 28 日

C3F8 气体发明专利证书（2000 年）

推广，终于解决了上述难题。

2000 年，C3F8 气体小包装获得发明专利号，并在 2001 年获得上海市优秀发明一等奖。2007 年 2 月，整个团队为病人所做的努力终于成为现实，C3F8 气体小包装专利转让并获得产品注册号，开始作为流通商品使用。全国除少数几个省以外，均已经采用 C3F8 来治疗视网膜脱离，一直到现在，也没有出现能够代替的其他小包装方法。

这个看似简单的包装凝聚了团队二十多年的心血。不惜代价的背后，寄托着医务人员让这个气体应用推广、给病人福音的希冀，这项专利转化没有转化费和经济效益，大家追求的只有社会效益。

Q 您的座右铭是“用心看病”，能否给我们解释一下其中的寓意？

张　皙：“用心看病”是我从医以来对自己的要求，是提醒我要用自己的心给患者设计诊疗措施，体谅病人的心情。要做一名好医生，不仅要扛得住身体上的劳累，还要在精神上时时刻刻牢记自己肩上的那份责任。

医生的责任感首先体现在医者仁心，要心里完全装着病人。医生如果对患者没爱心，是成不了好医生的。在手术台上要说些让患者听着安心的话，可以安慰病人，或者介绍现在手术进展的情况，让患者听着安心。医生的喜怒哀乐不能在患者面前表露，因为患者一定希望今天为他手术的医生是精神饱满的，充满信心的，没有被任何杂念干扰的。让他们感受到医生在全心全意为他们处理，这是获得信心和理解治疗、配合治疗的前提。还记得我的母亲是在一个夜里去世的，当时我忙了一整晚，但第二天有两个较为重大的玻璃体手术，因此，我不得不忍住悲伤和疲惫，对患者、对身边的医生都丝毫不透露，这才确保整个手术过程保持平稳。许多情况下，对患者而言，手术只有一次，作为一名医生，理应全心全意做好每一次手术。

医生的责任感也体现在恪尽职守，对自身行为规范的严格要求。医生要有医生样子，不能打耳钉，不能戴耳环，夏天不能穿短裤，也不允许穿凉鞋。对于病人来说，医生行为不规范，认可度就下降。眼科医生不可以抽烟，中午吃饭时也绝不能喝酒，因为有些检查项目医生和患者会离得很近，一旦发出异味，就是对病人不尊重。每次检查患者之前，都要清洁双手，必要时准备帽子，避免头发接触病人。这些苛刻的条件都是一名合格的眼科医生必备的素质。

医生的责任感也体现在主动放手，提携后辈。由于眼科手术的精细化程度极高，为了保证病人可以得到最高水平的手术治疗，年长的医生不应恋战。开刀是要对患者负责，即便是有兴趣、愿意做，但是年纪长和年纪轻的手头操作到底不一样。我 2007 年之后就不进手术室了，如果有患者慕名找我开刀，我会根据病情把最合适手术的医生推荐给他。我从医的目的也就是为了造福病人，能够培养下一代继续造福病人，也是我最大的愿望。

严谨、严格和放手的作风， 直都是贯穿市第一人民医院眼科工作的主线，科里的主任都是愿意帮助年轻医生提高的。市一的眼科可以源源不断地涌现

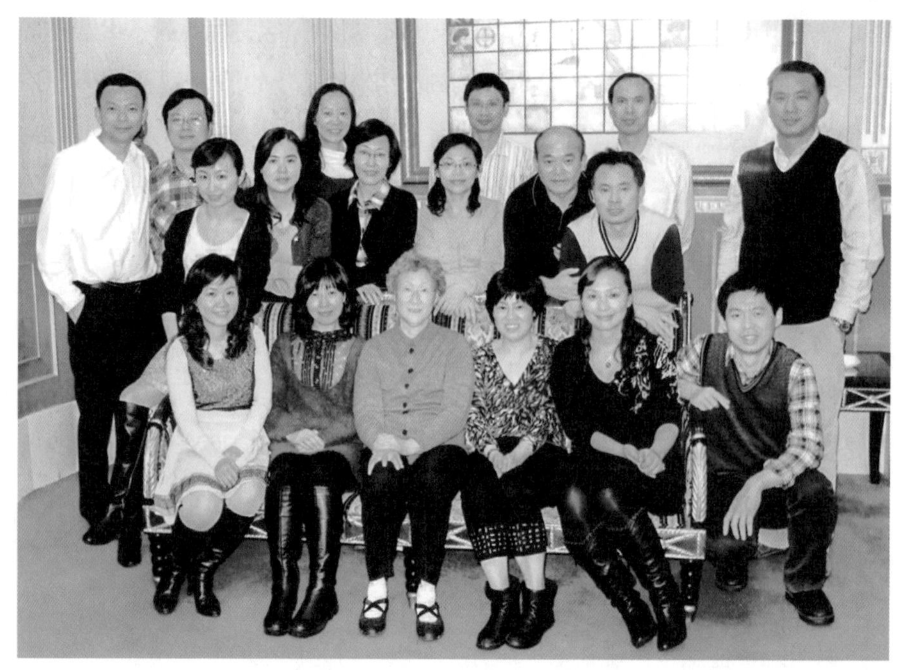

张皙教授（前排左3）和学生在一起

出许多人才，归根结底是因为信任年轻人，放手给年轻人施展、进步的机会。

Q 眼睛是心灵的窗户，眼科医生是离患者很近的医生，过去医生行医讲“治病救人”，现在患者看病注重“服务体验”，您在行医过程中和患者的关系如何？有没有一些印象深刻的小故事？

张　皙：我对患者的照顾，不会止于医生和患者简单的关系，我把他们当成朋友，尽心尽力提供帮助。这也让我获得了自己心中的最高荣誉，那就是患者的感激。回顾自己漫长的从医生涯，我最大的收获，就是那些因为找我看病而最后成为朋友的患者。

有位患者是市妇联的一位工作人员，退休后是上海市志愿者协会的一名志愿者。他们全家都在我这里看病。起初是因为她父亲患有复杂的眼睛疾病找到我，我给她父亲做了视网膜脱离手术。年纪大了之后各项机能下降，心理上的落差让老人患上了忧郁症，我便上门探望，帮他找到一位忧郁症方面的专家，老人的情况得到了很好的控制。就这样来来回回地接触，我和她成了好朋友。由于遗传原因，她和她的姐姐也都患上了视网膜脱离，后面他们的小孩也在我这里看病。

还有一位患者是来我这里看了 30 年病的老朋友了，他最大的心愿就是在有生之年走遍祖国的大好河山。但对于 30 年前的他来讲，这是万万不可能实现的。当时他还是个只有 14 岁的小男孩，因为高度近视视网膜脱落第一次来到上海市第一人民医院。后来他又患上了白内障，想要冒险做手术。但是考虑到当时的医疗水平有限，我非常担心如果手术开不好，视网膜可能会再次脱离，那会失去仅剩的视力，我一直劝说他耐心等到技术更加先进、成熟的时候再开刀，坚持吃中药，巩固好状态，不要放弃治疗。

2012 年 4 月，他终于等到了他期待了 30 年的好消息。那时他来检查，我认为时机成熟可以手术了。手术第二天我去看他，他的视力从最初只有 0.1 的水平提升到 0.2 ~ 0.4。看到他终于恢复了光明，我真的很欣慰，当时只想静静对他笑，什么也说不出。他总是想找机会报答我，这真的不需要。我只希望患者的眼睛好，在我手下的患者恢复得好，我就很开心了。我有两个心愿，一个是把这么多年来自己和患者之间发生的故事写成一本书；另外一个是想办法继续发挥余热。

医生对待患者，不能仅是停留在看病治病上，而应该知道医生与患者，其实也是两个普通的人，而人与人之间的交流、信任和理解就变得尤其重要。像对待朋友一样去对待你的患者，像关怀家人一般去关怀他们的病情，用微笑化解恐惧，用关怀拉近距离，更用医术送去光明。

锐意进取，勇立潮头，引领内分泌学科创新发展

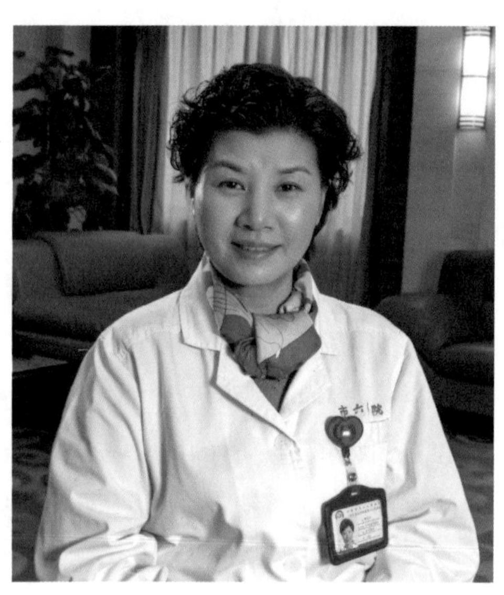

口述人：

贾伟平，1956年11月出生，中国医学科学院学部委员，中国工程院院士，973首席科学家，国家基层糖尿病防治管理办公室主任。原上海市第六人民医院院长，上海市第六人民医院内分泌代谢科主任医师、博士生导师，上海市糖尿病临床医学中心主任、上海市糖尿病重点实验室主任和上海市糖尿病研究所所长，兼任中华医学会糖尿病学分会前任主任委员、国际糖尿病联盟西太区执委。在国内外杂志发表论文600余篇。获国家、教育部、上海市等各级科技进步奖20项。获何梁何利奖、谈家桢临床医学奖、吴杨奖、亚洲糖尿病学会杰出研究奖、中华医学会糖尿病学分会杰出科学贡献专家奖等荣誉。荣获全国先进工作者、全国优秀科技工作者、上海市科技精英称号。

口述日期：2021年4月16日

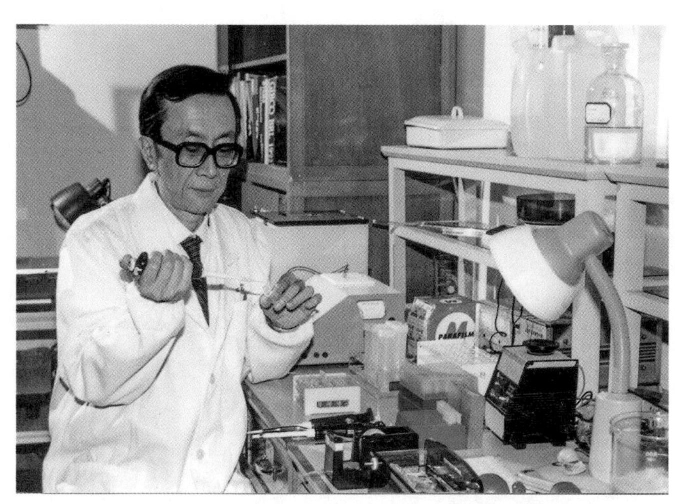
项坤三院士在从事基础研究

随着人民生活水平的极大提高，生活方式也发了巨大的改变，饮食上增加了糖与脂肪的摄入，生活方式也改为了久坐，因而中国的 2 型糖尿病患病率陡然增长。

上海市第六人民医院内分泌代谢科针对中国人群糖尿病及肥胖的特点，在遗传机制、流行病学、诊断与治疗、监测、管理模式及分子病因学都开展了系统性的研究工作。上海市第六人民医院内分泌代谢科是一个集临床、科研、教学为一体的综合性学科，是国内较早开展糖尿病基础和临床研究的单位，是我国研究糖尿病分子病因学的发源地之一。除了高超的糖尿病诊治技术以外，这个集体还本着处处为病人着想、体现人性化服务的原则，以更精湛的技术和更优质的服务奉献于广大病人，创建和谐的医患关系和医疗环境。

Q 上海市第六人民医院内分泌代谢科发展至今经历过哪些重大变革？整个科室的规模、学科结构又有怎样的发展？

贾伟平：我们内分泌代谢科创建于 20 世纪 80 年代初。建科初期，为了克服起步较晚、工作条件落后、经费短缺等困难，我们就以糖尿病分子病因

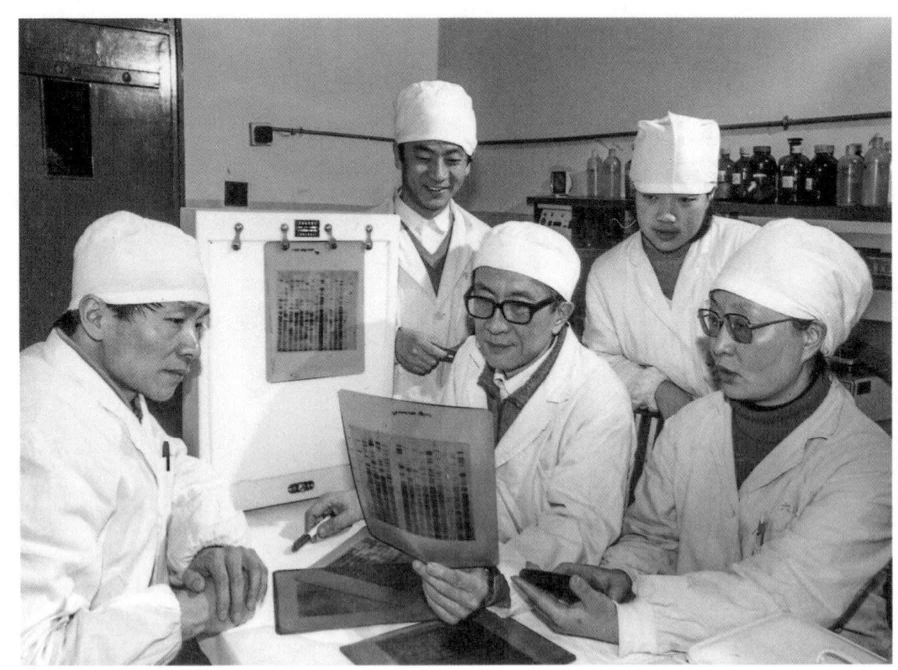

项坤三院士与同事们探讨科研

学为突破口，发挥吃苦耐苦、勇于攀登的精神，不断发展壮大，许多研究成果为业界瞩目，目前已成为我国糖尿病、肥胖研究的高地之一。

回溯往昔，我最为崇敬的、我的导师项坤三教授为此做出了杰出贡献。

1978 年，项坤三教授来到上海市第六人民医院内科工作。当时，他一方面组织成立内分泌专业小组，在积极开展临床诊治的同时，特别注重培养专科人才，在工作中对内科杜方钊等医师进行专科指导，并亲自联系内科的吴松华等医师去北京协和医院进修；另一方面开展内分泌代谢病，如甲状腺、甲状旁腺和代谢性骨病、糖尿病和遗传性内分泌代谢病研究。1985—1988 年，他在美国加州大学旧金山分校和芝加哥大学研修时，开展了国际上首个华人 2 型糖尿病分子病因学研究。1988 年项坤三教授回国后，他所领衔的医学遗传学研究室立即建立了国内首个糖尿病研究用分子生物学实验室和正规 DNA 和其他生物样本的临床信息库，并承担国家自然科学基金和卫生部基金的科研项目。

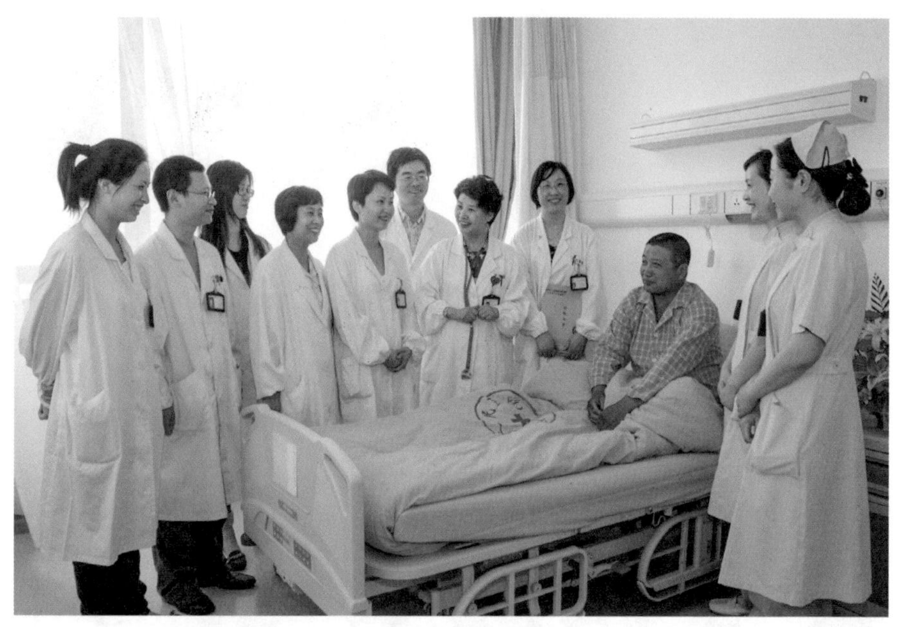

贾伟平教授在查房

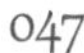

1988年11月24日，上海市卫生局批准第六人民医院成立内分泌代谢科，并从内科中分出独立成科。80年代建立的内分泌代谢病房和门诊由项坤三教授负责，先后有吴松华、黄琪仁、杜方钊、李善芳、张如根等医师和薛凤仙护士长加入。1991年第六人民医院迁至宜山路后，内分泌代谢科病房在李青、李鸣、丁虹等医师加入后，我、喻明、包玉倩、刘芳、周健、陈海冰等医师陆续加入。随着科室规模不断壮大，研究不断深入，突破性成果和专业人才越来越多，内分泌代谢科成为上海临床、科研的优秀人才汇聚高地。

2002年2月，上海市糖尿病临床医学中心成立后，不断创新、优化临床检测技术和血糖监测、调控技术和研究平台，成立糖尿病和肥胖专病及其亚学科小组和内分泌代谢学科群，推广研发临床新技术，解决疑难杂症和罕见类型糖尿病尤其是单基因突变糖尿病、危重的糖尿病并发症。先后建立糖尿病临床表型分析系统和数字化档案信息采集及储存系统、2型糖尿病遗传易感性的全基因组扫描预测技术等基因诊断技术、胰岛素脉冲检测等精确评估技术、持续葡萄糖监测（CGM）技术和持续胰岛素皮下输注

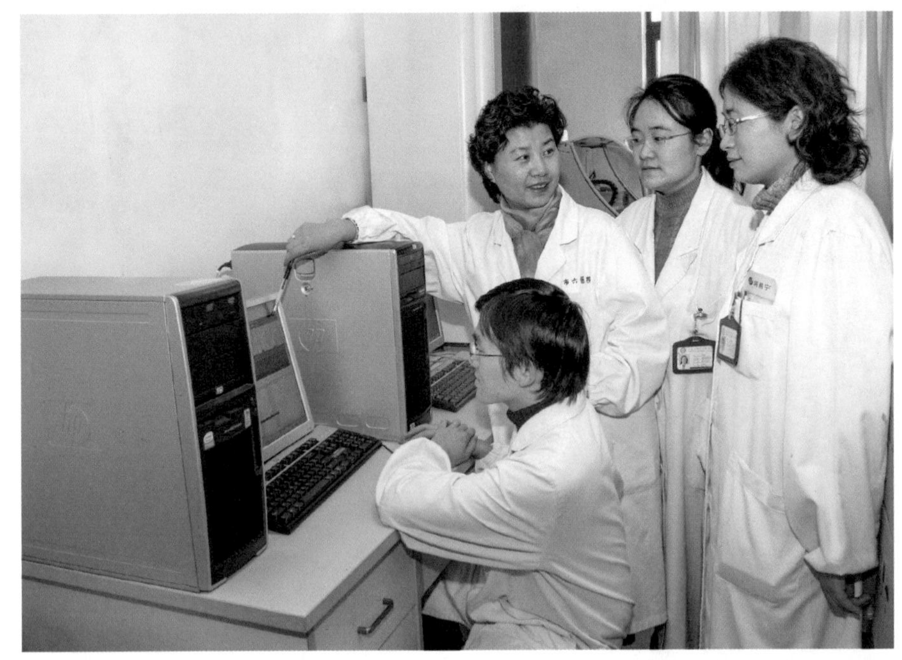

贾伟平教授与同事探讨科研

（CSII）技术、激素及其代谢产物检测、多样本静脉插管采血检测技术及代谢组学检测技术等。我们结合“医疗联合体”等新型医学诊疗体系，形成完整的糖尿病及其并发症、肥胖的社区筛查、临床诊治、预防、预警和监测体系。

为了使研究成果更多惠及患者，我们积极推广适宜诊疗技术，推行临床路径和诊疗指南与共识，开展与参与多项支援项目。在上海最早建立上海曹杨、华阳、真如、桃浦四大社区防治基地，并在糖尿病和肥胖症的病因、发病机制、代谢控制、慢性并发症的早期防治等方面处于国内领先、部分国际领先水平，在糖尿病及其相关疾病的基础研究和临床诊治方面取得了成绩。同时不断推进糖尿病综合防治体系的建设，形成“医院—社区一体化糖尿病管理模式”，为中国糖尿病防治提供了适用性经验。

2002 年起，上海市第六人民医院的内分泌代谢学科形成以临床转化型医学为基础的糖尿病和肥胖系统生物学研究体系，并凝练为糖尿病及其慢性并发症和肥胖的流行病学、发病机制和防治研究两大方向。同时，学科还涵盖内分泌代谢病领域所有亚专科，如甲状腺、胰腺、肾上腺、垂体、性腺、骨代谢等，形成糖尿病、骨质疏松、甲状腺疾病、肥胖病等学科诊治特色，并建立以“疾病”为中心的团队医学诊疗模式。

Q 您的老师项坤三院士是一位在糖尿病基础和临床研究方面很有造诣的专家，项院士为后辈留下了哪些宝贵的精神财富？

贾伟平： 三十余年来，在项坤三教授及内分泌代谢科全体同仁的努力下，上海市第六人民医院内分泌代谢科已成为上海市糖尿病临床医学中心、上海市重中之重代谢病临床医学中心、教育部国家级重点学科和卫生部国家临床重点专科，也是上海市糖尿病研究所、上海市糖尿病重点实验室所在地。

记得 20 世纪 80 年代，项坤三教授首先在国外进行华人 2 型糖尿病分子遗传学研究并率先在我国开展糖尿病分子病因学系列研究。在国内，建立了中国首个大数量糖尿病样本信息库；首先发现中国人线粒体基因突变糖尿病患者，开创了基因诊断用于糖尿病日常临床工作的先例，并通过全面筛查确认了中国人 MODY 型糖尿病的基因突变谱；对中国人 2 型糖尿病进行分子病因、病理生理和流行病学系列研究，并编著了中国首部第三种类型糖尿病——特殊类型糖尿病的专著。项坤三教授四十多年来孜孜不倦的追求，使得他成为糖尿病研究领域公认的专家。2003 年 12 月，内分泌代谢学专家项坤三教授当选中国工程院院士。

项教授时常教导我们，要在糖尿病的防治方面有所突破，必须要有创新的科研。科研要有方向性，他打了个比方，科研就像挖井一样，如果没有明确的方向，打一枪换一个地方，永远会与地下深藏的丰富资源擦肩而过。对此他深有体会，只有找准一个方向，不断深挖，才能取得成绩。项教授这种执着的探索精神深深地影响着我们，正是在他的带领下，内分泌代谢科不断发展。

Q 糖尿病的治疗和诊断作为上海市第六人民医院内分泌代谢科的一大诊疗特色，始终走在世界前列，您能否与我们分享下目前的最新进展？

贾伟平：我们把糖尿病视网膜病变简称为“糖网病”。患有糖尿病15年以上的病人中，大约60%的病人眼部血管会受损，并且病症的发生率随着患糖尿病时间增加而提高。这是一种严重威胁糖尿病患者健康与生活质量的糖尿病微血管并发症，现成为工作年龄段人群失明的首要原因。早期诊断糖网病至关重要，然而大多数病人在觉察到视力受损时往往已经错过最佳的治疗窗口，造成永久视力损伤甚至失明。因此，对糖尿病患者进行每年一次的眼底摄片筛查对早期诊断和干预糖网病至关重要。然而，中国糖尿病患者超过1.14亿，是世界糖尿病负担最重的国家，糖尿病患者与眼科医生数量比例超过3000∶1，现有的医疗资源远远无法满足糖尿病患者的需要。

为解决这一问题，我作为“一带一路”重点实验室主任，近年来带领团队与上海交通大学盛斌教授团队合作研发了人工智能糖尿病视网膜病变筛查系统（DeepDR系统），已经深度学习了超过17万社区糖尿病患者、66万张眼底视网膜图片的海量筛查数据，取得突破性成果。DeepDR系统利用深度学习和强化学习技术实现眼底图片的自动化处理并诊断糖尿病视网膜病变，只需操作人员为眼底拍张照片，等候一分钟就能出眼底检测报告。

DeepDR系统不仅在国内实现落地应用，还与IDF合作共同开展“一带一路及全球中低收入国家糖尿病视网膜病变筛查项目”，使用智能便携眼底镜设备及DeepDR系统，承担眼底筛查、糖网病辅助诊断与数据管理工作，建立“国际阅片中心”，服务“中低收入发展中国家”及“一带一路”国家。该项目覆盖包括西太平洋、东南亚、非洲、中东与北非、北美与加勒比、中南美洲和欧洲等全球7大区域，已经在六十余个国家开展。项目开展一年来，团队已经完成设备投放、平台建设、数据采集与教育培训，为IDF制定糖尿病并发症综合管理方针提供依据，提高这些国家糖尿病视网膜病变筛查及管理水平，降低因病致残、因病致盲的风险，获得了各国友人的好评。

在新冠肺炎疫情期间，我们团队发现糖尿病是新冠肺炎患者第二大常见共病。糖尿病和新冠病毒感染相互影响加速病情恶化和死亡。为了改善血糖管理，减少患者痛苦，避免医务人员暴露风险，上海市第六人民医院援鄂医疗队中的两位内分泌代谢科医生沈赟和张磊，在后方内分泌团队的配合下，建立了基于扫描式血糖监测和云平台联网系统的隔离病房血糖监测及管理新模式。该研究提示将新冠肺炎合并糖尿病患者的血糖水平控制在 3.9 ~ 8.9 mmol/L 范围内，并降低血糖波动水平，可能有助于降低其不良结局事件的发生风险。

Q 在当前大健康的背景下，人民群众对健康科普的需求在不断提升，上海市第六人民医院内分泌代谢科在糖尿病健康宣教方面工作开展的情况如何?

贾伟平：对糖尿病临床诊疗而言，健康宣教更为重要。早在 20 世纪 80 年代初，项坤三院士就在临床糖尿病工作中，自己手绘糖尿病基础和临床知识教育图，用图画结合文字和宣讲的方式，制作成科普教育视频《浅谈糖尿病》和《糖尿病患者须知》手册，并亲自带领临床科室医师和护士开展糖尿病科普教育。这可以说是我们医院内分泌代谢科的健康宣教启蒙。

基于《上海市加强公共卫生体系建设三年行动计划(2015—2017 年)》之“上海市代谢性疾病（糖尿病）预防和诊治服务体系建设”重大项目，我们内分泌代谢科团队于 2017 年引入同伴支持策略，通过对社区医务人员、糖尿病同伴支持骨干及自我管理小组组长等的系统培训，构建了社区糖尿病自我管理同伴支持网络，建立社区患友支持小组。在上海市卫生健康委员会、上海市爱卫办的大力支持和指导下，目前我们在全市 9 个区、21 个社区推广实施社区糖尿病同伴支持管理，使社区糖尿病患者在家门口就能得到规范化的糖尿病诊治管理和自我管理支持服务。

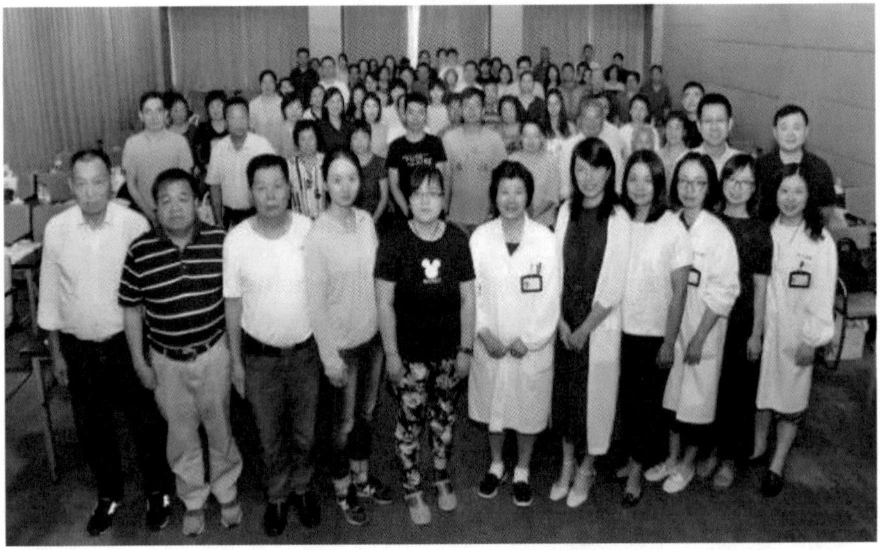

贾伟平教授构建社区糖尿病自我管理模式

结合本市基层糖尿病防治实际需求，内分泌代谢科团队制定了适合社区应用的糖尿病同伴支持培训手册、糖尿病科普标准化课件及适宜工具，邀请国际专家团队，合作开展糖尿病同伴支持培训工作坊；制作了“贾伟平医生讲科普”系列之《糖尿病五大须知》科普宣传短视频，在微信公众号、喜鹊直播、今日头条、新浪医药新闻及腾讯视频等各大视频平台累计播放量逾5万次。为社区同伴支持小组提供《糖尿病防治路上指南针》《糖尿病防治中的新鲜事儿》等科普读本。除此之外，同伴支持小组组长会定期邀请组员参加社区科普讲座及知识竞答，组织开展小组才艺展示，包括小品、诗朗诵、歌曲表演等。在组长的带领下，组员积极交流本月糖尿病行动计划完成情况，分享糖尿病自我管理经验，并制订下个月的行动计划。社区同伴支持小组管理加强了组员间的互相关怀和凝聚力。

Q 就在2021年年初，我们共同见证了上海市第六人民医院东院整建制并入上海市第六人民医院。作为东院发展的推动者，作为一名始终坚持在两

院区同时出诊的专家，临港八年您最大的感触是什么？

贾伟平：承载市委、市政府关于提升浦东东南片区医疗服务能力、优化全市医疗卫生资源配置的希望，秉承百年六院的文化底蕴，上海市第六人民医院东院于 2012 年 10 月 26 日在美丽的东海之滨、临港滴水湖畔扬帆起航。走过八载春秋，六院东院作为地处临港新片区的唯一的三级综合性医院，肩负着为具有“国际市场影响力和竞争力的特殊经济功能区”配套服务的重大使命，更有为临港及浦东百姓提供便利及优质医疗的担当。

自从市六东院入驻临港新城，深受当地百姓欢迎，他们发自内心感激党和政府将优质医疗资源布局到临港；新片区的急诊患者不再需要驱车 78 公里赶往市区；各种意外导致生命垂危的患者得以及时救治；优质高效的医术得到了的患者信任；温馨便利的服务沁入百姓心田。在这些年里，我见证了市六东院医疗、教学和科研由小渐大，由弱到强，由外延到内涵都实现了量和质的蓬勃发展。市六东院积极探索以公益性为核心的医院发展模式，建立现代医院管理制度，紧密依托母体医院，在医疗、教学、科研、管理、文化等各项建设上取得了有目共睹的成绩，两届蝉联上海市文明单位、上海市卫生计生系统文明单位称号，2018 年、2019 年蝉联患者最满意医院，2019 年荣获上海市五一劳动奖状。我作为一名东院人，也是正式开张运营后的第一任院长，由衷地感到高兴和自豪。如今的市六东院更是融入了临港新片区发展大局，医院各项事业必将在新的历史起点上奋勇向前。

我一直认为，六院东院一直按照“一体两翼”的理念在发展，包括市六东院的年度发展计划，都是在母体医院第六人民医院的领导班子会上确定的。同时加强学科引领，优秀专家工作室入驻东院，让临港及浦东百姓在家门口享受到优质医疗服务，解决看名医难题，切实保证医疗同质化发展，实现一体化资源调配。除此之外，在这八年里，我始终坚持去东院出诊，不仅仅是作为一名医生要为临港新片区的老百姓服务，从科室建设角度而言，要把我们内分泌代谢科长期以来所形成的一种奋发向上、团结和谐的氛围带到东院，移植第六人民医院的本部文化到市六东院，让这种精神在东院扎根成长。

2021 年 2 月 3 日，上海市第六人民医院东院整建制并入拥有 117 年历史的六院母院。2019 年 8 月，国务院批复临港成为中国（上海）自由贸易试验区临港新片区，市六医院将会在临港新片区 873 平方公里上，更好服务、更高质量发展，继续新的征程。

Q 展望未来，作为上海市第六人民医院的管理者和学科建设的带头人，您对医院的发展有何新的展望？

贾伟平：上海市第六人民医院前身是由上海工部局于 1904 年 12 月建立的上海西人隔离医院，主要是为罹患传染病的在沪外国人服务的医疗机构。斗转星移，沧海桑田，百年来，医院名称和建制几经变迁，但不变的是一代代六院人甘于奉献、自强不息的职业精神和人文情怀。

百年六院在 117 年的历史长河中涌现出许多名医大家，一个又一个里程碑式的事件跃然眼前：周永昌教授在超声技术的临床应用研究推动了超声医学学科的创立发展；陈中伟、钱允庆教授的世界首例断指再植术成功以及于仲嘉教授的再造手技术促进了骨科的发展壮大；项坤三院士的糖尿病相关基因研究引领了内分泌代谢科的崛起发展……

百年传承创新，初心不改，在此用当时庆贺东院八周年的一首小诗来表达我对年轻人的美好祝福，与诸位共勉：一港雄开万里流，八载创业志难休。从来此地多英才，喜见后浪立潮头。希望年轻人能够在学术引领方面实现国内领先、世界一流，朝着这个目标不懈奋进！

不忘入党初心誓言，护佑人民身体健康

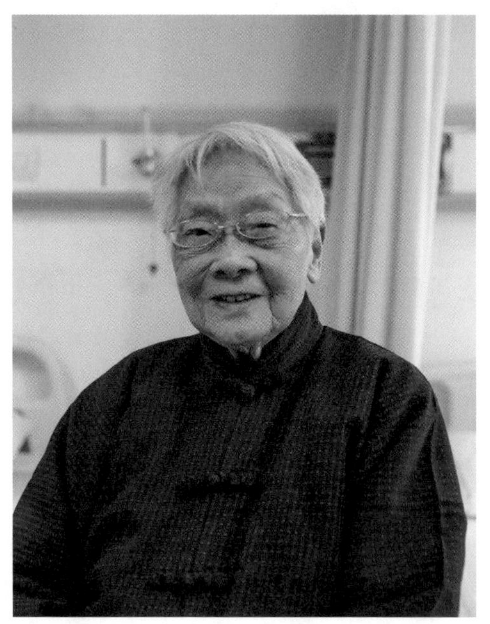

口述人：

沈斌，1921 年 12 月生。上海市第六人民医院原儿科主任、主任医师，现任离休党支部副书记。1945 年 8 月参加革命，同年同月加入中国共产党，1990 年 10 月离休，享受副局级待遇，现年 99 岁（虚岁 100）。曾获得上海市教卫党委系统离退休干部四好党员、上海市教卫党委系统离退休干部先进个人、上海市第六人民医院优秀共产党员、从医 40 周年优秀医师等多项荣誉称号。

口述日期：2021 年 3 月 26 日

人虽然已经离休，但离休不离党，为党和人民奉献终身的誓言，要永远记在心间。离休三十余年了，一直在思考还能为党干点儿什么事情，平日里还是要学习，背英语、写诗歌，坚持认真研读《港澳台报刊动态》《报刊文摘》《上海老年报》《上海老干部工作》《学习与参考》等刊物，用智能手机，把党的政策纲领等内容用微信转发朋友圈，用新工具、新平台帮助周边党员与群众理解党的理论，积极宣传党的方针与精神。党员的每一天都应该像宣誓入党的第一天那样，时刻用行动践行誓言，用思想诠释使命。

Q 您在回忆录《我这一生》里描述了与病魔做斗争的童年，儿时身患腿疾给您带来了痛苦和不便，同时也培养了您坚忍不拔的意志。儿时的腿疾，对您最终选择儿科的从医生涯有什么影响？

沈　斌：在我 1 岁多时，睡觉时从床上滚到床下，保姆年轻不懂事，慌乱中于床下抓起我的右足将我拖上床，导致我的右髋关节脱臼，拖延时间，未能及时整复，以致我到 4 岁还不能走路。直到我五六岁，在过年的时候，大人才发现我右腿不能弯曲下跪，找医生诊断，X 光片呈现我右髋关节脱臼，日久已难整复，给我生活上带来种种不便与痛苦。从 1 岁到 12 岁，在这十多年里，身体上的痛苦虽是熬过来了，但心灵上的创伤则有过之，真可谓拖累终身。由于跛足，产生自卑，在小学我只有埋头书本，很少与老师、同学交往，从而养成了独来独往孤僻羞怯的性格，但也培养了我坚强的意志力，我将更多的时间用于学习和思考。

如果没有腿疾，我想我会选择外科。由于外科手术需要长时间站立，身患腿疾的我可能无法承受这样的工作时长和工作强度，因此只能在儿科和内科中间进行选择。相对于内科，我更喜欢儿童的天真烂漫，因此我选择了儿科。

Q 在您加入中国共产党的过程中，有哪些人给予您精神上的指引？您当

时入党的过程是怎样的？

沈　斌：1937年，我读初中二年级下学期，大姐在山东大学读中国文学系，回老家常州过暑假，日寇侵华，大姐义愤填膺。当时，天气炎热，知了（蝉）叫个不停，大姐口中念念有词："知了、知了，你到底知多少？日寇侵华你知不知道？蒋介石不抵抗主义你知不知道……"我想，这是大姐对我的爱国主义启蒙教育！

1942年，我在同德医学院开始了我的大学生涯。当时，整个上海已经沦陷，我家住在极司菲尔路（今万航渡路）45号，此路76号就是日伪残害革命志士的魔窟，了解的人谈起此地无不毛骨悚然。那时整个上海已经没有"租界"的庇护，日本侵略者独霸天下，耀武扬威、穷凶极恶，我们则忍受着"亡国奴"的痛苦。走过外白渡桥要向站岗的日本兵鞠躬；日本兵要搜查，绳子一拉，整条街即被封锁，任何人不得出入；中国人很难吃到大米，以玉米粉为生，母亲为了能下咽，放点菜或糖做成烘饼吃。这些屈辱的记忆烙印在我的脑海里，我憎恨日本兵，也深深痛恨国民党当权者的腐败和无能，国家支离破碎，民不聊生。我渴望自由、平等、博爱，我曾有一个美好的憧憬，向往人类真正的幸福生活，全世界成为互相友爱的人间乐园！大学一二年级时，我踊跃参加进步同学的活动，班级里组织读书会，我是积极分子，对进步同学的义举，我都寄以无限同情与赞赏。

1945年我大学三年级，这一年可以说是我人生的一大转折点。高年级班同学在新闸路租了一间屋，成立了平民诊所。高班同学负责看病，低年级班同学负责打针、洗伤口、换药及包扎等，我与同学沙济英参与了平民诊所救济百姓的活动。沙济英说有很多人都期盼民族复兴，如果这些志同道合的人团结起来，就能组成一个强大的力量。她用筷子做比喻，一根筷子轻轻一折就断，一把筷子牢牢抱成团就折不断。我想，正是这样，凭一己之力不足以拯救国家，只有同这样一批志同道合的同志团结起来，才能救中国。在沙济英同学的帮助启发下，我的思想觉悟有了进一步提高，不久沙同学就说："有这样一个组织，我们一起去参加怎么样？"我说："好！"后来，她才告诉我，这个组织就是中国共产党。我们两人就这样一起约定申请加入中国共产党。

在1945年抗战胜利前夜，日军还未投降，不能明文申请入党，而我决心向组织提出申请，加入中国共产党。那怎么交入党报告呢？当时形势十分紧张，一份入党报告要经历千难万险方能递交给组织。入党申请书如果被日本兵或汉奸搜查出来，不仅自己要被抓起来，并且帮助递交入党报告的人也会遭殃。所以我的入党申请书是用毛笔蘸着糨糊写的，这样的入党申请书晾干之后就是白纸一张，即使被搜出来也不会轻易暴露，后来这份入党申请总算顺利地交给了中国共产党这个光荣的组织。

1945年，在日本天皇宣布无条件投降前夕，那年暑假，我几乎天天去学校做国花，红花黄心（红花代表抗战胜利，黄心代表和平）。我们用义卖国花的钱，买了牙膏、牙刷、牙缸、肥皂、毛巾等日用品，去慰问接管上海的部队。8月15日那天早晨，我带着极为兴奋、愉快的心情，又去学校参加活动，沿途见到日本兵将枪三支一架地站在街心，一个个低着他们的"狗头"，一动不动，街上孩子用西瓜皮掷打日本兵。苦难的八年抗战，终于盼来胜利的一天，心中的痛快与欣慰，真正是难以用笔墨形容！

到了学校，进步同学们一面做着纸花，一面交流着胜利的感受。在回家的路上，我的入党介绍人沙济英对我说："你今天可谓双喜临门，一是日军投降了，二是党组织批准了你的入党申请。"不久，沙济英来到我的住处，举起右手，一字一句带领我向党宣誓，当时，我的心情非常激动，眼泪含在眼眶里，既紧张又兴奋，既自豪又担心，像我这样一个单纯、幼稚，过去只知埋头读书的学生，现今加入革命队伍，成为一名中共预备党员，我深感自己身上的重任，请求党组织对我进行考验。

Q 作为一名年轻的党员，解放前在白色恐怖下开展地下党工作，您成功地避开了所有危险并且圆满完成党交给的任务。您是如何做到的？您有怎样

的克敌制胜的法宝？

沈　斌：我并没有什么特殊的法宝。大概是我个子矮小，特务看我像孩子一样稚嫩，猜测我一定不善于做这种政治工作，因此没有怀疑我，就算怀疑也顶多觉得我是一个进步的同学，不会怀疑是地下党员。

当我参加第一次党小组活动时，记好暗号，按时向目的地走去，路上时刻警惕着，不时回头。在简陋而破旧的沙家，三人小组终于碰头了，这次党小组会议让我认识到自己的人生追求与共产主义的革命理论相吻合，它激励我挥洒青春，以国家富强、人民幸福为己任，胸怀理想、不懈奋斗，争取做一名名副其实的共产党员！

我们还没有充分享受到和平的喜悦，国民党又挑起了内战。从此，我正式在地下党的领导下，全身心地参加了各种助学运动、尊师运动。当时有一些学生因家境贫寒无法求学，我们则帮忙出借女青会场给市民进行体检，收取费用来资助贫困生上学；由于当时学校经常拖欠教师工资，我们积极开展募捐活动救济生活困难的教师；在“要和平、反内战”的示威游行中，我们在北站成立救护点，全力保障游行队伍中群众的生命安全。在完成各项党交给我们的任务时，我虽然内心很紧张，但表现得沉着冷静。

那时正处于解放前期，白色恐怖笼罩下的形势愈来愈严峻。当时我在上海市第四人民医院工作，在党的领导下，在医院负责迎接解放的各项保卫工作。为保护好医院不受破坏，我们将印有共产党的方针、政策和要求的宣传品，邮寄给各大医院的主任，希望他们不要逃离大陆，做到坚守岗位，保护医院以及院内设备，特别是贵重仪器，迎接解放！准备好的信件由我、朱文中、唐素恩三人分头投递。1948 年下半年，白色恐怖最猖獗的时候，飞行堡垒（红色警车）不分昼夜在街上呼啸而过，国民党反动派疯狂地到处逮捕并加紧迫害革命工作者，也包括进步人士和青年学生。我们把信一大叠一大叠地放进草包（用干草编织的挎包）里，拎着装满信件的草包走街串巷，见到邮筒就丢几封。一路上，我时刻留意有无“尾巴”，以防特务跟踪。当时眼科有位主治医生看到我们寄给主任的信，说“共产党怎么知道我们的名字”？他感到很惊奇，殊不知地下党员就在他身边！

Q 您参加了抗美援朝的第二批医疗队，充分体现了党员先锋模范带头作用，您是否能详细介绍一下其中的过程？

沈　斌：1950 年，党号召大家参加抗美援朝医疗队，我心中充满了对美帝国主义的仇恨和对祖国的一腔热情，积极报名参加第一批医务工作队。当时的我全然不考虑自己右腿不方便，你们能干的我也能干！自幼养成的不服输牛脾气这时候显现出来，第一次未被批准，第二次（1951 年 8 月）我再次报名，可能被我的毅力、决心和爱国热忱所感动，领导终于批准我的申请，同意我参加上海市第二批抗美援朝医疗队。在此期间，我被传染

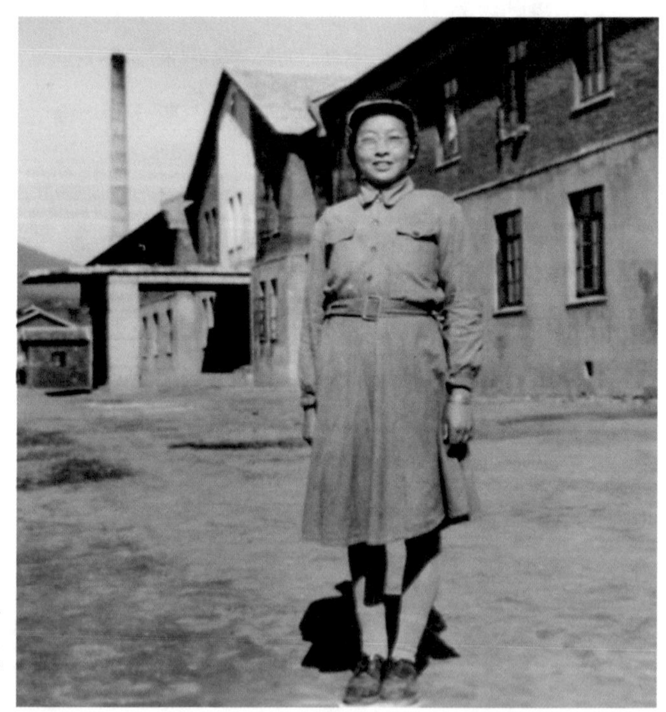

沈斌在抗美援朝第二批医疗队二道江 11 陆军医院内科病房外留影纪念

上阿米巴痢疾，住进了病房，我心中懊丧极了，心想：我是来救治最可爱的人的，不是来生病的！可染上了又有什么法子呢？老老实实接受治疗吧，只盼疾病快快好转！ 在经过了二十多天的治疗后，虽然我的体力还未恢复，但我已急不可耐地投入了医疗工作。不久，一位病员需要输血，当时 AB 型血源紧张，刚好我是 AB 型，要求献 200 毫升，他们考虑我病后体虚，只抽了 100 毫升。

原本这批医疗队工作为期 6 个月，后来我们为志愿军伤病员服务到 1953 年 3 月，总共 8 个月。第三批医疗队来接班的前夕，我们开始评功，许多伤病员及医疗队员提名为我请功，可我觉得自己还有许多地方做得不够好，非但不写自己的上报材料，还花费大量时间为另一位队员写功绩材料上报，他终于评上了。我虽然未评上军功，但内心感到踏实，能为最可爱的人进行医疗救治，已经是我最大的心愿了！

Q 本次新冠肺炎疫情期间，全国人民团结一心抵抗疫情，听说您积极响应《致全市广大离休干部的倡议书》，还主动带头捐款上万元，那在解放前政府是如何应对疫情的呢？

沈　斌：解放前，大概 1948 年，霍乱流行，病人上吐下泻、脱水。当时有一家医院叫时疫医院，专门收治霍乱病人。病房和走廊都住满了病人，但当时医疗条件差，医院管理不到位，没有隔离病房，也未采取防止交叉感染和传播的措施。而且穷苦的人没钱进医院，国民党政府对疫情管理也是一塌糊涂，当时很多人死亡。我大伯当时也身染霍乱，即使侥幸闯过鬼门关，也由于后遗症，几年后不幸病故。当时的社会流传着一句话：“医院大门八字开，有病没钱莫进来！”是共产党领导人民推翻了国民党腐败政府，建立了崭新的中华人民共和国。上海市第六人民医院的历史就是一个证例，是共产党把医院从为外国人服务的“隔离医院”，变成为人民服务的“人民医院”。

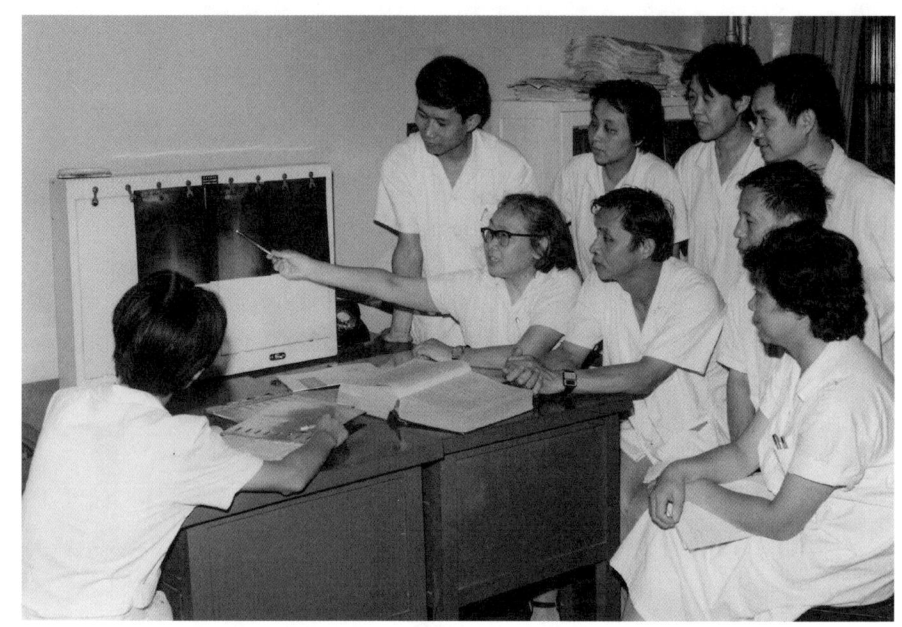

1984 年，沈斌主任带领医生读片。

Q 您是中华医学会上海儿科分会血液专业组组长，如何通过您的推动，促使儿科血液病研究和诊治不断发展和提升？

沈　斌：1937 年 4 月 4 日，中华医学会在上海召开第十二届大会，正式成立中华医学会儿科学会。1979 年 5 月 5 日召开复会后第一次委员会会议，经过讨论决定成立儿童保健、新生儿、小儿外科、心肾、呼吸、血液和肿瘤、传染病、遗传代谢和内分泌等 8 个专业组。

中华医学会上海儿科分会工作运转起来，小专业组先后纷纷成立，市儿童血液病专业小组也组建起来。我家临近北京西路中华医学会，便于联络，因而我被推选为儿童血液病专业小组组长。自 1959 年脱产学习中医至今整整 20 年了，对我这个没有多少血液病学基础的人来说，真可谓困难重重。怎么办？干！只有埋头苦干，赶上去！每天晚餐后，我就去中华医学会图书馆。假日里，除了三餐时间略事休息，整天（从早上五六点钟至夜间十一二点）躲在我的小书房里，阅读中外血液病书籍与杂志，像海绵一样吸吮着专业知识。

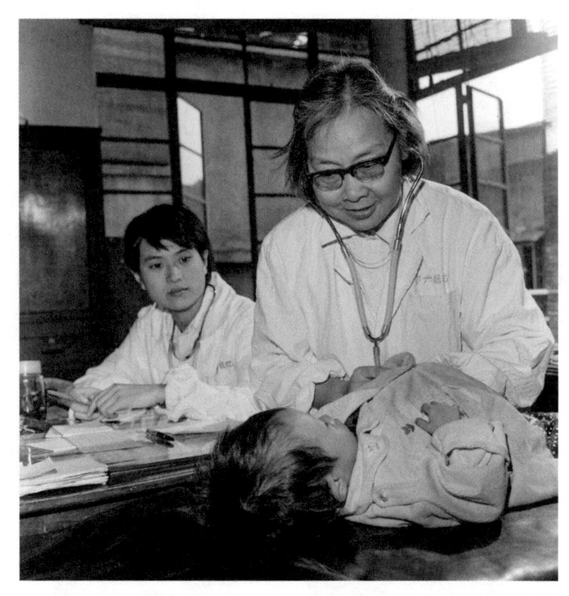
沈斌主任在为患儿检查

1979 年下半年，上海儿科血液病专业小组活跃起来，开会讨论如何开展工作，听取各院儿科主治医生们的要求与建议。1980 年开办儿童血液病培训班，由市级各大医院儿科血液病主任医师担任讲师。我负责主讲第一课《小儿贫血》，在参考大量中外相关书籍与杂志后，系统地讲述小儿贫血知识，得到与会者的好评。与此同时，华东六省市小儿血液病专业科主任、主治医生来沪交流；市级医院联合开展小儿白血病的研究，经常开会交流心得，撰写论文。在这期间，全国各地小儿血液病专业研究工作同上海一样蓬勃开展起来了，几乎每年或隔年，上海市各大医院儿科都有论文带到全国性小儿血液病会议进行交流。

随着全国、全市的儿童血液病专业工作的开展，六院小专业也建立、壮大起来，先后培养了两位血液病专科医生及一位化验员开展小儿白血病染色体研究工作（当时国内儿科尚无人开展此项研究）。我们一面进行科研工作，一面重视临床工作，挽救了不少疑难杂症与血液病患儿的生命。其中值得一提的是抢救了一名脾巨大血管瘤伴随弥漫性慢性血管内凝血（DIC）的 3 岁半女孩的生命（为国内抢救成功首例，论文刊登在中华医学杂志中、外文版，国外有函索要单行本，并被记入当年世界文献目录中）；还拯救了一名患有溶血性尿毒综合征（HUS）9 岁男孩的生命；并诊断出两例国内少见的非洲淋巴瘤病儿并加以救治，延长了他们的生命。

Q 您一生最大的梦想是什么？这个梦想实现了吗？您对现在年轻一代的医生有何嘱托？

沈　斌： 在旧中国，当时自己的理想简直可说是幻想。我有大大小小的梦，最大的梦想是民族振兴，人民幸福安康。抗战期间，日本空军对重庆肆意轰炸，死了上万同胞，这时的旧中国弱小可怜，没有强大的空军来捍卫祖国的领空。我的梦想是我们能有自己的空军，现在我的梦想实现了，我们有强大的空军，还可以制造飞机和轰炸机。我还有个梦，以前为什么我们内河与沿海只有外国人的船只，而且中国的兵舰北洋海军在甲午战争中全军覆灭？我梦想我们要有自己一支强大的海军舰队。现在我们不仅有自己的强大的海军，有自己的军舰，还能制造航空母舰，走向深海，保卫我们领海不受侵犯。

我大大小小的梦想都能美梦成真，而且比我的梦想更全面更美好，这一切得感谢三个伟人，领导我们取得这样可歌可颂的成就。首先是毛泽东同志领导中国人民经过艰苦卓绝的斗争，取得解放战争的胜利，中国人民从此真正站立起来了，走上社会主义的康庄大道；其次是邓小平同志，改革开放使我们人民富起来；特别是习近平总书记使我们的国家强起来，他有着宽广的胸怀，创导“一带一路”，发起创办亚投行，提出构建人类命运共同体，不

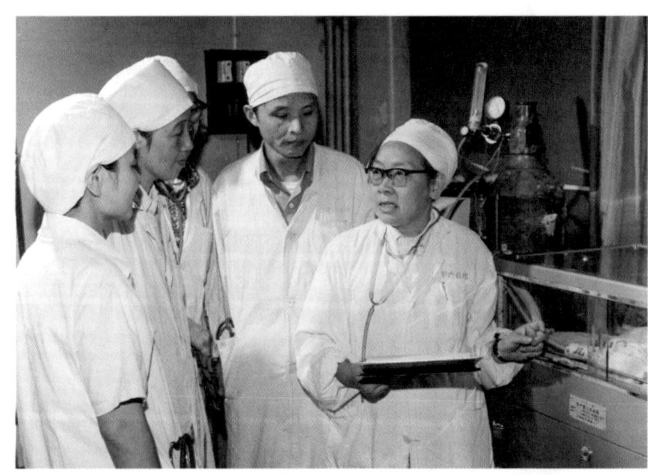

1984 年，沈斌主任带领医生团队开展查房。

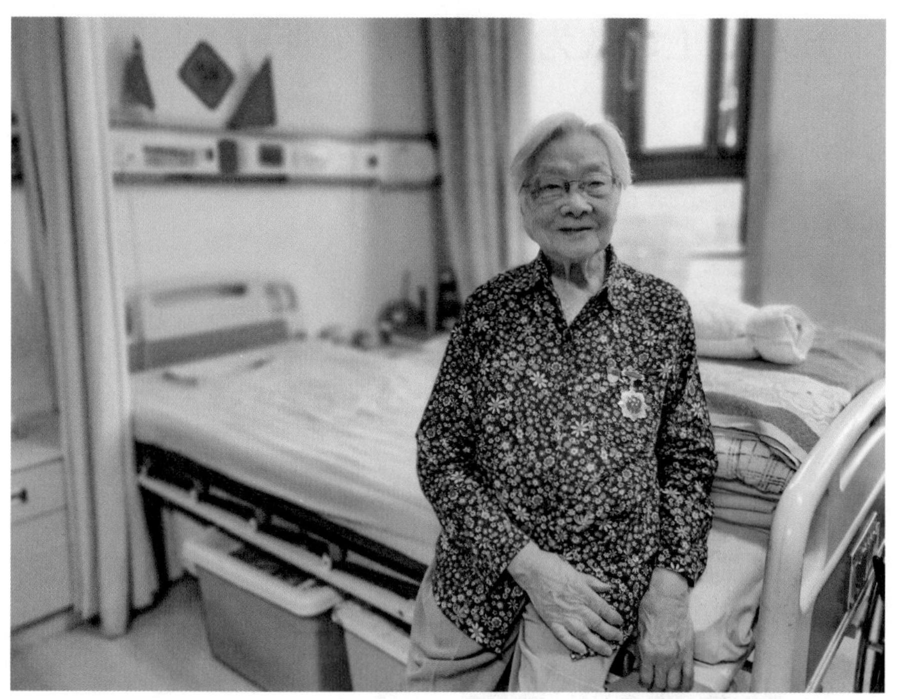

2019 年荣获“庆祝中华人民共和国成立 70 周年”纪念章

仅使中国人民幸福，还愿世界人民幸福。中国处于世界之林，屹立在世界的东方，扬眉吐气，作为中国人怎不兴奋、怎不快乐、怎不自豪！

百年筑梦势如虹，天翻地覆换新颜。共产党的丰功伟绩道不尽，国富民强喜心田。回首往事，抚今追昔，新旧对比，我更坚定了自己对社会主义、共产主义的信念。作为医者，我曾经写过一段话，这段话也是对年轻一代医生的寄语：“我们医生非常光荣，病人不仅将健康，更是将生命都托付给了我们，病人对我们如此信任，我们就应该更好地为他们服务，不辜负他们的信任。”健康所系，性命相托，这就是我们医者的初心；保障人民群众的身体健康和生命安全，就是我们医者的使命。今年是中国共产党百年诞辰，而我也正值虚岁 100 岁，我有幸亲历了国家医疗卫生事业的蓬勃发展，目睹了我们党带领全国各族人民从贫穷落后不断走向繁荣富强的辉煌历程，我由衷地感到骄傲和自豪。愿我们党的明天会更好！

知难而上，敢为人先，引领骨科新起航

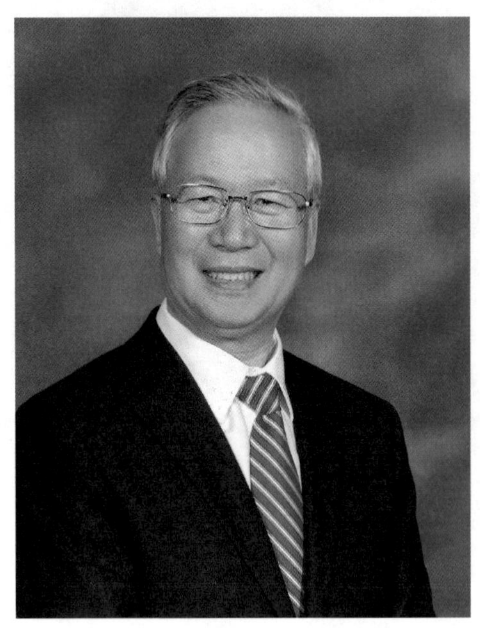

口述人：

曾炳芳，1946 年 8 月生，1976 年 5 月加入中国共产党。原上海市第六人民医院副院长，上海市第六人民医院骨科主任医师、博士生导师，现任上海市创伤骨科临床医学中心顾问，中华医学会骨科学分会第十届委员会顾问，中国医师协会骨科医师分会第三届委员会名誉会长，上海市医学会骨科专科分会第十届委员会名誉主任委员，《中华骨科杂志》《中华创伤骨科杂志》《中国骨与关节杂志》副总编辑。主持或参加的科研项目先后荣获国家科学技术进步奖二等奖、三等奖，教育部、卫生部和上海市科学技术进步奖二、三等奖。1995 年获国务院颁发的政府特殊津贴，2010 年被授予中国显微外科杰出贡献奖，2018 年被授予中华医学会骨科学分会卓越贡献奖。

口述日期：2021 年 3 月 31 日

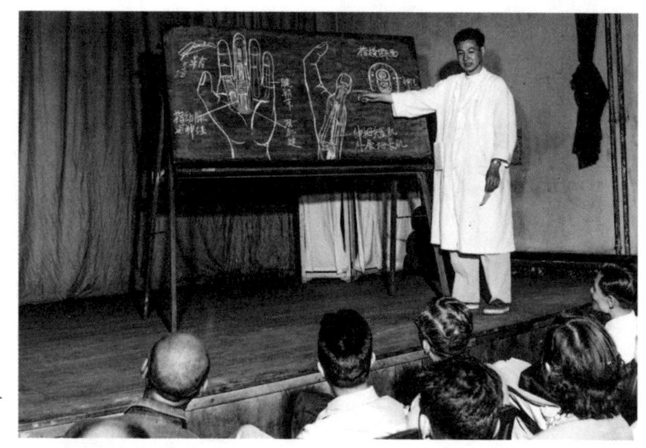

1959 年 6 月 10 日，陈中伟教授在医院小礼堂讲解手的解剖。

2021 年年底，上海市第六人民医院骨科临床诊疗中心即将完成结构性封顶。新骨科楼将为市六医院骨科的再一次腾飞提供契机，医院将持续聚焦提高临床技能、服务质量和科技创新，打造国内领先、亚洲一流的骨科临床诊疗中心，满足人民群众不断提高的医疗服务和健康需求。

Q 上海市第六人民医院骨科在创建之初是否传承着红色基因？当时情况如何？

曾炳芳：上海市第六人民医院骨科从创立一路走来，始终坚持走又红又专的道路。1963 年，上海市第六人民医院的陈中伟医生（1980 年当选为中国科学院院士）和他的同事们在医学界“爆炸了一颗原子弹”，对上海一名青年工人王存柏被冲床离断的右手进行成功再植，5 个指头全部成活。这是世界首例成功的断肢再植手术，周恩来总理获悉这一消息后，特地在上海接见了陈中伟。第一例断肢再植为何会成功？在陈中伟看来，主要就是靠医生的技术基础和思想基础，再有就是集体的力量。他想一个办法，你想一个办法，大家凑起来，就成了。如果要讲骨科显微外科的发展主线是什么，就是他说的两句话：一个是技术基础，一个是思想基础。

思想基础是什么？1963 年 1 月 2 日清晨，上海机床钢模厂的青年工人王存柏因操作不慎，右手腕关节以上一寸处被冲床切断，半小时后被送到上海市第六人民医院。当时，陈中伟不在急诊，是下面的一个小医生叫他的。他脑海里闪过的第一个念头就是要把手接起来，最后手术成功了。第一个“断肢再植”的成功，不是一朝一夕的偶然，而是医生们很清楚“手”对于劳动人民而言，是何等的重要。那个年代陈中伟就是上海的社会主义建设青年积极分子，经常下工厂下农村，看到王存柏的手断了，他不假思索就决心把断手接上去，这正是负责任的外科医生的本能。技术基础是临床经验的积累，把一只断手接上去，需要固定骨头重建骨支架，缝合肌腱重建动力，缝合神经重建感觉和手内在肌的功能，缝合皮肤关闭创面，这些都是骨科医生的看家本领，陈中伟他们驾轻就熟不在话下。他们就是怀着这样的执念，在碰到具体难题的时候，一次又一次想出了解决办法。1963年8月6日，《解放日报》头版发表《一个工人完全轧断的右手被接活》的报道。次日，新华社发出《世界首例断肢再植手术在我国获得成功》的电讯。当时正陪同外宾访问上海的周恩来总理和陈毅副总理看到新闻后，特地在上海接见了第一例断手再植的有功人员，赞扬他们在中国外科手术史上完成了一项具有重大意义的创造性工作，然后叮嘱大家要继续走又红又专的道路，创造更大的进步。

上海市第六人民医院骨科的发展，就是遵循了这么一个路线。后来，陈中伟离开市六医院，于仲嘉也是这么做。他看到年轻人的手没了，端着杯子喝口水都困难，想抽根烟，简直是不可能。他就开始想办法，办法自然不是凭空而来，他所用的技术就是将足趾移植到手上，来再造手指。这个基本技术并非他的发明，但他做了创新，他想着怎么把脚指头搬到截肢以后的前臂，来再造这个手，这就是他的高人之处。足趾移植到前臂，可以再造一个手指，但是你想把前臂上移植的手指动起来，就要解决“连接”部分。我们的手指要能动，当中要有掌骨，没有掌骨，种上去也没法动。这个部分，没有人做。他想出来的办法就是做一个金属的人工掌骨，前面两个叉，下面一个叉。一个叉插到桡骨里，还有两个叉，就把脚指头插进去。

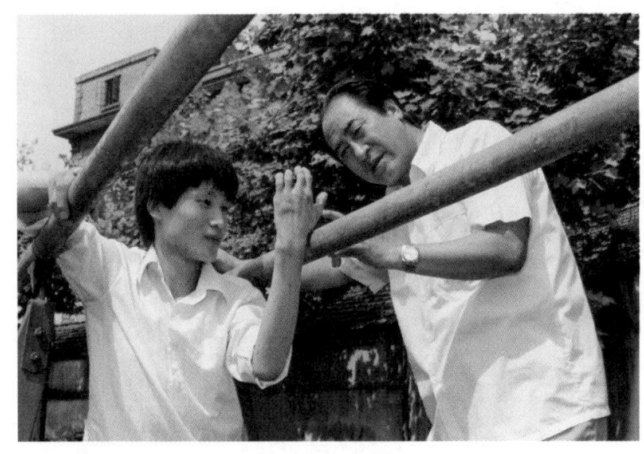
于仲嘉教授总结、完善“手或全手指缺失的再造技术”。

这样，就解决了手指和前臂之间的连接问题，同时也解决了怎么固定的问题。连接问题解决之后，接下里就要考虑创面怎么关闭。一个金属掌骨放在那里，用什么来包裹呢？他想出来的办法是，把骨头缩短，皮就多出来，就可以把掌骨包起来。

这是一个整体的设想。这个设想靠什么？靠医生的技术，所以他们就按照这个模拟做了手术，在临床上取得了成功。当然，在成功的路上也会出现很多问题。碰到问题就要去解决，最后把这个技术完善。前前后后，于仲嘉共做了三十多例手术，然后把这些手术归纳、总结、完善，最后变成了一项完整的技术，命名为“手或全手指缺失的再造技术”。这项技术得到国家发明一等奖。

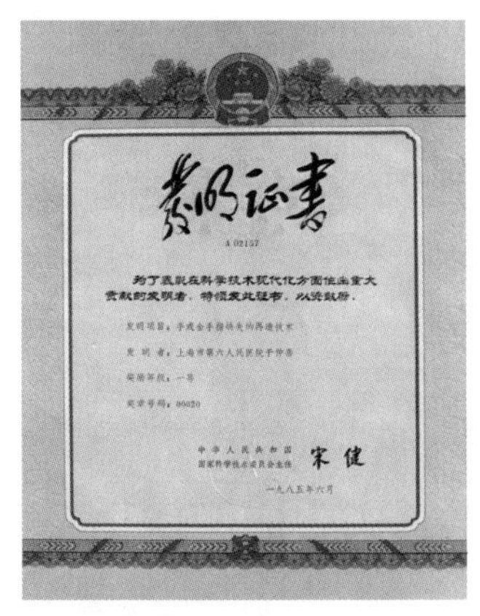
发明证书

A 02157

为了表彰在科学技术现代化方面作出重大贡献的发明者，特颁发此证书，以资鼓励。

发明项目：手或全手指缺失的再造技术

发明者：上海市第六人民医院于仲嘉

奖励等级：一等

奖章号码：00020

中华人民共和国国家科学技术委员会主任 宋健

一九八五年六月

1985 年 6 月，“手或全手指缺失的再造技术”获得国家科学发明一等奖。

Q 市六医院骨科发展至今，经历过哪些重大的变革？整个科室的规模、学科结构又有怎样的发展？

曾炳芳：以上这些都是前人做的。轮到我们，做什么呢？首先就是学习和传承。他们做过的东西，我们好好学，掌握技术，在临床上继续做。更重要的是，我们不能到此为止，我们要发现临床上更多的问题。于是，我们看到修复肢体残缺，再造手指，病人从受伤到做手术，中间间隔了很长时间，这段时间里面，病人承受了很多痛苦。轮到我们这辈，我们就想，可不可以基于前人的技术，把原来择期修复的病人在急诊时就进行手术修复？原本受伤了，没办法了，要把伤口先包起来。如果是急诊做，留着的就留着，我们再补一点缺的东西，这样病程缩短了，不用等一两年再来做，病人可以少吃苦。

于是，我们就想到做急诊修复。但是，急诊修复有风险，因为这个事故没人知道什么时候发生，发生了就立刻送到医院。而医生总是希望能有多一点时间做术前准备，有更好的术前计划。在急诊的情况下，在一刻钟之内，你就要做出决断，要怎么做。对医生而言，精神上、体力上都没有充分的准备。另外，手术也有风险。我们说，最安全的显微外科手术就是断肢再植，本来就断了，接活了，谢谢医生；没接活，也没有额外的损失，只是技术跟不上。但要做游离组织移植，要从好的地方搬东西过来，就有风险。就像报纸上说的，坏的地方没有看好，好的地方又做坏了，这不行。需要医生敢于为病人担风险，同时也需要病人能理解，这两个在一起，才能做成。我们做的事情，就是急诊修复，从 20 世纪 90 年代开始。从技术上来讲没有太大的进步，用的都是前人的技术，但是从解决临床问题来说是开创出新的局面。

当然，显微外科技术也有另外的发展，比如张长青就开辟了另一条路。股骨头坏死，大家都说这是“不死的癌症”。他想出办法来解决这个问题，技术上虽然用的也是游离组织移植术，但别人都没想到用这个技术来解决股骨头坏死的问题。这当中，也做了相应的改进，包括怎么拿下来，怎么放进去，这些问题都要解决好。直到现在，依旧还在做各种基础研究，这样就能把这块技术做得很透、很深。成果很好，这项技术获得了教育部的科技成果一等奖。

柴益民做什么呢？我们现在移植的皮瓣，他就用穿刺的皮瓣来做。他研究的是，这个皮瓣像一把伞一样，下面是一支血管像伞柄，皮瓣就是伞面。这样的好处，因为只有一根伞柄在下面，这个伞面的旋转幅度就很大。本来我们一个皮瓣放下去，不能动，没法扭一下。他现在就是一把伞，就可以扭，皮瓣可以根据需要来放置，这就扩大了手术指征。比如一个病人，前臂的两根骨头都坏了，怎么办？他就能用一根腓骨，截断，变成两段，当中连着一个皮瓣，就可以来修复创面，可以改善手术效果。临床上的问题，我们来帮忙解决，在前人的基础上，创新一个新的内容。整个显微手术发展的主线，就是医生从病人利益出发，在临床中发现问题，寻找解决问题的办法，这样技术就进步了。

至于学科发展，20 世纪 70 年代开始，我担任市六医院骨科主任时，骨科的排班就是围绕急诊进行的。虽然病房里我们也会处理择期的病人，但主线还是急诊。后来，我去日本参加了一个骨科年会，发现这样做不对，是时候要顺应潮流，做出改变了。那次骨科年会，我做了一个急诊修复的报告，自认为这个报告能引起小轰动，但报告结束后没有人讨论，也没人提问，就很失望。结束之后，一个日本医生过来跟我说："曾教授，您今天报告了那么多病例，10 年前我们在日本也能看到，但现在没有了。我能不能到上海去学习一下这个急诊创伤的技术？"我一方面表示欢迎，另一方面谢谢他。是他告诉了我，随着时代发展，病人会改变，创伤会越来越少。事实的确是这样。这让我意识到，我们市六医院骨科不能一直沿着这条路走下去，以后创伤越来越少，我们该怎么办？我就想，要有一些医生专门处理择期的病人。那么问题来了，依据是什么？怎么分出来？

于是，从治疗技术比较成熟和病人群体比较固定两个方面考虑，首先分出修复重建外科和关节外科两个亚学科，开启了亚学科建设的历程，通过试运行，为未来骨科的建设和发展积累经验。科室其他人员尽管还是照旧分成 4 ~ 6 个组轮流值班，交替处理急诊和病房的工作，但是针对创伤病人的处理也依据关节部位进行分工，让有高级职称的医生分别担任特定关节周围骨折的 AB 角，目的是集中病例，积累经验。10 个一样的手术，10 个医生做，大家都差不多。但如果 10 个手术让两个医生做，他就能成为专家。对我来说，这就更重要了，我是科室主任，碰到临床问题，我找谁？现在我就找专家，用不着把几十个医生都找来。我要做的就是，执行得好不好。对我来说，这样做并非是要划分势力范围，从我的角度来说，对医生都是一视同仁的。作为科室主任，你们做得好，就是我做得好，你们做得不好，也是我来担责。

在综合型医院里，骨科最早建立亚学科的就是上海市第六人民医院，建立起了一支骨科“航空母舰”。的确是这样。2001 年，经过擂台竞争，上海市第六人民医院骨科首批获准成为上海市创伤骨科临床医学中心。2005 年，创伤中心大楼落成，修复重建外科、创伤外科、关节外科、脊柱外科、关节镜外科和矫形外科的分科瓜熟蒂落，正式成建制建立 6 个专业、9 个亚学科，称得上是专业门类齐全、人才梯队结构合理、临床科研并进的大型综合性医院的骨科临床诊疗中心。

学科发展如此全面，不是我的功劳，是所有医生的功劳，是大家做起来的。张长青、柴益民、范存义、张先龙、赵金忠、李晓林、孙玉强、罗从风、徐建广、董扬、陈博昌、施忠民主任都在各自的领域积极进取，不断夯实和完善市六医院骨科的学科力量，学术影响力得到进一步提升。

Q **市六医院骨科一直以来都是医院的一块金字招牌，承担的不仅是学科发展的任务，还有更多的社会责任。对于这方面，您怎么看？**

曾炳芳：今年的骨科医师分会开年会，让我做个报告，我选了个题目，叫作《骨科医生的担当》，以小见大。张长青给钢铁战士刘琦做手术。刘琦是名人，膝关节、踝关节挛缩，不能走路。其实，给名人看病除了技术还要有魄力，并不是说这个病别人不会看，但可能大家对效果没有太大的把握，但张长青敢，他就做了手术。最终，刘琦可以站起来走路了，不要轮椅了，多好。世博会期间，工地上有个工人脚受伤了，送到附近医院要截肢。送到市六医院，柴益民当时也觉得截肢是最保险的，但还是想尽力保住。最后，骨科医生团队花了很多时间，保住了这条腿，病人还能继续走路。这份魄力来源于担当。在一次次自然灾害面前，群众在自救过程中出现创伤，那我们医生就必须想办法去帮助他们，这对鼓舞士气也有很大的作用。印尼海啸，罗从风去了；2008 年汶川地震，范存义去了，荣获全国抗震救灾模范。当时救出来的一个孩子，后来也去当兵了，当了消防员，了不起。

现在，和平时期，我们也有在援藏，做得很不错。一茬接一茬，你去了，下面的人跟上，大家一起努力，帮助上海对口援建的日喀则市人民医院成功晋升为三甲医院，这就是我们履行的社会责任。还有支滇，云南那块我们支援西双版纳，也搞得有声有色。我们的医生把各种技术带过去，那边没有做过的，我们去做。年轻医生要晋升副高的主治医师，去了那边也可以独立开始做手术。这些手术，在市六医院可能是需要主任级别的医生才能做，到了那边，年轻医生也着手做，都可以上手。

援疆，我们也做得很好。喀什第二人民医院，主治医师到那边可以当主任，能够把学科建起来。到了那里，大家都很认真，都深入到基层去。我印象最深的就是刘珅，他去新疆做了很多工作，也有很多创新。第一，就是做了显微外科的手术，两个病例；第二，申请了一个科研项目；第三，他和那边的主任一起申请了发明专利；第四，他和主任一起署名发表 SCI 文章，影响因子超过 10 分。我觉得这个小伙子真的不错，技术上可以，科研也挺好。最让我感动的是，他还走进基层去义诊；去看了一个守边防的人，一生只做一件事，就是为祖国守边防。他跑去那边合影了一张。我们年轻人，很自觉地去接受红色基因，是一件好事。

Q 未来，随着新的骨科大楼建成投入使用，将对市六医院骨科发展带来怎样的机遇？您对骨科发展有哪些新的展望？

曾炳芳：骨科临床诊疗中心是上海市第六人民医院发展到目前为止最好的成果。政府投入了很多，这个中心肯定不能等闲视之。我的学生很多，我一直和他们说，你们现在眼睛要盯住三年以后的这个骨科临床诊疗中心。你要想想，三年后，你在这个中心处在什么位置？你要做什么？

在我看来，市六医院骨科的发展一直离不开这 8 个字：知难而上，敢为人先。张长青做显微外科，从原来的道路上另辟蹊径，专攻髋关节，获得了

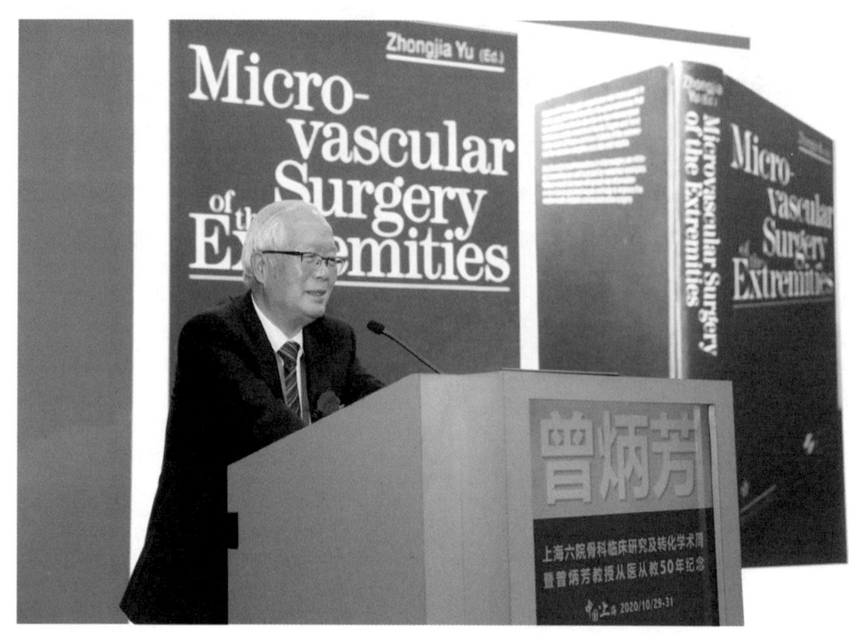

曾炳芳教授分享自己从医从教 50 年的感悟

许多荣誉。现在，他主要做“保髋”，就是把患者的髋关节尽力保住。软骨坏了，该如何重建？为此，还专门引进了一直在日本学习、研究的专家杜大江。杜大江在日本学习，动物实验做得多，用肋软骨修复，临床上没做过。来到市六医院后，这项研究依旧在继续，感觉有苗头。无论结果如何，都是在朝前走。张先龙，主攻关节，做微创，也不错。他看到人工关节最棘手的问题——感染。做人工关节，用的都是假体，一旦感染，就不行。现在人工关节大家都做得很好，但碰到感染，都害怕。张先龙就专注于这块做研究，现在专门成立人工关节感染委员会，在中国医师协会骨科医师分会下面，设立一个专业委员会，跟东南亚一起合作，建立一个国际中心。如果在这方面能突破，那人工关节水平就提高了，给全国的医生解决后顾之忧，也是很值得骄傲的。赵金忠，主要做关节镜，强项是膝关节，做得很好。他喜欢做新东西，虽然我不敢说所有新的尝试都是对的，是好的，但有一点是对的，他没有原地踏步，而是在不停向前。现在，他不仅做膝关节，还做肩关节。肩关节在我们身体上，运动范围是最大、最灵活的，所以一旦关节的结构出现损害，重建就比较困难。肩关节脱位的病人该如何重建？为此，他做了新的内容、新的尝试。我觉得这就是好事，做别人解决不了的事情，敢为人先。罗从风，主攻膝关节骨折，经过研究和不断实践，他提出了新的方法。他的研究不错，很多人写文章都要引用他的胫骨平台骨折三柱分型理论。除此之外，他认为医生不能只关注骨折，还要看到与膝关节稳定性相关的韧带，他提出的理念就是要超出骨折，在临床上创立一个整体处理模式。

举这些例子，其实就想说，将来的骨科临床诊疗中心的发展，就是看各个亚学科各展才能，要利用这么好的基础，用集体的力量来做。从医院层面看，应该创造条件，促进年轻医生成长。有没有苗头，是他们自己的事情。怎么使这个苗苗茁壮成长，是领导的事情。领导要有这个眼光，学科就会向前走。从技术上来讲，自然就要瞄准现在的潮流。我希望，年轻的一代，要朝前走。

发扬拓荒牛精神，开创中国超声诊断先河

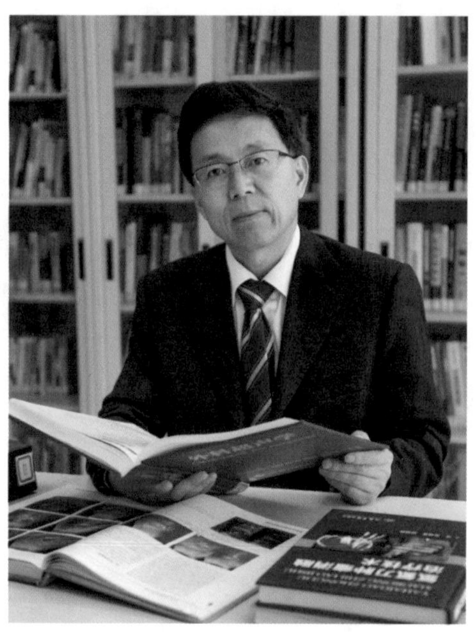

口述人：

胡兵，1959 年 5 月出生，1983 年 8 月加入中国共产党，上海市第六人民医院超声医学科学科带头人，上海超声医学研究所所长，上海交大 Med-X 研究院重大疾病仪器制造和检测技术工程研究中心—市六医院分中心主任。入选首届国家百千万优秀学科带头人计划。国务院特殊津贴获得者，中央保健委员会专家，荣获全国卫生系统先进工作者、中国好医生等称号。2017 上海市重中之重重点学科负责人，科技部数字诊疗研发重点项目首席专家。带教已毕业博士生三十余名。获省部级科技进步奖二等奖 2 次，三等奖 3 次。

口述日期： 2021 年 4 月 14 日

如今，去医院看病，相信大家对于超声检查都不会陌生。但在大半个世纪前，超声在医学上的应用方兴未艾，探路者需有远见，更要有拓荒精神。我国的医学超声诊断研究起始于上海，起源于上海市第六人民医院。自 1958 年进入临床应用以来，已逾六十载。医学超声诊断技术已在全国推广并不断发展，为广大病员诊断和治疗服务，超声诊断已成为医学影像学的一个重要分支，被认为是临床医学中不可缺少的一种影像诊断方法。六院也被誉为中国超声诊断的发源地。

Q 上海市第六人民医院的超声医学发展史，听说源自一次偶尔的“邂逅”，其中有着怎样的故事呢？

胡　兵：说到六院的超声医学，有一个很传奇的故事，那是发生在 1958 年。一天，医院医学摄影室安适先生在路过南京路展览会时，看到了橱窗里一台由江南造船厂吴绳武工程师 1955 年研制的工业超声探伤仪，引起了他极大的兴趣。随即，他便赶回医院跟领导汇报，希望能用吴工研制的仪器诊断疾病。这个想法得到了时任六院院长朱瑞镛的大力支持。院长及时通过员工家属和对方军代表联系，借用了江南厂的设备进行人体试验。1958 年 9 月研究发现病灶波形不同于正常组织波型。这就是超声诊断第一次在我国医学领域的应用。其后，朱瑞镛院长调集人员，医院斥资 5000 元购买了一台江南 I 型工业探伤仪，成立超声研究小组，对多种疾病进行探索性诊断。他们与吴工一起改进了适合于人体使用的探头，这就是中国用于人体诊断的第一台 A 型超声仪。正是因为安先生和朱院长的“慧眼”，才使得超声在中国应用于临床如此迅速地开展。正是因为有着这些前辈的执着与钻研，才使得超声应用于临床得以实现。

在此之后，六院超声应用于临床被广为告知，1959 年 1 月 27 日《新民晚报》对医院超声医学研究成果“用超声波探查癌肿”做了报道，在社会上引起了很大的反响。同年 4 月初朱瑞镛院长组织了上海市各大医院和有关工厂

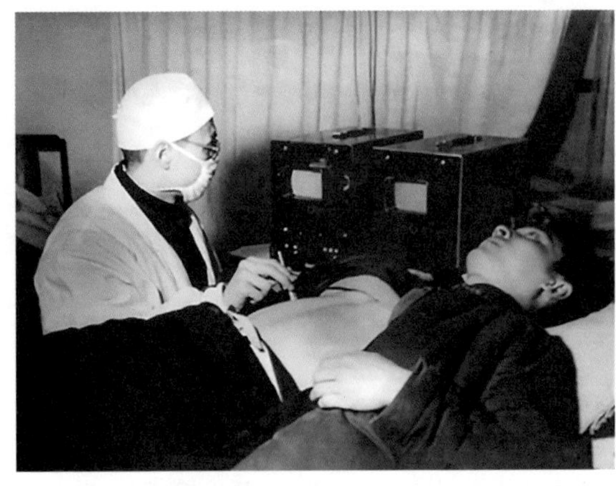
周永昌教授操作A超机

的超声诊断研究人员一起成立了超声诊断研究协作组。也就在那时，在北京西路1400号那个灰白色小楼的二楼东北角成立了我国第一家由政府部门批准的超声研究机构——六院超声波研究室和我国超声诊断新技术第一个科技攻关协作组的办公室（超声诊断研究协作组）。

如果说1958年是中国超声医学事业发展的起点，1958年至1965年则是中国超声医学事业突飞猛进的时期。1960年开始，中国超声诊断犹如一辆高速运转的列车一路向前。1960年6月中国科学院举办的第一届超声学术会议在武汉召开，安适先生作为正式代表在大会上做超声波临床应用的初步报告。该报告在全国产生重大影响，各地代表纷纷来六院参观，应接不暇。紧接着，当年7月，上海超声诊断研究协作组内部刊出第一辑《超声诊断论文集》，内有6篇论文，除发表的第一篇超声论文外，内容还包括葡萄胎、颅脑、肺、传染性肝炎，ABP型超声显像仪的临床应用等。同年，为加强超声研究的力量，调泌尿科主治医师周永昌任超声诊断室副主任兼上海市医用超声研究组秘书，同时成立超声医学研究室，由周永昌任副主任（1965年升任主任），下设临床、仪器、声学实验和资料4个组，有研究及辅助人员9名。

当时除进行科研外，还抓了两件事：一是以上海市超声医学研究组名义编写《超声诊断学》，于1960年底编写完成，1961年7月由上海科学技术出版社出版；二是举办“超声诊断学习班”5期，接收来自全国的学员，将超声诊断技术推广到全国各地。举办超声诊断学习班一直延续到 2000 年，共计 22 期，学员超过千人。学习班的举办对于中国超声诊断从业人员的业务提升起到了重要的作用，一个学习班能坚持举办四十余年，这在中国超声诊断历史上留下了光辉的一笔。

1978 年至 1998 年间，科室在周主任的带领下蓬勃发展，无论在临床还是在科研上，都居全国领先水平。1995 年，由我领衔的“尿道实时超声显像研究”采用超声多径路联合探测，攻克了男性（经直肠、会阴、阴茎背腹侧）前后尿道显像一大难关，同时也解决了女性（经会阴、直肠、阴道）尿道排尿显像，获 1995 年度卫生部科学技术进步三等奖、上海市科技进步奖三等奖。

Q 作为中国超声诊断奠基人，周永昌教授为后辈留下了哪些宝贵的理念和经验？

胡　兵：周永昌教授作为国家卫生部和上海市卫生局指定的超声医学培

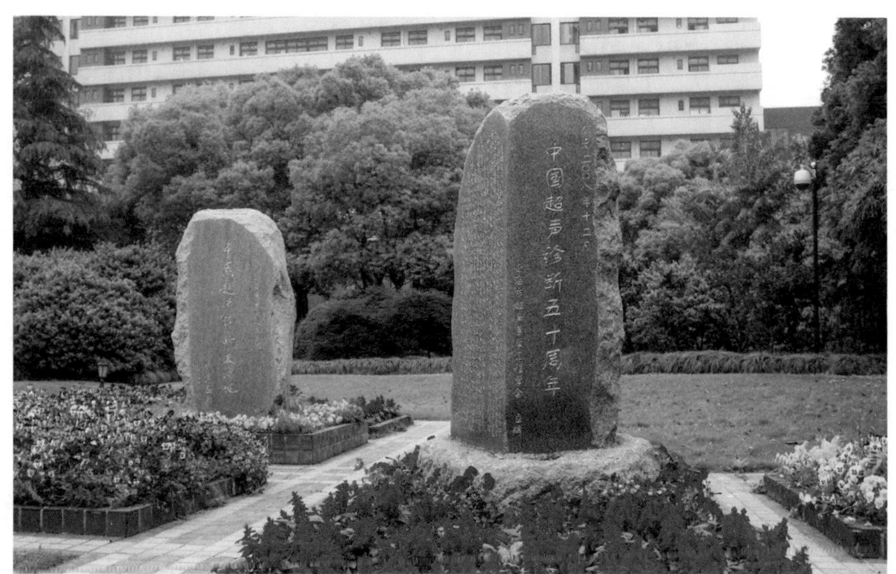

上海市第六人民医院内中国超声诊断发源地纪念碑

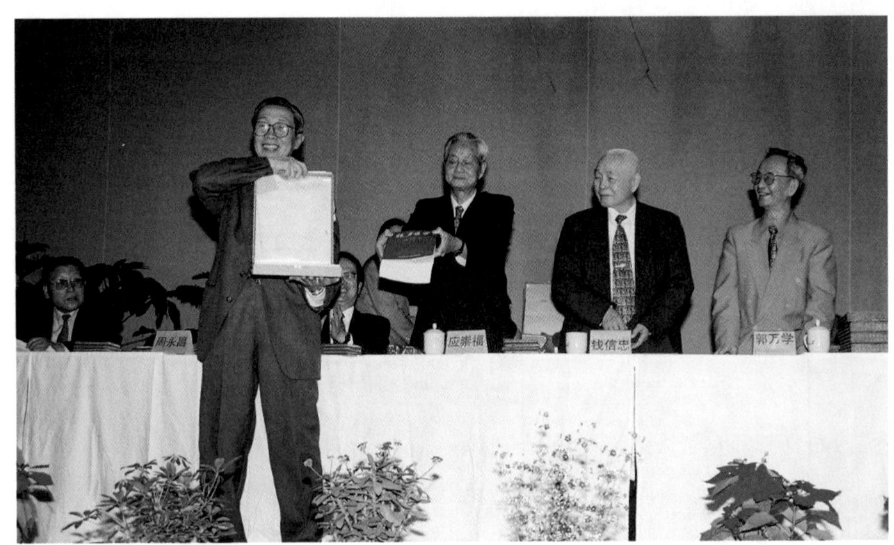

1988 年周永昌教授荣获中国超声诊断先驱奖

训基地主任，素以严谨、认真、亲力亲为著称，至 20 世纪 90 年代举办各种学习班二十余期，骨干学员超过 2500 人次，遍布全国各地。许多学员已是各省市的学科带头人。周永昌等主编的《超声医学》获国家卫生部科技进步二等奖，被中华医学会和国家医学考试中心指定为彩超上岗资格考试参考教材，影响了数代超声人。

1963 年，周教授筹建上海医学会超声诊断学组并任组长；共同创建多个国家级超声学会并担任领导人，主办多个有影响力、交叉性全国性学术会议，历任多个全国有影响力的专业杂志编委。他从事的工作曾荣获多项国家级、市部级科研成果和奖项。1962 年他应用 M 型超声仪成功地描记早期妊娠胎心搏动轨迹，获得闭经第 41 天胎儿搏动曲线，较国内外同类研究至少早 3 年，论文《超声在早期妊娠诊断中的应用》发表在《中华妇产科杂志》上（1964）。在国内用 A 超最早进行人体不同组织声速测定，论文发表在声学学报上（1963）。由于他的许多开创性贡献，1986 年被评为中国 10 名最佳超声医学专家之一。1988 年在世界超声医学生物医学联合会和美国超声医学会联合在华盛顿召开的国际超声医学历史会议上，获得超声医学先驱工作者奖的殊荣。

周永昌教授是我的启蒙老师和人生的引路人。34 年前（1984 年 6 月）我有幸来到六院参加由卫生部委托周教授主办的第二届全国超声图像诊断进修班。在为期 6 个月的学习班中，我有 3 个月时间有幸跟在周教授身边，可视化超声的直观表达让我这个从事普外科、泌尿外科的外地小医生感受到了医学另一个层面的魅力。与此同时，周教授精湛的技术、对病人体贴入微的人文关怀、淡定忘我的工作精神、严谨而不失亲和力的工作态度也让我感触良多。为了让病人更好地理解病情，他一边绘画（寥寥几个简笔就把病患影像学特征勾勒出来），一边耐心细致讲解，不仅病人听明白看明白了，连我这个天天需要画手术示意图的外科大夫都佩服得五体投地。我当时的感觉他是一位具有超凡毅力的人，就完成一件事情来说，我们或许是做过了、做好了就行，周教授一定要做到最好、做到极致。半年的学习对于我意义非凡，无论是技术层面还是精神层面都是一次自我提升，这也促使我后来重新思考自己的职业发展。

3 年后，我考入上海第二医科大学（现上海交通大学医学院）生物医学工程系研究生，正式拜入周教授门下。当我在读研究生时，他对我说，你在学业上要做到三会：会做，会写，会说。他话虽不多，往往更多的是言传身教；语不多，但句句戳中要害，让你在实践中领悟践行。会做就是要做到技术精湛，做个好医生，传承好技术；会写，就是要会研究，创造新的技术去解决原来的技术所不能解决的问题；会说，就是要去传播技术，做个好老师，让更多的人掌握这些技术，使更多患者受益，这是群体效应。在学业上，他要求我们多了解临床，千万不能仅局限在单一超声专业上，只有更多了解临床，才能更准确诊断疾病，也才能更好地了解临床需要解决的问题，从而更好为临床服务。为此经他安排，我将近有 4 年时间每周一次参加上海泌尿外科专家会诊咨询活动，不仅提高了解决临床疑难问题的专业能力，还认识了上海许多临床名家。

周永昌教授要求我们一定要多学习理工知识，因为超声是一门知识交叉发展迅速的学科，为此他在寻找能让医生听得懂的授课老师，王威琪就是他

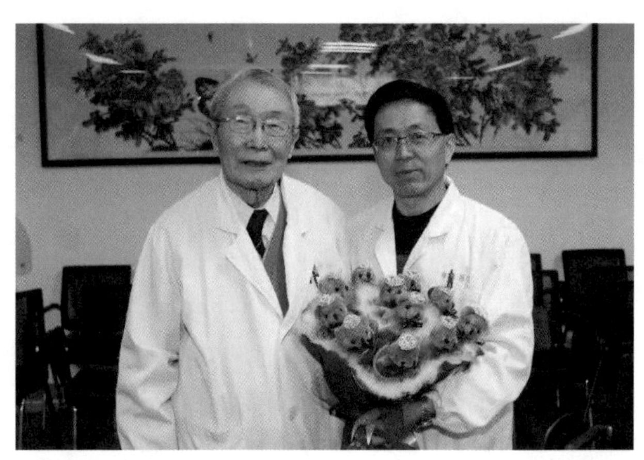
胡兵与启蒙导师周永昌教授合影

欣赏的老师。周教授亲自通过上海第二医科大学研究生处为我们选定了可给学分的跨校转移课程。我研究生有一年时间是去复旦电子工程系听王老师的超声理论课。周教授是一个有动议、必有践行的人，更是一位在动议前往往已有践行的人。我们学到的理工背景知识尽管是初浅的，但十分有用，与工程界交流时就十分有益。

我毕业后留院工作，从 1990 年直至他仙逝，我一直在他身边工作。周教授作为导师，从启蒙、举荐、引路，全方位培养提携我，甚至帮助我解决生活中的具体困难，点点滴滴恩泽雨露都铭刻在我心里。当我成为学科主任时，他已 78 岁高龄了，我虽不忍因小事、琐事打扰他，但当我遇到新问题时，他总会为我释疑解惑；每当我遇事处事有所欠缺时，他总会善意提醒及指正；当我遭遇困惑举步不前时，他总能指点迷津，给予信心与鼓励。

常伴周教授身边，他时常会就一些事件询问我的看法，以考察我的辩证逻辑能力。我也常常请教各种问题，如国内超声学科设置为什么与国外不一样，不归属放射科？为什么叫“中国超声诊断创建 40 周年”，而不称“中国超声医学创建 40 周年”？等等。

当我从周教授手中接过接力棒，成为六院超声医学科主任后，更是深感教育的重要性。因为教育是一个更高层次的维度，教育融入了医、研、教学、人才培养、学科传承及人文文化，它是个综合体。我们设立了“周永昌奖”，

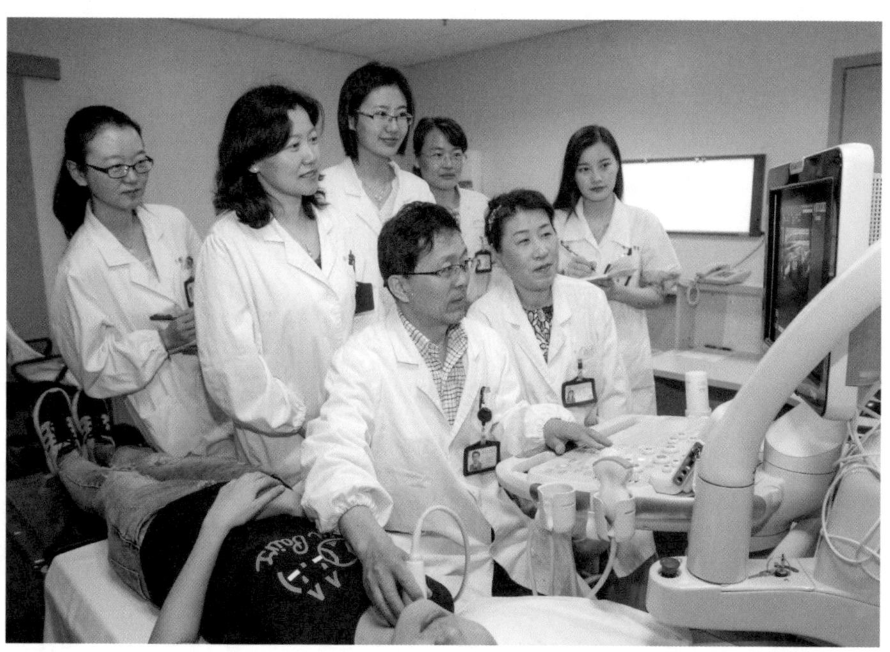
胡兵教授指导带教超声医学科年轻医生

以及首次设立的“周永昌超声医学教育奖”就是基于这样的考虑。

Q 上海市第六人民医院是中国超声诊断的发源地，在这几十年间，是如何将超声介入治疗打造成六院的王牌？

胡　兵： 我一直以周永昌教授为榜样，1998 年从他手上接过主任的位子，到现在也有二十多年了。学科的发展，向来不可能是一蹴而就的。超声介入治疗能成为六院的一张王牌，我认为这主要还是来自于患者对我们的信任。很多时候，医生和患者是相互成就的。

我们的手术有很多的创新，这些其实都来自于病人的“疼痛”。做一个经会阴超声引导下的前列腺癌穿刺活检手术，病人身上起码要扎 10 针以上，我们专业上管它叫“系统穿刺”。麻醉针细，穿刺针粗，有时它们游走在身体不同的通道里，针针扎心，可想而知病人有多痛。2000 年，我们琢磨怎么才能减轻病人的痛苦，发现只有每次穿刺将麻醉针浸润通道和穿刺针通道均保持在同一径路时才行。技术改进后，病人基本上就少痛、无痛了。可见医生对技术的精细化要求对病人有多重要。

仔细想来，我们的进步其实也源于病人的勇气。我还记得十多年前，台州一位71岁的医生向我求助,原来他身患前列腺癌多年,经过很多治疗都无效。他的睾丸被切除，长期服用抗雄激素药物，但几次放疗和化疗后仍再度复发。他听说我的超声介入消融肝癌很有一套，于是从外地赶来找我帮忙。

当时看了这个患者之后，我也挺为难的。既要处理前列腺癌灶，又要保护好前列腺里的尿道，这简直是不可能完成的任务，即便他所求助的上海泌尿超声最权威的六院，也从未敢轻易触碰这个领域。但是，病人态度坚决，他鼓励我尽管放手一搏，好了皆大欢喜，如果没成，后果他自负。看到患者的决心，我也受到了鼓舞。结合自己多年的外科经验，设计了手术方案，先后实施两次射频消融手术，最终将病人的前列腺癌彻底灭活。后来该患者没再服用内分泌药物，生活质量一直挺高。

在临床医学界和社会上，六院腹部超声尤其是泌尿超声介入诊疗拥有较高声誉，吸引全市、全国的疑难杂症病人纷至沓来。许多在其他医院必须要住院的手术，在六院超声科，门诊就能做了，这无疑减轻了病人很多麻烦和负担。其实，很多创新项目和手术治疗的“灵感”，源于临床久攻不下、几乎放弃的难题。

治疗复杂性尿道狭窄，历来是泌尿界难以攻克的“堡垒”，这个病很多是由交通事故等外伤引起的。有的病人在外科做了三四次手术，还是无法小便，甚至要插导尿管，它给病人带来的肉体疼痛和经济负担，有时候远超一些肿瘤的折磨。

经过不断摸索，我们研究出了一套多指标评价尿道狭窄病情的方法，为手术方案的合理选择提供了依据。如今，疤痕深度5毫米以下的可以手术内切开，已经成为业内治疗尿道狭窄的手术指征。这一开创性的解决方案，给临床手术提供了新思维。

临床看超声，超声看临床，彼此是相辅相成的关系。“融和”之道，是周永昌教授留给我们的宝贵超声文化。所谓“融”，即“融入临床，错位发展，临床需要什么，超声就发展什么，只有更多地服务临床学科，才能更加服务好病人”；而“和”，即“谦和，超声人必须技术精湛，勤奋务实，不争名利，要给病人带来真正的实惠和利益”。

目前，六院超声除了传统品牌诊疗外，在骨关节神经超声、女性盆底功能障碍超声诊断及康复评估、高强度聚焦超声（HIFU）消融治疗肿瘤（子宫肌瘤、骨肉瘤）、HIFU 止骨疼等超声亚学科领域中，均取得了不小突破。传承，就是要熟稔传统的精髓，同时也只有创新才能更好地发展。

六院超声医学科的强大，还源于打造的一支令业界称羡的国家级人才团队。我极力推荐引进在基础研究上颇有造诣的国家杰出青年郑元义教授，科室拥有两名国家“百千万人才工程”人才。正是因为我们做强了团队，才能利用超声技术不断拓展各类亚学科，错位精准发展。

这些年来，六院超声团队学术硕果累累，共发表 SCI 论文百余篇。科研方面，更是一举拿下两项科技部“数字诊疗”重点专项，一项国家自然科学基金国家合作重点项目。

除了技术和学术外，学科架构也要深思熟虑，六院超声不能止步于此，应该要能站在一个更高的格局上。针对行业的瓶颈问题，我们也提出了许多见解并进行实践探索，如集约 / 节约式的超声设备资源合理配置、学科人员的合理架构、发展现代技师制度、超声事中质量控制等。

Q 未来，六院超声医学科还会有哪些大动作，能为社会和患者提供更多的帮助？

胡　兵：近年，我们一直在做区域分级诊疗的事。目前，已经有上海—台州长三角超声分级诊疗系统。我们在思考怎样将六院—台州远程医疗模式复制，辐射到长三角等地区，对接国家分级诊疗。中国的超声医学是三级学科，是颇有中国特色的学科，超声技术由于没有辐射，费用相对低廉，灵活机动，在社区、妇幼保健所等广泛应用，目前我国是超声诊断装机量最大、受益人群最多的国家。国家提出 80% ~ 90% 常见病、多发病不出县，这就要求县域诊疗的能力要很强大，而超声作为辅助科室，它的服务能力相应也要强大。

“仁善立业，精求医理；视病犹亲，倾诚无忌”是我的座右铭，作为超声学科带头人，一定要有战略眼光和行业前瞻性，只有对接国家政策，站在病人的角度，为临床解决实际问题，才能体现出这个学科和行业的贡献。

这些年，经过不懈努力和辛勤耕耘，六院超声医学科逐步形成了亚学科门类齐全、超声诊治技术领先，医疗、科研、教学齐头并进的发展模式。63年风雨历程，凝聚的不仅是中国超声人的智慧和力量，同样也见证着六院超声医学科的发展。这其中离不开政府及相关部门的支持，离不开六院几代超声人的呕心沥血，离不开六院其他学科的帮助与合作。我们的工作是更好地为临床提供服务，我们是这么说的，也是这么做的。

展望未来，我们踌躇满志，带着老百姓的信任，带着六院领导的期望，带着国内外同行的认同，我们将继续秉承创新、引领、融合、传承的精神拥抱更美好的明天。我们相信，六院超声人将继续在党的领导下不忘初心，砥砺前行，行稳致远，再创辉煌。周教授的梦想是“一代比一代更强”，我们一直在努力。

沐浴改革之风下的跨越式发展之路

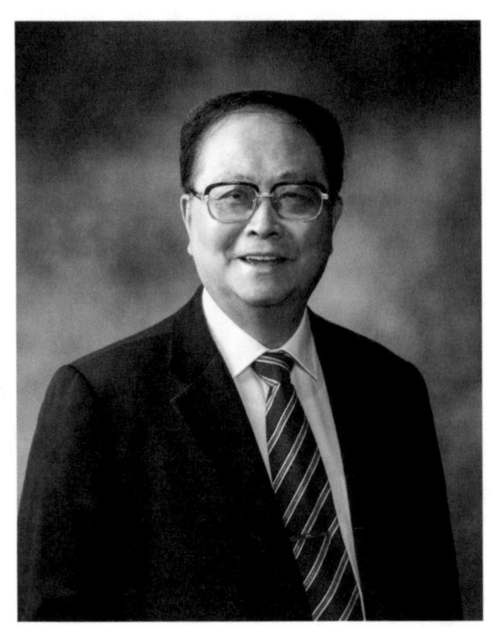

口述人：

俞卓伟，1945 年 8 月生，主任医师。1968 年毕业于上海医科大学（现复旦大学上海医学院）医疗系，1972 年 5 月加入中国共产党。华东医院原党委书记、院长，现任上海市市级医疗卫生单位劳模联谊会会长、上海尚医医务工作者奖励基金会会长、上海医药卫生行风建设促进会副会长。带领医院经历“十一五”“十二五”“十三五”跨越式发展，是党的十六大、十七大代表。俞卓伟同志长期从事临床危重病医学和老年医学，擅长内科疑难杂症诊治和急、难重危病人抢救，曾先后荣获全国劳动模范、全国优秀医务工作者、上海市劳动模范、上海市优秀共产党员等光荣称号。

口述日期：2021 年 4 月 20 日

Q 俞院长，您是哪一年进华东医院的？能不能谈一谈当时对于华东医院的总体印象？

俞卓伟：我是 2005 年 1 月到华东医院工作的，华东医院前身是建于 1926 年的宏恩医院。从 1951 年到 2005 年这 54 年当中，经过几代华东医院领导和全体员工的艰苦奋斗，华东医院已经发展成为了以干部医疗保健为重点，以老年医学为特色，集预防、医疗、教学、科研为一体的上海首批三级甲等综合性医院。医院医风严谨，医德醇厚，务实、团结、奉献是每个“华东人”共有的品格。

Q 您经历过医院的“十一五”“十二五”“十三五”建设发展，曾提出“质量建院、服务立院、科教兴院、人才强院”的发展战略，也使医院建设有了新的发展。您当时是出于一种什么样的考虑，为医院选定了这样的发展战略呢？

俞卓伟：在过去几十年取得不凡业绩的基础上，为了更好地传承华东医院的优良传统，不断扩大对社会开放，为更多的人提供更优质的医疗服务，我们及时举办了中层干部“医院管理高级培训班”，对照干部保健全国老大哥医院，认真做了 SWOT（优势、劣势、机会、危机）分析，又发动广大员工积极献计献策，经过领导班子多次讨论，最后明确了“乐于奉献、勇于开拓、关爱生命、追求卓越”的医院精神，以及“质量建院、服务立院、科教兴院、人才强院”的医院发展战略。

所谓“质量建院”，就是强调“医疗安全是我们的生命线，医疗质量是我们的生存线”。所谓“服务立院”，我们强调在服务上要做到“十个化”——即努力做到医疗护理质量最优化；在治疗病人当中考虑病人利益最大化；医源性损伤、院内感染最低化；检查、诊疗、用药、收费合理化；服务流程科学化；言语举止礼仪化；关爱病人细微化；保护病人隐私规范化；与病人沟通亲情化；诊疗环境温馨化。另外科学技术是第一生产力，所以我们强调“科教兴院”，要结合临床，特别是老年医学的优势，努力开展科研。也强调了要通过“内培外引”加强人才队伍建设，努力做到“人才强院”。

2005 年 9 月上海申康医院发展中心成立，我们医院是申康医院发展中心的直属医院。2006 年是“十一五”规划开局之年，申康医院发展中心向全市市级医院提出了“改善服务、提高质量、控制费用、便民利民”的十六字明确要求。根据要求，华东医院对“十一五”规划做了精心部署，以后又经历了“十二五”“十三五”的建设发展，也经历了华东医院党政领导班子几任的交接。回望申康发展中心成立后的 15 年来，华东医院无论是党建、医、教、研、防，还是硬件建设，都取得了长足的进步。

党员队伍不断扩大，党支部的战斗堡垒作用和党员的先锋模范作用不断增强。在上级党委的领导下，无论是党员先进性教育活动、群众路线教育实践活动、“三严三实”主题教育、“两学一做”学习教育和“不忘初心、牢记使命”主题教育、“四史”学习教育，都开展得有声有色。院党委每年举办的“七一”党员主题活动，催人奋进、感人肺腑，激励广大党员坚定信念、砥砺奋进、全心全意为病人服务。院党委组织拍摄的党建电视主题片，荣获上海市一等奖、全国二等奖。

从数字上看，“十三五”末和“十一五”初比较，年门急诊量增加了 2.91 倍，年出院病人数增加了 5.53 倍，年出院病人的手术数增加了 5.42 倍，药占比下降了 25.27%，平均住院天数下降了 7.09 天。从“十一五”初零起步到“十三五”末，医院拥有国家临床重点学科、上海市重中之重临床重点专科、上海市“强主体”临床重点学科各 1 个，省部级重点实验室 1 个，科技部重点研发项目 3 项、课题 3 个，973 子课题 3 个，863 子课题 2 个，共获得国家自然科学基金 60 项。3 个“五年计划”期间，老年医学科一直名列复旦版的中国医院排行榜全国第三、第四位。

在便民利民方面，华东医院早在 2006 年就首创开设了眩晕、失眠、腰痛、肿瘤等十多个“整合门诊”。患者只要挂一次号，就能够在一间诊室里面同时受到3位副高级以上职称专家的整合诊治，不用因为同一个症状到不同科室来回折腾。此外还为聋哑人开设了专门的手语助聋门诊等等。

在硬件建设方面，3个“五年计划”期间，华东医院建造了地下停车库、市民门急诊大楼、老年科病房大楼等。特别是在四周都是楼宇的中间一席之地，要建造深十多米的地下停车库，真是非常艰难。记得在开挖地基的时候，始建于20世纪20年代的南楼因为土质疏松，意外出现了整幢楼一个角不断地沉降，我们日夜监测，并且想尽办法在车库工地上打了276根桩基，建造了最坚固的车库四周墙、底楼板、中楼板、顶板，但是还是下沉。最后我们邀请了全市十多家单位的地下工程专家来“会诊”，采用在南楼四周打入“静压锚杆桩”的创新办法，才遏制了楼宇进一步下沉，保证了工程顺利进行。在整个工程施工过程中，上海申康医院发展中心主要领导多次到地下工程现场检查、指导。这个工程后来获得了上海科技进步三等奖。在建造老年科病房大楼的时候，遇到了3棵一百多年的大树必须要搬迁这个难题。在上海市绿化局不遗余力的帮助下，圆满完成了搬迁任务，3棵大树再获新生，枝繁叶茂。

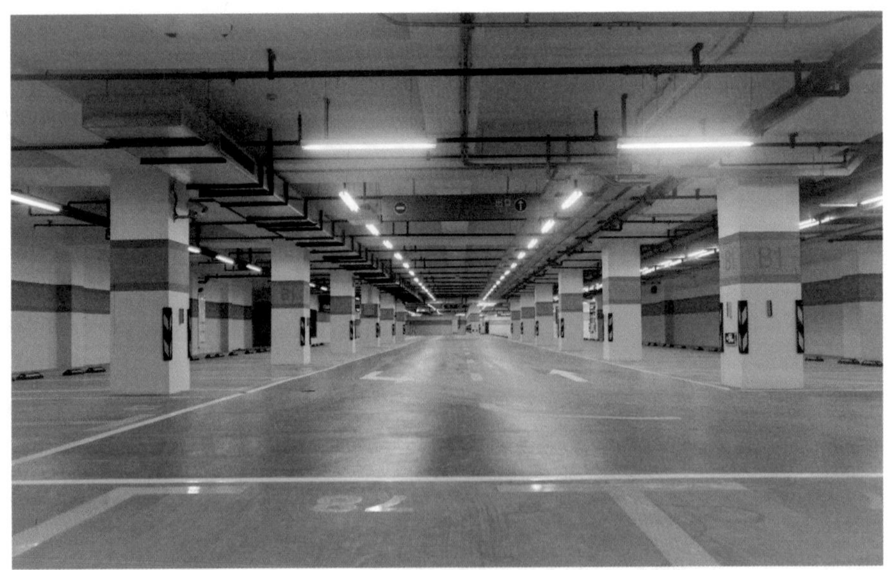

2010年8月，经过400多个日夜建设，华东医院地下车库工程竣工，增加停车位近200个。

分管后勤、基建的副院长朱为民、王振荣以及各有关部门的同志为上面这些工程都付出了巨大的辛劳。经过多年硬件建设和改造，患者就医环境大大改善，华东医院被评为上海市花园单位。

另外，经市领导批准，上海市干部保健局和上海申康医院发展中心下拨资金，华东也比较早地引进了国际先进的达芬奇手术机器人、PET-CT、磁导航血管造影 X 光机、高清晰度低射线量的宝石 CT、光子 CT、3.0T 的核磁共振、SPECT、四维 CT 定位的直线加速器，还有数字化、一体化手术室等，使得华东医院服务能级大大提升。

Q 今年是建党百年，您是党的十六大、十七大代表，到华东医院工作后，以党的全国代表身份参加了盛会，出发前全院职工夹道送行，当时您是一种什么样的心情和感受？跟我们分享一下吧。

俞卓伟：我非常荣幸作为基层党代表到北京参加了党的十六大和十七大。出发前，各级领导、全院职工，还有广大病员热情欢送我，我真是非常感动，深深感到这是一份光荣，更是一份责任和使命，是各级党组织、广大群众和全院职工对我们党员医务工作者的殷切期望和鞭策。勉励我们要永远不忘初心，永远牢记使命，一辈子做好事，一辈子全心全意为人民服务。在我即将到北京参加党的十七大前夕，住在我们医院病房里的 104 岁的老党员，也是最年长的一位党代表夏征农老前辈把我叫到病床前，由于身体原因，他不能前往北京，委托我将他亲手写的一副对联——“坚持经济中心，不管风雷晴雨；架起虹桥一座，通向欧美亚非”带到大会，充分体现了老前辈党员对党的赤胆忠心和高度关注国家发展、经济繁荣的家国情怀，我小心翼翼地把对联珍藏好，如期带到了北京，转交给了大会。返回上海以后，根据党组织的安排，我又参加了十多场宣讲会，传达了大会精神，畅谈自己的领悟和深切感受。参加党的十六大、十七大的每一个场景，都令我终身难忘。

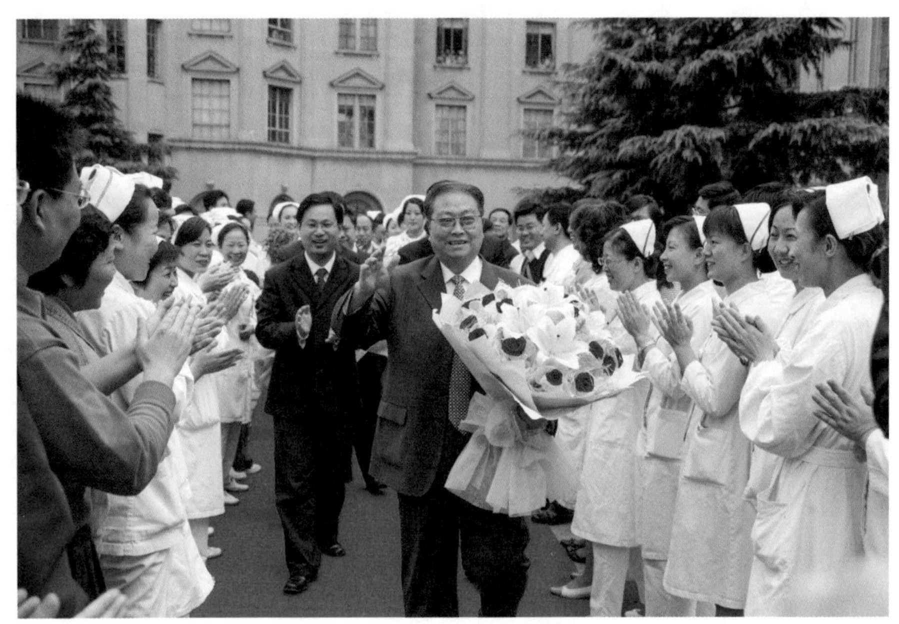

2007年，俞卓伟同志作为党的十七大代表赴京参会，职工、患者热情欢送。

Q 华东医院作为一家市级公立医院，在贯彻国家医改政策，发挥三甲医院公益性方面和切实为群众解决难题、办实事方面，有哪些探索和实践？

俞卓伟：公立医院的基本属性姓“公”，深化医改的目的也就是要坚持公益性，调动积极性，患者得实惠，发展可持续。华东医院党政领导班子始终坚持公益性的办院方向，坚持“人民至上”的发展理念。

早在2006年医院就开始了“强基层、当好推进者”的探索和实践，和长宁区签订了纵向医疗资源整合合作协议，到今年，现职院领导已经和长宁区卫健委签署了第八轮的协议。这个合作之初，我们提出了“三手”理论，就是三级医院要当好“强基层的帮手、分级诊疗的推手、诊治疑难危重病人的高手”。为了提高社区卫生中心医生的能级水平，15年来我们坚持不懈地采取了包括师徒结对、开展培训等8项举措，收到了良好的效果。

2013年华东医院又设立了全市三甲医院首家双向转诊办公室，凡是社区家庭医生转诊来的病人，可以联系医院双向转诊办公室，并且可以得到“五项优先”——优先预约专家门诊、优先安排大型设备检查、优先安排住院、优先安排手术、优先安排会诊。双向转诊“一门式”诊室里还专门设置了挂号和收费柜台，大大方便了社区居民，打通了服务老百姓健康的“最后一公里”，也提升了家庭医生的信誉度，促进了居民和家庭医生的签约。

华东医院党委带领各个支部积极主动参与区域化党建工作，如参与静安寺街道党工委建设“同心家园”的工作，与金山区廊下镇光明村开展城乡党组织结对帮扶、助医助学助农等等。我院广大党员职工无论在援藏、援疆、援滇、援外、支援汶川震后重建工作中都是奋勇当先，出色地完成了上级交给的各项任务。

为了解决医院附近独居老人的就餐问题，从 2005 年开始，医院后勤大食堂就为静安寺街道独居老人烹制爱心餐，每天 400 ~ 600 份，年中无休，15

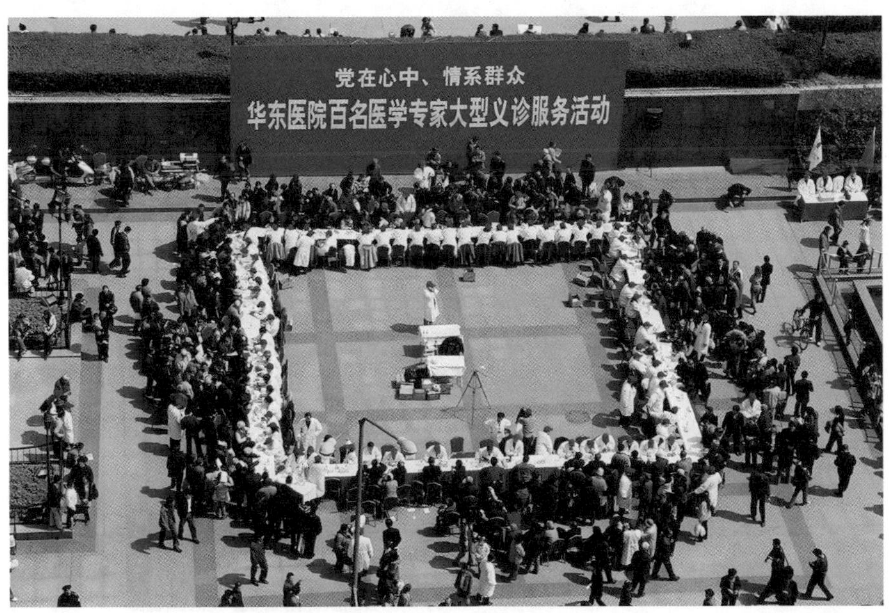

2005 年，华东医院在外滩陈毅广场组织“党在心中，情系群众——华东医院百名医学专家大型义诊服务活动”。

年来已经烹制了爱心餐将近 200 万份。

从 2005 年在外滩陈毅广场首次组织“党在心中，情系群众——华东医院百名医学专家大型义诊服务活动”以来，医院党团组织每年都举办各种类型的为民义诊活动，每年和上海市慈善基金会一起主办的“蓝天下的至爱”上海展览馆大型义诊，已经成为上海的一张服务名片，至今已经举办了 15 届，受益群众将近 8 万人次。通过这些公益活动，大大增加了广大党团员和员工的社会责任感。

Q 在大家印象中，您总是像孺子牛般忘我地工作，不分昼夜地关心着病人，想请问这其中有没有让您特别难忘的救治经历和故事？

俞卓伟：我是一名有 49 年党龄的党员，也是党和人民培养的一名医生，

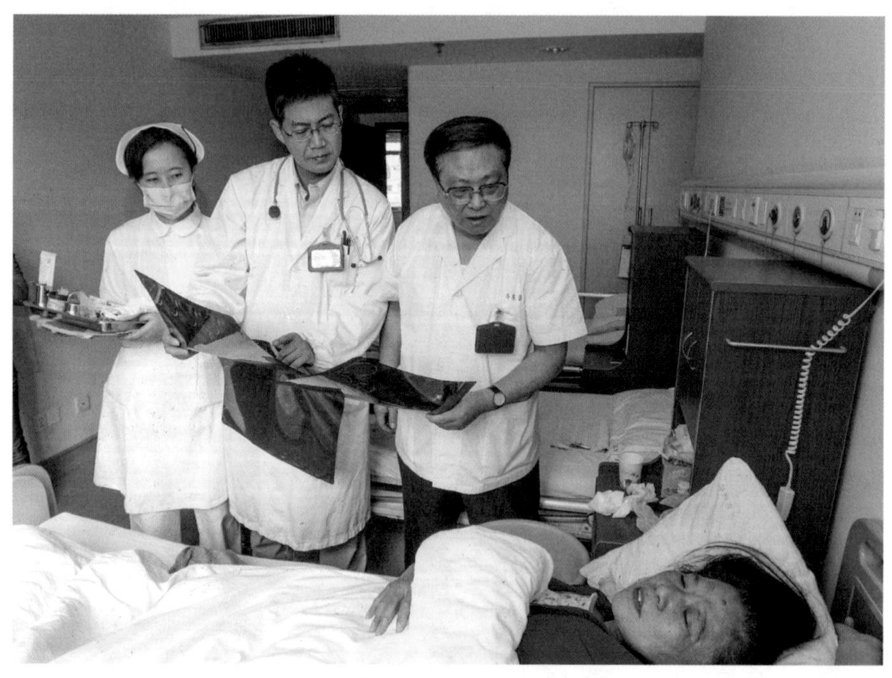

俞卓伟同志带领医护人员日夜兼程长途奔袭 3000 里，大面积脑梗的查文红老师被接至华东医院救治并康复出院。

我的职责就是敬佑生命、救死扶伤。在53年的从医生涯中确实救治过不少的患者，但所有的成功抢救都是团队共同努力和多学科合作的结果。有些抢救确实是令人难忘，举两个在华东医院工作期间的例子。

那是2009年10月4日上午，正是国庆长假期间，我在病房里面查房，突然接到查文红老师从安徽砀山打来的紧急求助电话。她声音微弱地说："俞院长，救救我！"我问了一下病情，原来从9月下旬开始，查老师就出现严重的眩晕还有剧烈的呕吐，头稍微动一动就"翻江倒海"地呕吐。当地的诊断是"颈椎病"，采取了各种各样的治疗措施，但是症状还是日趋加重。查文红老师1950年出生，1996年加入中国共产党，是上海武宁百货公司的一名退休职工，1995年起参加"希望工程"，她定期资助了安徽省砀山县曹庄乡魏庙小学一名叫马晓峰的孤儿。1998年7月提前退休以后，她主动申请到条件十分艰苦的魏庙小学去义务支教，十多年来克服种种困难，全身心扑在教育和孩子们身上，所教的班级在全县统考当中名列前茅。听完电话，我意识到病情的危重，马上召集了神经内科主任魏文石、院办副主任潘卫真、南门诊护士王倩和徐长生、葛亚林两位驾驶员，他们以最快的速度准备好了药箱、氧气瓶和担架，紧急出发向安徽砀山疾驰而去。上海到魏庙小学1600里，两个驾驶员谁都不熟悉路线，夜深了，恰巧导航仪又坏了，我们只能不停地用电话和魏庙小学联系，请他们指路。为了缩短时间，魏庙小学领导也千方百计找来车辆把查老师送出来。午夜过后，我们和魏庙小学的车终于在安徽省一公路收费站附近相遇。大家立刻把查老师用担架抬上我们的车，稍一搬动查老师就狂吐不止，经过我们初步诊断她是中枢神经系统出了问题。车辆立即掉头向上海方向疾驶，马不停蹄地前后用了18个小时，10月5日上午9点左右查老师安抵华东医院。经过检查，确诊是小脑大面积梗死，经过近两个月的积极抢救，查老师终于转危为安，并且出院了。救治查老师的故事在10月16号《新民晚报》报道以后，得到了各级领导的高度重视，市委主要领导做了批示，并且亲自捐款，华东医院员工以党支部为单位也纷纷捐款，各级单位都给查老师送来慰问金。正在华东医院住院的许多老同志，还有很多没

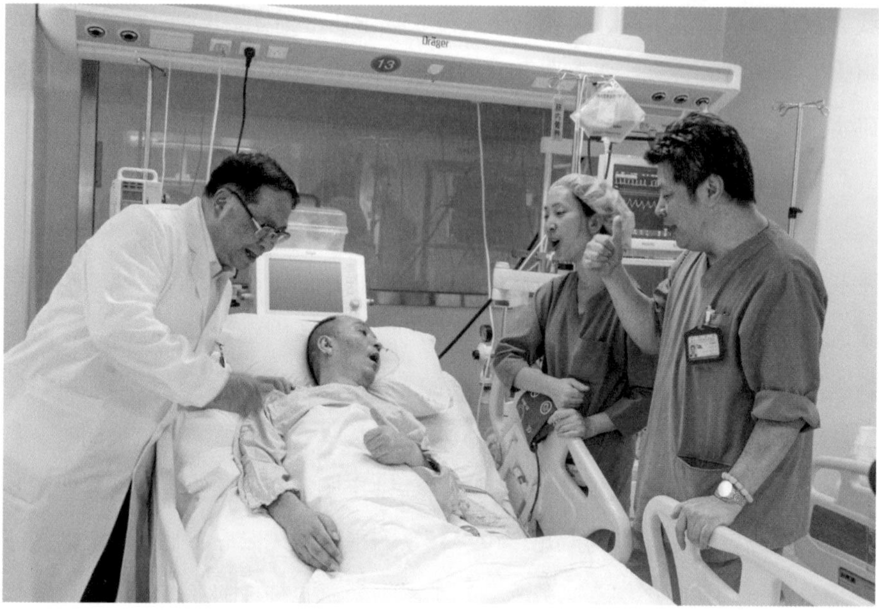

华东医院抢救“最美司机”刘银宝

有留名的市民都慷慨解囊。老领导韩哲一设立的“韩哲一教育基金会”还专门拨出一部分资金作为查老师后续的医药费用。查老师经过一段时间的康复以后，又重返安徽砀山魏庙小学，义务支教到现在。

另一个故事，是 2013 年 7 月的一天，正好是战高温的日子，早上 8 点左右我突然接到 120 打给我一个电话：13 路公交车一位驾驶员在行驶到闹市区的路口突然口吐白沫，晕倒在方向盘上，但是在昏迷前的一刻，他紧急地刹住了刹车，并且打开了车门，避免了公交车在上班的高峰时段失控冲撞，拯救了一车的乘客。接到电话，我立刻赶到急诊室，并且迅速召集相关科室医护人员到急诊室紧急待命。8:10 左右，救护车到，抬下病人一看，病人已经深度昏迷，呼吸非常微弱，经过检查发现患者是脑干大面积出血。诊断明确以后，就把病人收治到了重症监护室。病人名叫刘银宝，当时 52 岁，按照文献记载，这么大面积的脑干出血，死亡率将近百分之百，在收治后的每一天，他几乎都是在险情中度过。重症监护室全体人员 24 小时日以继夜奋力抢救，精心护理，加上神经内科、康复科、针灸科等全院多学科的帮助以及家属、单位领导的积极配合，刘银宝师傅在昏迷 60 天后居然奇迹般地苏醒了。现在进了护理医院继续康复，病情一直相对稳定。驾驶员刘银宝关键时刻救乘客的先进事迹被评为 2013 年度上海市精神文明十佳好人好事。

Q 干保工作是华东医院的责任和使命，在长期与干保对象接触当中，您有没有印象特别深刻，也让您觉得很钦佩和深受感染的人物和故事？

俞卓伟：老干部是党的宝贵财富，做好干部保健工作是我们神圣的责任和使命。在我和干部保健对象长期的接触中，深深被他们坚定的理想信仰、崇高的革命精神所感动，他们个个都是中华人民共和国的功臣和英雄，每个人都有感人肺腑的革命故事。

2011 年的一天，我到病房去看望 96 岁的革命老人李云。她给我讲述了她的革命经历。李云老人 1915 年 7 月出生在苏州，1929 年加入共产主义青年团，1930 年刚刚 15 岁就转为中国共产党党员，1932 年起在中央特科工作，主要从事上海公共租界和法租界的情报工作。凭着顽强的革命意志，坚持开展隐蔽斗争，为保卫党中央机关和领导同志做了大量的工作。在中央特科期间，她接到了一个特殊的任务，就是要寻找两个走失的、流浪的革命烈士的孩子，大的十三四岁，小的只有十一二岁。接到这个任务，李云老人家冒着生命危险走遍了大上海，每天早上出门只吃一个饼和一碗稀饭，就要跑上一天，这一找就是半年。踏破铁鞋无觅处，一天她走到上海老城隍庙，在一个粥摊旁边无意中看到了衣服很破烂的两个男孩子，两个小孩警觉性很高，不说话，难以接近，因为说话会露出他们的口音。她立刻报告中央特科的负责人。后来确认了这两个孩子的身份。对于这些经历，李云老人一直是缄口不言，一点也不透露，直到中央一位首长对她说，中央特科的事保密期已过，当年的事可以讲，她才告诉我。她说她入党时，领导找她谈了三点：一要严守党的秘密；二要坚定自己的立场；三要坚决服从党的分配。她一辈子都铭记心间。

在战火纷飞的年代，这些隐蔽战线的英雄，战斗在敌人心脏，他们是利剑，用生命刺破云雾重重的长夜；他们是火焰，用热血铸就不朽的丰碑。

今年，是我们伟大的中国共产党成立100周年。100年来我们党带领中国人民开辟了伟大的道路，建立了伟大的功业，创造了中华民族发展史和人类文明进步史上的伟大奇迹。习近平总书记多次指出：一切向前走，都不能忘记走过的路。走得再远，走到再光辉的未来，也不能忘记走过的过去，不能忘记为什么出发。作为一名共产党员，我一定不忘初心，牢记使命，永远牢记入党誓言，全心全意为人民服务，尽力当好人民的“孺子牛、拓荒牛、老黄牛”。

传承老年医学发展的历史使命与重任

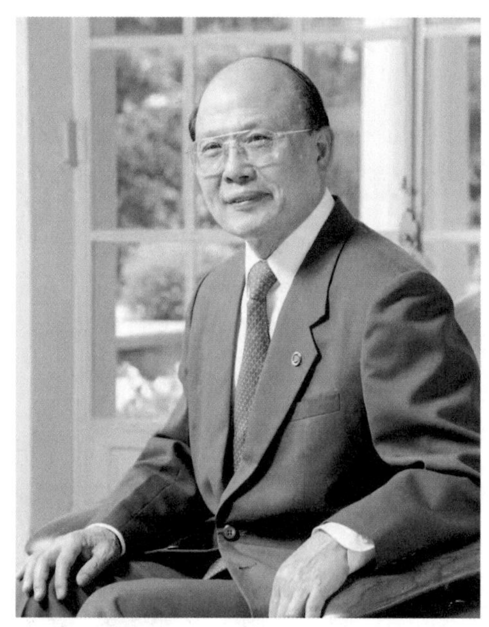

口述人：

王传馥，1936年12月生。1959年9月加入中国共产党。主任医师、硕士生导师。华东医院原院长、上海市老年医学研究所原所长。1961年毕业于上海第二医科大学医疗系本科。专注老年医学、康复医学方面的研究。曾任中华医学会老年医学专业委员会常务委员、上海市医学会老年医学专业委员会主任委员、上海市老年学和老年医学学会副会长、上海市康复医学会副会长。见证了医院从干部医疗保健医院到向全体市民开放，再到被评为三级甲等医院的过程。创办了《老年医学与保健》杂志。在任期间，医院先后建造了2号楼、3号楼、6号楼、8号楼、9号楼，为医院建设发展奠定了基础。

口述日期：2021年3月31日

Q 王院长，您是哪一年到华东医院工作的？可以谈一谈当时华东医院的情况吗？并且也请您介绍一下华东医院在过去半个世纪的发展。

王传馥：1961 年我从上海第二医学院医疗系毕业，先分配到第一人民医院工作，第一年我带领医疗队到川沙，参加开挖随塘河工程的医疗救护工作，为工人的身体健康服务了一年，工程顺利结束后，返回了第一人民医院。1963 年 3 月到华东医院工作。华东医院成立于 1951 年，其前身是建成于 1926 年的宏恩医院。医院成立伊始只有南楼（今 1 号楼），80 张病床左右。1965 年，医院与公费医院（今 5 号楼）正式签约合并。这样，既有干部门急诊，又有市民门急诊，有干部病房，也有市民病房，是分开的。

到了 20 世纪 80 年代，市里拨款给我们，在西楼（今 6 号楼）的位置建了两幢五六层的小房子，但病人逐渐多起来，不能满足医疗需求，到了 1987 年，这两幢小楼就被拆掉，开始建西楼，同时开工的还有东楼（今 2 号楼）。当时市领导很重视，但是经费很困难，他们组织有关部门的同志进行研讨，

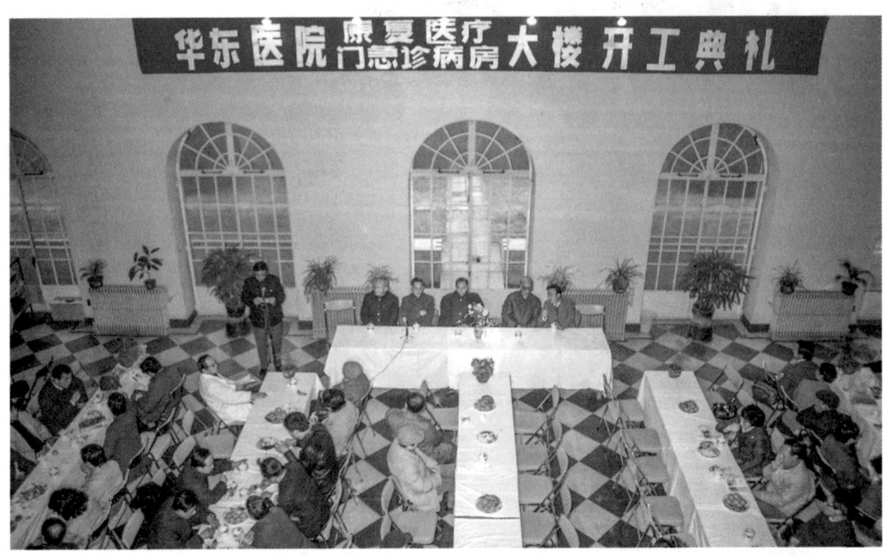

1987 年 1 月 3 日 华东医院康复医疗大楼（东楼）、门急诊病房大楼（西楼）开工典礼。

最终选用了通过节约市里办公经费的途径，解决了建设资金问题。西楼较东楼早一点建成开放给市民使用。90 年代的时候，重造的西楼也不够用了，医院自筹资金 3000 万建造了行政楼（今 3 号楼），我离任前新市民楼（今 7 号楼）的设计方案也已经批准了。

华东医院从 1991 年开始启动三级甲等医院迎评工作，当时是全国第一批。准备的阶段非常辛苦，当时东楼虽然建成还没有开放，那里有个办公室，很多人都连夜加班。1993 年正式接受专家评审。在 1996 年上海市卫生工作会议上，我们拿到了卫生部的全国三级甲等医院铜牌。

Q 华东医院向来是以干部医疗保健为重点，能跟我们讲一讲在您印象中最深刻的干保工作吗？

王传馥：当年正值改革开放，一位市领导与香港投资商谈判，晚饭结束以后觉得有些不舒服，就回到房间洗了盆浴，其间出现心前区闷痛加重的症状。有关部门立即通知华东医院和长征医院派医务人员前去抢救，我赶到那里的时候，患者血压已经升上来，但不稳定，人仍然昏迷。3 天后患者病情稍微稳定，决定送华东医院。我派医院救护车并与医护人员一起护送病员同志至医院。在华东医院病房里，我们继续治疗了 6 年之久，那一摞摞病史堆起来有好几米高。这次经历让我体会很深，谈判成功了，干部累坏了。因此华东医院一定要为干部服务好，使他们有健康的身体，能够为党、为国家多做工作，建设好我们的国家。

此外文坛泰斗巴金也是华东医院的保健对象。1999 年他 95 岁，因肺部感染住进了华东医院，当时是比较严重的，抢救了相当长一段时间才有所好转。我经常查房，崔世贞、李文贤、焦青萍等几位主任医师都是负责巴老健康非常出色的医生。巴老住在华东医院，他自己也是相当开心的。令我最难忘的是华东医院为他庆祝 99 岁生日，大家都发动起来为巴老做千纸鹤，共有 99 只挂在病房、床头。另外，还有 99 朵巴老最喜欢的玫瑰做点缀。虽然巴老当

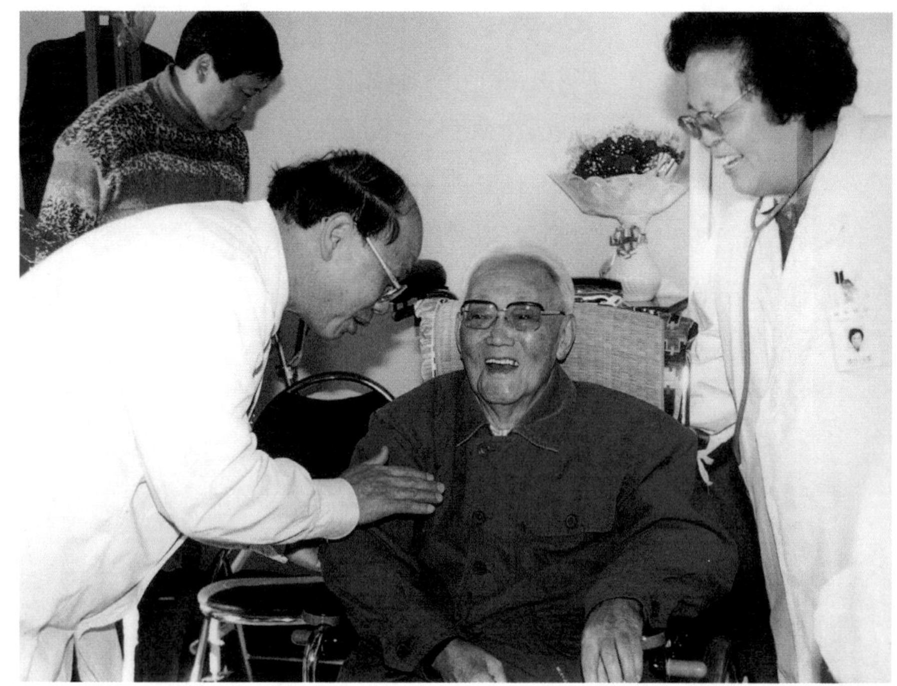

巴金在华东医院

时不能讲话，但我去查房的时候，他紧紧握住我的手，说明他是知道的。家属非常感动，社会各界知名人士也都来看他。抢救巴老给我的体会是，我们党对民主人士也是一视同仁、全心全意的。

Q 因为干部保健工作，一直以来，到华东医院工作是很光荣的事情，华东人有着独特的“红色”基因，您认为有哪些规矩、传统成就了今天的华东干保文化？

王传馥：这可以从以前华东医院如何选人说起。我有过一次选毕业生的经历。当年市里规定，华东医院有优先权。毕业班的名单就到了我们手里，团员、先进分子等等情况一目了然。我们先挑选一部分，找他们谈话，进一步了解德、智、体等情况，毕业生并不知道会被录取，这是第一步。第二步是人事、院领导讨论，确定后再联系医学院有关部门，通知学生被录取。既然分配到华东医院，就要有“分寸”。进医院的时候，人事科第一件事就是告诉大家这里是保密单位，没有电话号码，门口也没有牌子。

在华东医院口耳相传的有这么几句话：一是“该去的地方可去，不该去的地方不去”；二是“该听的听，不该听的不听”，我们作为保健医生，出差的时候只能在医务室，不能旁听会议；三是“不知道的不能打听”，不能因为好奇到处打听；四是“不该说的不说”，即使不小心听到了别人的对话也不能说，就连家人也不能说。我们有保密手册。这些都是华东医院的规矩。

华东医院最大的特点就是工作认真细致、服务态度好。以护理工作为例，护理人员针对肺气肿、肺部感染的患者有一套自己研究出来的护理办法——翻身、拍背、咳嗽三部曲，除了晚上休息，每隔一段时间就进行一次护理。拍背是体力活，并不轻松。后来又想到做雾化可以湿润呼吸道，加上翻身、拍背，这样痰就更容易咳出来。老同志在家发生问题，呼吸衰竭送到医院插管抢救，经过我们的护理，慢阻肺、肺源性心脏病患者炎症控制快，病情好转也快。

对于一些重病人，我们特别安排护士三班制守在病人旁边，她们还有“两头班”，紧急情况下，会叫醒“两头班”的同志起来再上一班，这是很辛苦的。但是大家都兢兢业业，要求进步，这里党员、团员多，素质好。

Q 王院长，您是从专家型医生转型为医院管理者的，请从您的职业生涯的体会中，给医院发展提一些建议。

王传馥：我到华东医院后积极提倡要对外开放。20 世纪 60 年代，华东医院一个病区只设两名住院医生、一名主治医生、一名主任医生。夜班是由两名住院医生轮值，晚上医疗事情不多，我喜欢到病房听老干部讲新四军打仗的故事，病员到 10 点左右就寝，睡前给他们安排好镇静药或安眠药后，值班医生到 11 点也能休息了。不但床位少，病种也不多，科室也比较少，只设内科、外科、神经科、中医科、麻醉科、眼科、耳鼻喉科、口腔科、药剂科、放射科、营养科、心电图室、超声医学科。年轻医生来了之后认为学习少、实践少，不是很安心，提出是否可以对外开放，将干部医疗和市民医疗分开。党政领导也比较重视，到临床来听意见，我们都纷纷提出自己的看法，最终决定对外开放。怎么开放？最后研究决定与北面的公费医院合并。两院合并之后，不仅职工增加，患者也多了，科室、病种、床位也都增加了，合起来约有 270 张病床，这样年轻医生也就安定多了。医院对市民开放，医生增加医疗工作量，积累临床实践经验，既为人民服务好，又为干部服务好，这是第一条。

第二，要通过不同的方式培养年轻医生。首先，当年每个科室都有一名副主任带教一名医生，一对一的带教使得主任有了责任心，可以通过学生的成绩看出医生花的工夫，但从这一点来说我做得还不够。第二种培养的方式在我做院长的时候开始了，就是送年轻人到兄弟医院学习、去国外进修。中山、仁济等都是我们选择进修的医院，他们专家多，病人多。到国外学习需要经费，可能比较紧张，人数有限，但是我还是支持年轻人拿到邀请函后参加国内外学术会议，这条路要继续走。当然，医院有规定，一年一次、两次，要经过领导批准。

第三，要引进德才兼备、身体健康的人才。

第四，引进设备。引进先进的诊断设备、先进的治疗设备等。

Q 在华东医院历史上有过一些非常出色的学科，请您给我们介绍一下。

王传馥：华东医院的皮肤科有特色。皮肤科何芳德主任当时研究课题中的一种药——全反式维甲酸。当年是罗氏公司研发的药品，国内没有，价格也比较贵。所以何主任作为召集人，与院内外的专家一起组成团队，开始研究中国人自己的全反式维甲酸，最后取得了成功，论文还翻译成俄文、英文、日文。瑞金医院王振义教授从以色列的资料中看到何芳德主任他们采用类似药物，所以特地到华东医院来了解这种药的副反应、如何使用。听了何主任的介绍，王振义教授很满意，回院后，他和他的学生陈竺教授顺利开展全反式维甲酸治疗急性早幼粒细胞性白血病的研究，取得了国内外专家充分肯定的重大研究成果。

当时，华东医院口腔科也非常有名，在北京名气更是响当当，卫生部、中央领导都到华东医院来看牙齿。孔新民、章琛祥两位主任诊疗水平高，名气响。华东医院设备好，病人接受诊疗后，个个笑着伸出大拇指。

Q 老年医学是华东医院的口碑和标签，《老年医学与保健》现在是核心期刊。也是您明确提出要发展老年医学，请讲一讲为什么要重视老年医学。

王传馥：华东医院老院长薛邦祺就非常重视老年医学，他建立了老年医学研究室。到了王赞舜老院长的时候，提升到老年医学研究所，他做了大量的工作。我是第三任，1993 年接他的班。老年人多起来，研究课题也多起来——怎样延长寿命，学术界就提出“衰老”“抗衰老”的课题。当时由马永兴、郑志学、朱汉民和我主要研究，做了许多工作，研究成功复方海蛇胶囊，对轻度神智功能减退有一定效果，已投产用于临床。研究论文需要发表，王赞舜老院长、诸骏仁教授和我一起研讨创办一本杂志的必要性，并提出刊名——《老年医学与保健》。我向市卫生局提出了这个想法，并得到了市领导的支持，随后就动身前往北京。杂志审批很顺利，我去了三次就批下来了。在医院历届党委和行政的领导下，在全院职工的支持下，在编辑部全体同志努力下，杂志越办越好。近年来，我关注到华东医院在《老年医学与保健》《中华老年医学杂志》等专业期刊上发表了很多老年医学方面的论文，有些论文质量比较高。

老年医学、干部医疗是我们医院的两张牌。当时国外兴起了康复热潮，老年人有时候东痛西痛找不到原因，做了康复治疗之后好了。当时市卫生局成立了康复医学会，请我担任常务副会长、郑洁皎主任任秘书长，办公室就设在华东医院。世界卫生组织到中国来办学习班，医院送郑洁皎主任到学习班学习。卫生部提出预防医学、临床医学、康复医学、保健医学，华东医院在这 4 个方面都开展了工作，康复医学是一个方向。我作为上海康复医学会常务副会长，组织三甲医院成立康复医学科是一项紧迫的任务，开始办学习班，请上海、外地的理疗科主任来讲课，培养理疗科的医生从事康复医学工作，华东、华山、中山、瑞金是最先成立康复医学科的几家医院，后来逐渐推广到所有的三甲医院。现在一些二级医院也建立了康复医学科。为了培养康复人才，郑洁皎主任和我被聘为卫生部“十一五”规划教材、全国高等医药教材建设研究会规划教材、全国高等学校医学研究生规划教材《老年医学》编委会委员，编写了“老年康复治疗”一章。

Q 今年是中国共产党成立 100 周年，也是华东医院建院 70 周年，您作为老党员，请您分享您的学医初心，并为今天的华东医院提点要求。

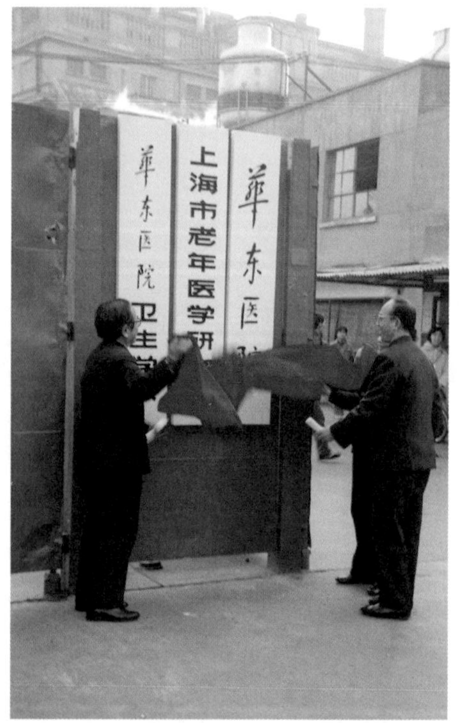

1987 年，上海市老年医学研究所挂牌。

王传馥：我出生在农村，母亲生养了很多小孩，有七八个。大姐、三姐、弟弟都夭折了，还有一个弟弟被送给了别人家。我的祖母在我两三岁的时候，因为鼻子里长了疔疮引发脑膜炎过世，我的祖父也走得比较早。家人告诉我这个情况后，我就立志学医做医生。

我是江苏省省立医士学校的中专生，根据党中央指示要建设新中国，要多读书，因此学校选了一批学生考大学，我就是其中之一。我们有三十多个人去考试，考了 3 天。发榜的时候心情相当紧张，我是第一批被录取的。这样我就乘火车到了上海，进了二医大。当时上一届的学长们都很热情，陪我去外滩看大轮船，这是我第一次看到大轮船。

我读书的成绩并不是最好，第一年的物理、化学我不擅长，读得相当吃力。好在之前在省立医士学校已经读了一遍比较浅显的医学知识，第二年开始的解剖学、组织学我只要再听一遍就跟得上，到三年级我读得就更顺了，后来学习成绩就比较好了，大三任大班副班长、学生会科研部长。1959 年，我光荣地加入了中国共产党，至今已经有六十多年党龄了。

毛主席说，青年人是我们的未来，是早晨七八点钟的太阳。华东医院也要靠年轻人，一代一代的年轻人上来，华东医院才能越办越好。年轻人要培养好，第一条要先做好人，然后是当好医生、当好护士、当好医务工作者。第二要学好自己的业务。习近平总书记说要把人民放在心上，心里要装着人民群众。要按照习总书记的嘱咐去做，我们也是这样，医务人员就是为人民服务，华东医院为人民服务，既要做好传统的干部医疗保健工作，也要竭尽全力为市民服务好。总之，要用真本事为人民服务好。

“神眼”鉴肺癌，仁心践初心

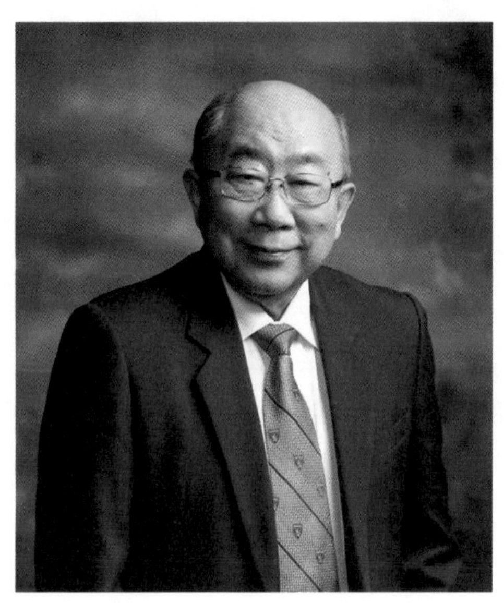

口述人：

张国桢，1939 年 2 月生。1973 年 12 月加入中国共产党。曾任华东医院肺部微小结节诊疗中心暨疑难病影像读片中心主任、CT 室主任、放射科主任、中国医学影像技术研究会放射分会理事。获国务院政府特殊津贴、中央保健委员会荣誉奖、上海市五一劳动奖章等称号。专注于肺部疾病影像诊断三十余年，尤其是早期肺癌的筛查和诊断享誉全国，有“东方神眼”的美誉。他率先主张并开展肺部 CT 低剂量筛查，作为主编，与兄弟医院联合编著了《微小肺癌——影像诊断与应对策略》，该书英文版由全球知名科技出版社之一的斯普林格出版社出版，微小肺癌中国影像诊断新标准得到了国际认可，让世界听到了中国医者的声音。

口述日期：2021 年 4 月 2 日

Q 您是肺癌诊断的专家，在从医六十多年的经历中，您诊断过无数患者的病变，微小病灶更加特殊，其中有哪些是让您印象深刻的？

张国桢：2016年的一天上午，有一个小姑娘从杭州来到华东医院，才15岁，念高中一年级。她肺里有个7毫米的病灶，此前，她全国各地几乎都走遍了，都说是良性的。可是我一看，这是恶性的，因为有肿瘤血管进入了结节内，我斩钉截铁地说要手术。家长急了——孩子才高一，肺癌是大手术，将来还怎么上学、成家立业？我说就是因为要成家立业，所以更要救她，非得手术不可。无独有偶，当天下午又有一个从丽水来的、17岁的高三年级女孩子，我一看也是个小肺癌。两个女孩子的病灶一个7毫米，一个6毫米，我判断95%以上是早期微小肺癌。于是两个女孩子住到了同一个病房，胸外科吕帆真主任又安排她们同一天手术。华东医院以老年医学见长，对青少年经验不足，于是我又向时任院长俞卓伟汇报，俞院长特别关照麻醉科主任杨旅军，一定要注意安全。手术很成功，病理报告显示两个女孩子都是微浸润腺癌，如果放任发展下去就麻烦了。清除了两颗“炸弹”，两个孩子开心地叫我爷爷，现在还保持着联系，她们都念大学了，一个在英国伯明翰大学就读，一个就要公派留学。这两个孩子是我印象最深刻的，这么年轻得肺癌，华东医院有把握能够诊断。

习近平总书记曾明确指出：没有全民健康，就没有全面小康。《健康中国行动（2019—2030年）》规划则是贯彻落实党的十八届五中全会精神、保障人民健康的重大举措，它强调指出癌症已成为中国高发疾病之一，而其中肺癌已成为我国发病率和死亡率最高的恶性肿瘤，约占我国恶性肿瘤总死亡率的1/4。这一个极为重要的健康问题，严重威胁着我国人民的健康和生命，不仅对患者家庭，同时对国家的卫生经济支出都带来沉重压力。对此我体会特别深，我几乎每天都与肺癌患者打交道，我感受到疾病带给他们和他们整个家庭的痛苦。

Q 对肺小结节中提出微小肺癌的早期精确诊断，并非易事，这种精准的

判断从何处而来？

张国桢：华东医院放射科成立于1951年初，王文龙是第一任主任。以后有周慕莲主任、倪新瑜主任、乔文龙主任等，他们都为放射科打下了扎实的基础。1983年我院在全市率先引进第一台全身CT，我只是华东医院CT室的创始人之一，是CT设备不断更新的一个使用者，也是华东医院放射学科发展的一个践行者，我们后来人都是在前辈积累的基础上开展工作的。

同样我摸索微小肺癌的CT诊断，也来自前人的基础研究。我曾经在医学杂志上看到了两位国外学者的研究论文，一位是美国的眼科专家Folkman教授在1970年提出了肿瘤血管理论，那个时候没有全身CT，所以也不可能做出现在这样的精确诊断。另外一位是Geata教授在1993年发表了观察肺小叶/细支气管进入结节的CT形态诊断肺癌的文章，那时的CT是很低档的，没有螺旋CT，也没有64排、128排的超高速、超高分辨率的CT。但是他们的文章启发了我，我想为什么我们就不能用高分辨率的CT找出肿瘤血管呢？在不断的摸索当中我们确实发现了，这可不是发明，是发现了肺癌的肿瘤血管，并且一步一步往前走，越走越深入。我们还有另一个新的启示就是周清华教授在《肿瘤血管生成与肺癌发生》一文中提出的只有肿瘤细胞才产生和分泌血管内皮生成因子，即VEGF（vascular endothelial growth factor）的观点，它促使周围毛细血管长出血管芽，形成肿瘤血管后带给肿瘤细胞营养、氧气让它长大。我们发现其他良性的结节不产生血管内皮生成因子，不会出现肿瘤血管，所以两者的良恶性可以区分开来。

我们对这项工作非常有兴趣，也非常有成就感。对于微小肺癌，也就是1厘米以下的小肺癌，提出了一个前人未提及的一种新的概念、新的标准和新的方案。如果由体检发现的、长期存在的磨玻璃病灶有四大征象出现——增大、增密、增强、增粗（血管），就可以做出微小肺癌的可能诊断了。2015年，华东医院率先对全院两千多名职工做体检的时候加入肺CT项目，筛查出了33例1厘米以下的微小肺癌，女性占了99%，只有1例是男性。我们提出一定要抓小、抓早、抓准、抓好的新方案。国外标准是结节一定要长到 8 毫米以上才手术，而我们能够诊断出 4 毫米的微小肺癌，突破了国际标准界限，并且达到了 95% 以上的准确率。这种新的早发现、早诊断、早治疗的新概念、新标准就是从实践当中建立起来的。这些都是提高肺癌诊治水平与提高我国肺癌患者 5 ~ 10 年生存率、达到国际水平的关键所在。

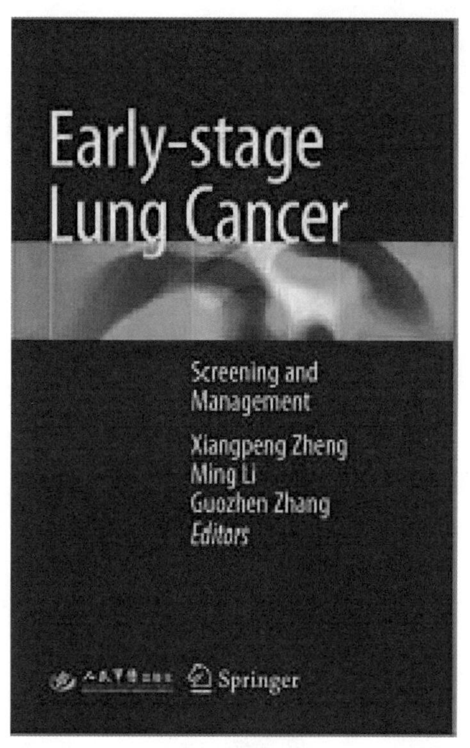

《微小肺癌——影像诊断与应对策略》（英文版）

我们在全国各地学术会议上演讲，做专题报告，在国内外发表文章，传经送宝。2015 年我们团队与兄弟医院联合编著的中文版专著《微小肺癌——影像诊断与应对策略》问世，3 年后又由郑向鹏教授主译成英文，由国际上最大的出版社之一——德国的斯普林格（Springer）出版社出版，引起了国际上非常大的震动，获得了非常好的评价，让国外都听到、看到了中国学者的声音和文章。

Q 华东医院是全市第一家引进全身 CT 的三甲医院。CT 技术和临床诊断应用是一个理论与实践相结合的一个过程。在华东医院，2005 年就成立了张国桢疑难病影像读片中心，给患者带来了福音。当初是如何设想以您名字命名成立这个读片中心的？

张国桢：作为一个以个人名字命名的读片中心，是要有底气和能力的。

华东医院放射科开科元勋是王文龙主任，他带领我们筹建了上海第一个全身CT室，引进了第一台全身CT。其实那时工作开展得并不顺利，因为20世纪80年代初条件不具备，连个维修中心都没有，机器坏了要自己修，要自己做电缆，很艰苦。当时我和王主任提出来，上海中山医院研究肝脏，华山医院研究神经，瑞金医院研究腹部、胰腺，长征医院也研究神经、肝脏，就是胸部没有人敢去碰。当时有些专家教授甚至认为CT对于胸部没有用处、帮助不大。那时上海胸科医院、第一和第二肺科医院都没有引进CT，所以我们就提出和胸科医院、肺科医院以及其他的三级甲等医院的肺科合作的想法，在胸部CT研究上做一个突破口。我们印好了回访单，请求各位外院专家反馈回信告诉我们术后的病理结果，给出一个读片诊断正确与否的答案。这样做我们就得到了经验和教训，并与上海医学会肺科学会联合举办了好几期学习班，让胸外科、呼吸科、肿瘤科、影像科的骨干力量从CT解剖入门，学习怎样读懂胸部CT片。我们尽量做到“人无我有，人有我优，人优我精”。华东医院CT室就这样逐渐形成了一个优秀、谦虚、合作的形象，名气也越来越大。

2005年，俞卓伟担任华东医院院长以后就直接提出，华东医院有一个张国桢，能不能以他的名义做一个个人工作室？这在当时是非常大胆的设想，在全国也是首创的。这种大胆的尝试能够跨过医院的围墙进行医疗会诊，这就是现在MDT（多学科诊断治疗）一种初期的尝试，是MDT的先驱。面对如何缓解病人“看病难、看病烦”的问题，2013年在此基础上又扩大成立了“张国桢肺部微小结节诊治中心”，联合了胸外科、放疗科、病理科一同参与诊断治疗，开展“一条龙”服务，这在全市是首创的。2015年华东医院带头，用低剂量CT诊断出33例本院职工的早期肺癌。我们发现肺癌从以男性的肺鳞癌发病为主，已逐步转变为女性较多见的腺癌为主，其中腺癌的发病人群中，女性占比已经超过一半，这就改变了既往肺癌只发生于长期吸烟的男性的固有认知。为了更好地践行国家的《健康中国行动（2019—2030年）》规划，我们提出肺部肿瘤的筛查重点不能局限于长期吸烟的男性，而应该是针对所有的成年人群进行肺癌的基线筛查。这是提高肺癌疗效、缓解卫生经济压力的最佳途径。我们遵循习近平总书记“要推动医疗卫生工作重心下移、医疗卫生资源下沉，推动城乡基本公共服务均等化”的讲话精神，近几年在全国多个城市建立了分中心，进行远程会诊，近的有浙江嘉兴、江苏常州，远一点的有河南郑州、福建泉州、安徽宿州、山东日照和曹县。外地三级甲等大医院和我们合作，进行远程会诊，得到了同道的认可与病人的好评，因此近十年我们中心发展得特别快。

Q 华东医院能够发展到今天，凝聚了像您这样一大批专家的潜心研究，对专业、科室投入了很多的感情和精力。在您从医、学医的过程中，对科室管理、患者诊断方面有哪些是可以跟我们分享的？

张国桢： 放射科是临床的眼睛，通俗一点说是一个侦察兵，你必须把

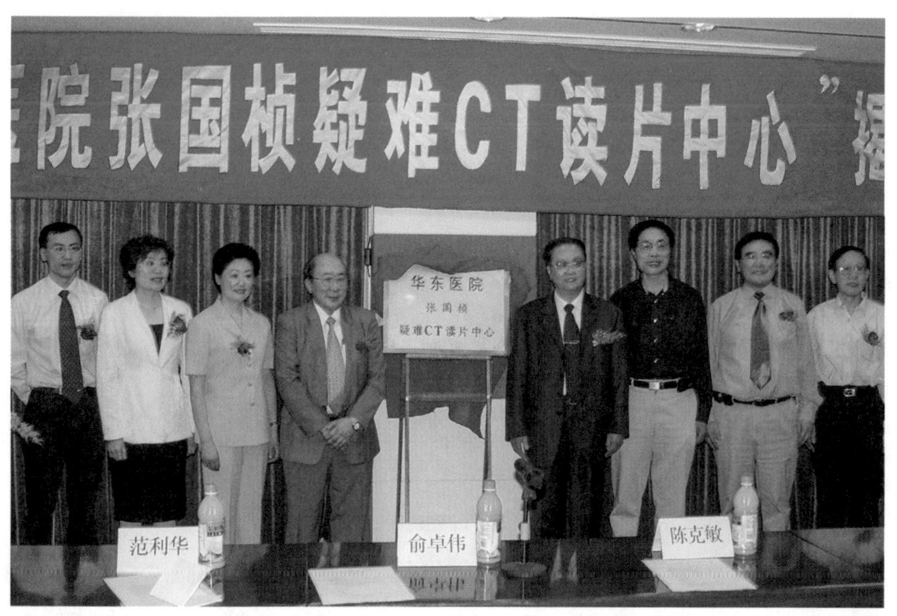

2005 年 5 月 24 日，张国桢疑难 CT 读片中心揭牌。

诊断搞清楚以后才去做治疗。我上大学当实习医生的时候，老师说“cut and then see”，就是打开看看、剖胸、剖腹探查。经过60年的时代变迁，现在已经倒过来了，是see and then cut，必须弄清楚了再打开。一些癌症转移的患者，如果你没有看清楚就打开看看，那是不好收拾的。时代不同，所以要求放射科每一个“侦察兵”必须眼如鹰、胆如虎、心如佛、技如仙，那才称得上是好医生。我跟病人说，你借6万块钱来开刀。他不太理解。我说因为要给你节约100万，甚至200万。为了不让肺癌发展到晚期，为了不让你卖房、卖牛、卖地，现在6万块钱就解决了，你再活50年都没问题。病人说，他懂了。所以放射科医生要读懂片子，也要读懂人！把人的思想说通是很重要的，医患关系为什么那么紧张，就是因为没有读懂人。我曾经说过，要经常想到病人是你的亲人。

Q 如今的技术突飞猛进，我们进入了人工智能时代、5G时代，还有物联网、互联网、区块链等等。这些新技术的发展，您是如何看的？华东医院能否借力，乘势而上再上一个新的台阶？

张国桢：我对华东医院未来充满希望和信心，因为年轻人开始崭露头角。我碰到老一代的外科教授黄育万，问他现在年轻人怎么样，黄教授说，现在年轻人都起来了，开的比我好。腹部微创，用腹腔镜开得非常成功。胸部也是一样，原来倪国兴主任的年代他们都是open、开大刀的，肋骨都要切掉，现在我们年轻的主任们用的都是胸腔镜、机器人，非常不容易。

但是我认为先进的东西目前还不能代替医生的眼睛。人工智能问世后，我们李铭主任带领团队和交大、相关科技企业等单位合作做了研究，2018年在美国肿瘤权威杂志Cancer Research上发表了文章。他们将人工智能和医生判断进行比对，不是比检出的肺结节数量多少，而是看病理诊断的性质。我们的结论是什么呢？到目前为止，人工智能是医生的第二双眼睛，绝对超过了医生的记忆力和诊断速度，它的大数据是能帮助医生做出明确诊断的，但目前为止还不能代替第一双眼睛。对于一个检查，人工智能可以提交5份报告，但最后还是要医生凭大脑来决定哪一份更为可靠，是可以公布的。

Q 作为放射诊断学著名的专家“东方神眼”，在华东医院这个特殊的、隐蔽战线上做出了贡献，在几十年的从医经历当中，是否可以给年轻的后辈讲讲您印象深刻的故事？

张国桢：“东方神眼”是中央领导给我的称号，这是我的荣幸，也是对我的鞭策。我一生当中有一个信念就是：要把我学到的技术、知识用在病人的身上，这是我最大的快乐、最大的欣慰。

华东医院在干保方面做出了很大成绩，以影像资料积累为例，华东医院是上海最早将肺部1毫米层厚的CT图像用于肺部结节筛查，做图像后处理，并保存病员所有的1毫米层厚完整影像学资料的医院。有的医院或为了节省资金，或另有想法及要求，只保存了5毫米层厚的影像学资料。5毫米和1毫米信息量差了5倍，精度就差5倍，很多信息量丢失，微小的病灶就会遗漏，因此有的医院在诊断时就会遇到难题，我们却特别容易，只要肯花时间把所有的资料一年一年提调出来做比对，就没有诊断不出肺结节是良恶性的结论。另外，院领导也有魄力，保存了10年甚至20年的资料，这是很不容易的。只有保存了完整的影像基础资料，等到要做研究、做诊断的时候就容易得心应手了。

跟年轻医生分享的一句古话是：宝剑锋从磨砺出，梅花香自苦寒来。要经得起磨炼，只有不断去摸索、不断去总结、不断去创新、不断去跨越才能够做出成绩。有时候在远程会诊的时候我们也经常争论。曾经有个病例，有的专家看了影像学资料后认为是肺水肿，我判断是肺出血，这可是两种大相径庭的判断，治疗方案也截然不同。后来按照我的诊断，治疗后康复了，证实我的诊断是准确的。所以还是应该要遵循“实践—总结—再实践—再总结”的规律，这是我的体会。

对我的同伴们有几句话：要勤于积累，不断实践；要勇于探索，不断创新；要善于总结，不断跨越。华东医院从一个保健医院慢慢发展成为一个三甲医院不容易，每年都有新的成就是靠大家的共同努力，我对华东医院充满信心。华东医院的工作人员素质特别好，外院某院长跟我讲，我到你们华东医院会诊，下午三四点钟看到所有的医生都在岗位上，没有早下班的。华东医院医生为病人看病就是实践，有非常多实践的机会。华东医院年轻的同道们要抛掉“等、靠、要”的思想，“书山有路勤为径，学海无涯苦作舟”，要经得起勤和苦的磨炼。

推动胸痛中心建设，守护患者生命安全

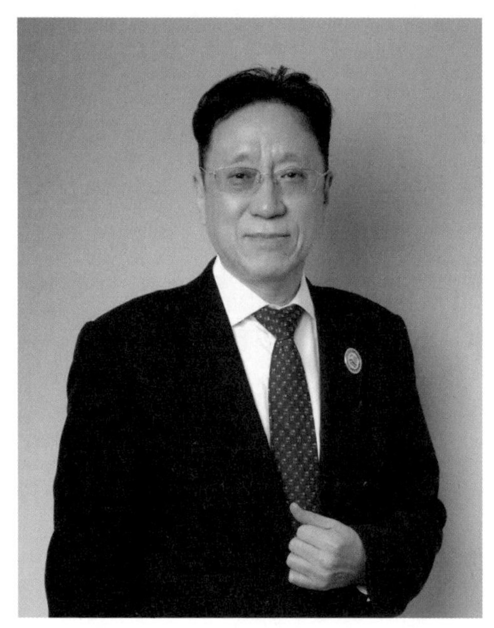

口述人：

徐亚伟，1960年8月生，1986年12月加入中国共产党。医学博士，二级教授，主任医师，博导，现任上海市第十人民医院心脏中心主任、同济大学医学院泛血管病研究所所长。多年来从事心血管疾病的临床和科研工作，擅长经桡动脉径路整体治疗冠心病，致力于急性心肌梗死救治三十余年。

近年来，十院心脏中心急性心肌梗死抢救无论数量还是成功率均位列上海前二，胸痛中心已成为中国胸痛中心示范基地，并为中国胸痛中心区域再认证中心（全国仅两家），单中心急性心梗院内死亡率仅 1.32%，达到国际一流水平。

口述日期： 2021 年 3 月 30 日

Q 前两年上海电视台拍摄的反映医疗急救的纪录片中，常常能看到医疗急救车把胸痛病人送到您所在的医院。上海市第十人民医院早在2005年就建立了心脏病急救绿色通道，后来又成为首批国家认证的胸痛中心。作为行业领军的专家，您多年来推动胸痛中心的建设，胸痛中心的建设到底能起到怎样的作用？

徐亚伟：急性心肌梗死是心血管疾病中最紧急、最危重的一类疾病，也是威胁我国人民健康的重大公共卫生问题。自2005年起，我们医院就已经开展了急性心肌梗死的“绿色通道”救治，一直致力于推动心肌梗死“更快速、更便捷、更规范、更高效”的救治。经过十余年不懈努力，我科的急性心肌梗死救治水平逐年提高，年救治心梗患者近千人，死亡率低于2%，达到了国际一流水平。

在我科救治能力逐年提升的同时，我们也不忘推动全国急性心肌梗死救治水平的提升。作为上海市胸痛中心执行主席，我近年来致力于协助各家医院建立完善的、规范的胸痛中心，从而带动全国急性心肌梗死救治水平。

Q 早期推动全国胸痛中心建设时遇到过哪些困难？

徐亚伟：作为心血管方面的专业人士，我和行业里的专家对中国心肌梗死死亡率太高这个现实都感到非常痛心。欧美国家心脑血管疾病死亡率已经在之前基础上降低了50%，而中国的心脑血管死亡拐点还没有到来，心脑血管疾病死亡率不但没有下降，还在高速上升。

中国的心脑血管疾病救治存在两个痛点，第一个痛点是预警不足，第二个是救治能力的区间不平衡，医院和医院之间救治能力水平差距巨大。急性心脏病有个特点，如果患者在医院外发生室颤或者猝死的情况，院外抢救成功率不到1%，这是一个残酷的数据。也就是说，如果急性心脏病患者在院外没有得到医生的及时救治，100个人中只有1个人活下来。面对这样的现实，

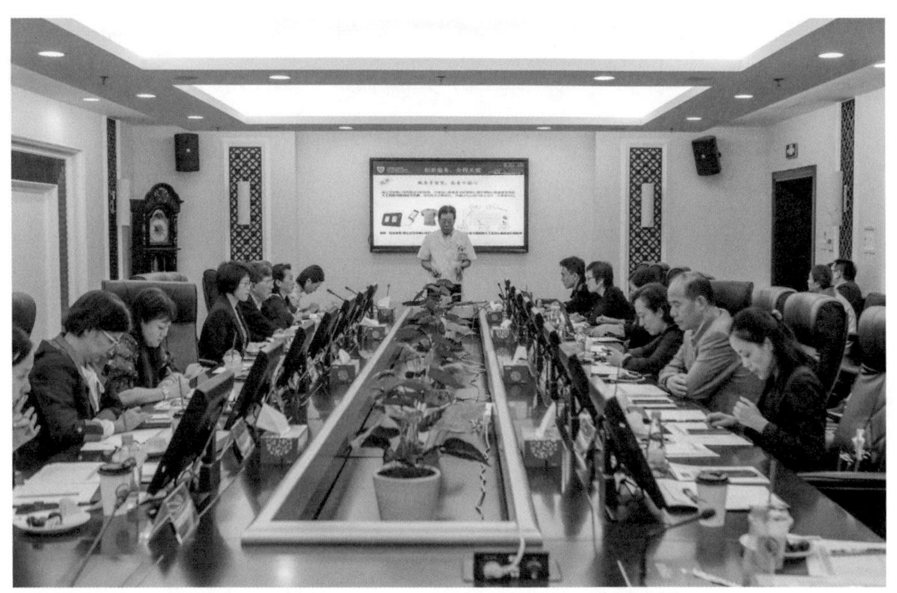

心脏中心项目获上海市第三批“创新医疗服务品牌”

我们认为非常有必要在中国普及标准化的胸痛中心，提高患者的救治成功率，降低死亡率。

多年前我们曾到美国去参观他们的胸痛中心，回来以后我们希望能够从体系建设和标准的完善上，进一步帮助中国心血管疾病急救水平提高。后来我们就一直在做这件事，推动中国胸痛中心的标准化。现在，全国 5000 多家公立医院中，已经有超过 2300 家医院获得了胸痛中心国家认证。在上海市第十人民医院的帮助下，西藏日喀则市建立起了世界上海拔最高的胸痛中心，为守护各民族群众的生命安全提供保障。在上海，我们现在已经有了 40 多家标准化的胸痛中心，实现了所有区全覆盖。

Q 目前上海市第十人民医院心脏中心的服务能力如何？取得了哪些科研成果？

徐亚伟：目前，上海市第十人民医院心脏中心已发展成为一个门类齐全、内外科兼备、医疗技术力量雄厚，集医疗、教学、科研于一体的综合性临床科室。心脏中心主要有 5 个亚学科，分别为冠心病科、心律失常科、结构性心脏病科、心血管急危重症科及心脏外科。心脏中心实际开放床位 220 张，拥有 5 台 DSA，IABP、OCT、ECMO、三维心超等多种大型仪器，各类介入手术量每年达 9000 例以上。心脏中心年门诊量近 40 万，出院人数逾 11000 人次。

十院的心脏中心是国家卫生健康委冠心病介入及心律失常介入诊疗培训基地，以急性心肌梗死信息化救治为特色。连续多年在上海市级医院急性心肌梗死 PCI 救治手术量排行第二，近年来，心脏中心开展的左心耳封堵术成为国内手术例数最多的中心之一。目前科内医师全部有研究生及以上学历，博导 13 名，硕导 21 名，高级职称 24 名，两年以上海外留学背景的医师 20 余名；5 年来连续获得国家自然科学基金项目 30 余项，2018 年获国家自然基金 10 项，近年来先后承担科技部国家重点研发项目、国家自然科学基金、上海市公共卫生体系建设三年行动计划、上海市重要疾病联合攻关重大项目、科技部“十二五”支撑计划 1、863 项目子课题等，科研经费总计逾亿元，研究成果发表在 *New England Medicine*，*Circulation*，*Nature Communications* 等著名杂志。

2014 年成立的同济大学泛血管研究所科研力量雄厚，由中国科学院院士葛均波教授牵头并担任名誉所长，我担任所长。现已有在职人员 42 人，PI17 人，研究生 50 余人。

Q 这些年胸痛中心在国内各个地方得到了普及，而上海市第十人民医院更进一步，将信息技术应用到了急性心梗的救治中。这方面最近有什么进展？

徐亚伟：心肌梗死救治强调“时间就是心肌，时间就是生命”，然而我国的急性心肌梗死救治延迟在近 20 年来无明显改善。近年来随着信息技术的飞速发展，我们意识到这是解决心梗救治延迟的重大机遇。我们率先提出了院前自动预警（人工智能 + 可穿戴设备），院内智能化胸痛中心（国内首个 5G+ 人工智能胸痛中心），院间实时会诊（移动 PACS）的信息化急性心肌梗死救治体系。实现了院前预警无延迟、院中救治更规范、院间救治无差异，为解决我国急性心肌梗死救治的难点问题提供了新的解决方案。

2020 年 5 月 27 日，中国登山队成功登顶珠峰，完成了最新的珠峰高程测量。这些登山队员就已经穿戴了我们自主研发的心脏预警装置。除此之外，我们上海的援藏干部也配备了这套预警设备，西藏自然环境恶劣，对心脏带来很大的负担，有了预警装置，可以最大限度保护大家的安全。中国南极科考队员也用上了我们研发的装置。这些都是我们作为医生、作为临床科研人员感到非常自豪的成绩。

Q 您和团队自主研发的急性心梗预警系统，有哪些方面的突破？

徐亚伟：在上海市加强公共卫生体系建设三年行动计划（第三、四轮）和“十三五”国家重点研发专项的资助下，我们团队研发了全球首个基于 12 导联心电可穿戴设备和人工智能预警软件的急性心肌梗死预警系统，相关论文发表在国际心脏病杂志上，并由美国加州洛杉矶分校著名急诊心血管病专家 IvanRokos 教授配发题为《人工智能算法助力急性心肌梗死自动预警系统——上海方案》的同刊评论。

在我国，心血管疾病引起的死亡占成人全因死亡构成比的 44%，而急性心肌梗死是临床上最危重的心血管疾病，死亡率高达 5% ~ 7%。与其他危重症不同，心梗患者越早得到救治生存率越高。上海第十人民医院心脏中心多年来联合多家知名高科技公司共同建立了一套集合可穿戴设备、人工智能软件和物联网技术的人工智能心肌梗死信息化救治系统。该系统的目标是在院前、院中及院间通过信息化体系优化急性心肌梗死的整个救治链，从而缩短患者的呼救时间、抢救时间，缩短患者的住院时间并提高心功能恢复水平，最终降低患者的死亡率。

这一套系统可以实现三个目标：

第一，在院前，通过可穿戴设备 + 人工智能心电诊断系统实现心梗的

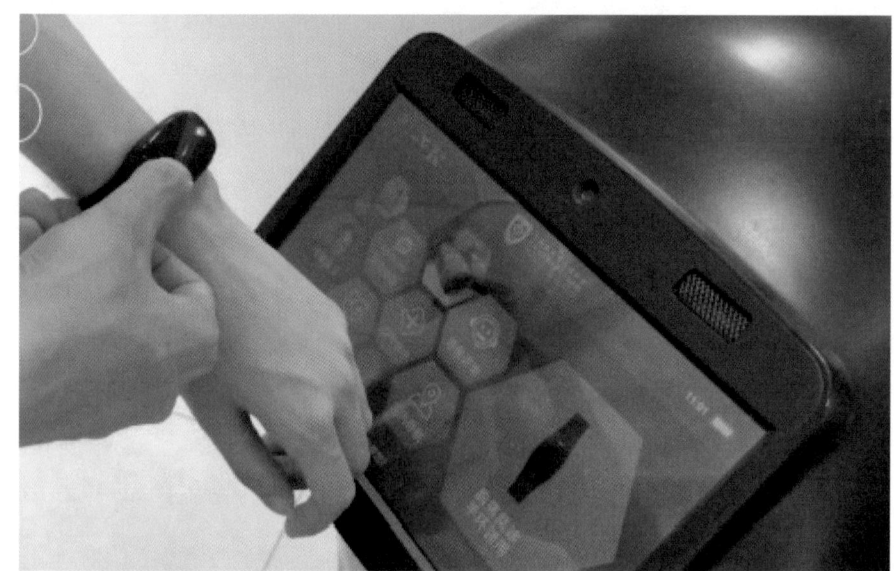

患者佩戴胸痛手环实现先救治后收费

自动预警。

第二，在院中，让患者佩戴胸痛手环实现先救治的 90 分钟黄金抢救时间全程记录。

第三，在院间，建立区域一体化信息化救治体系，降低区域内救治水平不平衡。

Q 您带领的团队奉献在雪域高原，通过技术援藏的方法使得日喀则地区的心内科学科水平得到了大幅度的提高。连续多年的援藏，具体都做了哪些工作?

徐亚伟：2017 年，我们医院按照市委市政府上海医疗人才“组团式”援藏工作精神，与西藏日喀则市人民医院建立合作，建设“西藏（西部）心血管疾病诊疗中心”，重点是帮助建设高原地区的胸痛中心。至今，已连续多年对口支援西藏日喀则市人民医院心内科。通过传帮带，不仅帮助日喀则市人民医院开展了新技术，更新了诊疗理念，还和科室成员建立了深厚的友谊。

急性心肌梗死是中老年患者杀手，救治时间早晚对预后影响巨大，胸痛中心的建设，对于提高区域急性胸痛救治能力，保障百姓健康安全具有重大意义。在国家卫生健康委发布加强胸痛中心建设的指导性文件后，内地胸痛中心建设取得显著成就，致命性胸痛患者预后明显改善。但边疆地区胸痛中心的发展较为缓慢，使得全国胸痛中心发展呈现不平衡的态势。西藏地区地域辽阔，地广人稀，气候恶劣，交通欠发达，医疗服务及胸痛中心建设具有特殊性。

日喀则市是西藏自治区第二大城市，位于西藏自治区南部，辖 1 个区和 18 个县，地域辽阔，总面积 18 万平方公里，平均海拔 4000 米以上，截至 2017 年底，总人口 84.53 万人，相对西藏其他地区，虽然人口多，但是密度低。对比西藏其他区域的胸痛中心，日喀则市胸痛中心所要承担救治的胸痛患者辐射范围更广，覆盖的地域面积更大，交通上转运病人更困难。最大的建设难度是，日喀则地区平均海拔在 4000 米，在这里成立的胸痛中心，救治地海拔更高，堪称目前“世界海拔最高的胸痛中心”。在高原医学里，高于 3500

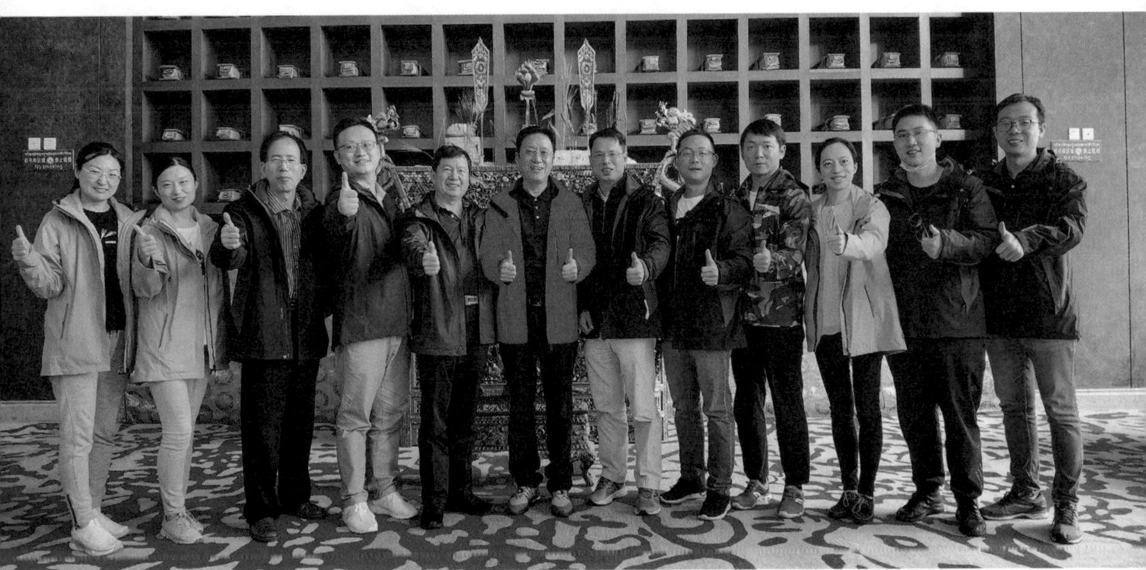

几年来，科室输送了一批又一批援藏医生。

米就属于极高海拔，每升高 100 米，空气稀薄程度就会急速增加，所以日喀则市的医护人员需要克服更严重的身体缺氧反应，坚持完成 24 小时响应的急诊手术，任务要比其他的高原地区胸痛中心更艰巨。

日喀则市人民医院从 2017 年开始建立胸痛中心，按照国家胸痛中心创建要求，集中急诊科、心内科、导管室等全院医疗技术资源，不断完善各项工作流程，使胸痛患者救治效率大幅提升。同时，胸痛中心又以医院为主体，通过联合各县区医疗机构的急救网络，建立起了覆盖整个日喀则地区的胸痛救治联盟，目前胸痛中心已初具规模。

至今，我们科室派遣李宪凯、明强、姚建华等几位主任接力支援日喀则市人民医院胸痛中心建设。

第一届援藏专家李宪凯主任白手起家，筹建了日喀则首个心导管室和冠心病监护病房（CCU），首次开展了高原急性心肌梗死的急诊介入手术，完成了从无到有的突破。

第二批援藏专家明强主任推动建立了日喀则市基层胸痛联盟，大幅提升了院前的准备效率，在高原建起了 24 小时响应的心梗急救绿色通道，手术量

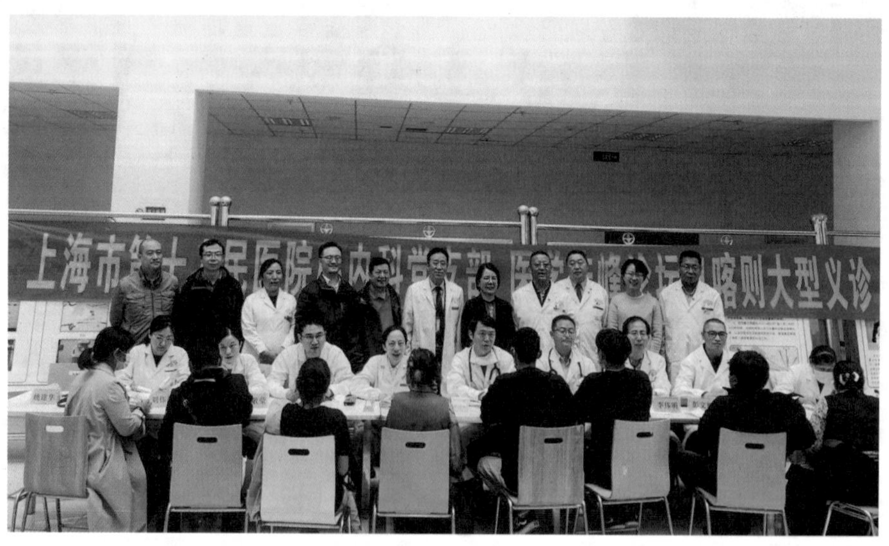

2020 年 8 月，心内科党支部在日喀则市举行义诊活动。

大幅攀升，年度累计完成 88 例冠脉介入手术，其中急诊冠脉介入手术 23 例。

第三批援藏专家姚建华主任深谙“授人以鱼不如授人以渔”的道理，积极培养当地医生，年度冠脉介入手术量突破 150 例，急诊手术 33 例；同时，他带动当地医生一起精耕细作，不断完善胸痛中心建设的各个环节，带领心内科团队顺利通过胸痛中心网审、预审和现场认证。

Q 上海市第十人民医院的专家帮助日喀则建立起世界上海拔最高的胸痛中心，接下来的目标还有哪些？

徐亚伟：日喀则市人民医院处于祖国的边陲重地，有着独特的环境和病种。在日喀则建设区域协同的胸痛中心，对于高原藏民的胸痛救治意义重大。

作为世界最高海拔的胸痛中心，医护人员要坚持 365 天 24 小时全年无休的绿色通道响应机制，要付出更多的牺牲。我们科室第四批援藏专家彭文辉主任已到位，接替姚建华主任开始第四年不平凡的援藏征程。希望我们的工作能够推进青藏高原胸痛中心的建设，切实提高心血管专科分级诊疗，从胸痛中心到心血管疾病管理中心建设，真正造福 85 万后藏地区的藏民。

我 5 年来先后进藏 5 次，希望能为当地胸痛中心的建设尽一份绵薄之力。不久前我去了日喀则定日县，核查辅导胸痛中心单元的建设。珠峰及珠峰大本营均在定日县域，众多的登顶爱好者及相关人员中不少存在心脑血管疾病，建设胸痛中心具有重大的意义，相关领导也高度关注。我认为把胸痛中心建设到珠峰脚下，是把党对西藏人民的关怀融入了老百姓的日常生活中，有着特别的价值和意义。

Q 上海市第十人民医院心脏专业的影响力如今已经跨出国门。在参与“一带一路”医学交流中，十院团队做了哪些工作？

徐亚伟：2017 年 12 月，我们团队应邀赴尼泊尔首都加德满都参加“一带一路”项目——首届中尼医学交流论坛。之后，我们分别参观访问了尼泊尔国家心脏病中心（Shahid Gangalal National Heart Center）、加德满都孔子学校及满都孤儿院，双方达成了多项深度合作交流意向。

2018 年 7 月 19 日，为了感谢我们团队对尼泊尔医疗事业的支持和帮助，同时为了商讨即将在上海举办的第二届中尼医学交流论坛，尼泊尔大使馆玛尼大使邀请我赴大使馆见面商讨相关事宜，受到了尼泊尔驻华大使利拉・马尼・鲍德尔阁下的亲切接见。大使高度评价了我们团队过去一年在尼泊尔期间的医学交流活动，他也非常感谢我们培养了优秀的尼泊尔学生——雷锋医生，并高度赞扬了雷锋医生在尼泊尔地震期间为家乡人民带去的医疗物资和帮助。

我们还在上海市加强公共卫生体系建设三年行动计划（第三、四轮）和“十三五”国家重点研发专项的资助下发起“护心计划”，这个计划不仅为我国的心脏病患者建立心电预警网络，还将沿着“一带一路”把服务延伸至周边的国家。

能够有幸在党和国家“一带一路”宏伟蓝图中承担一项国际交流与合作工作，是我作为一名中国医生、上海医生和十院人的一种荣幸。我们深感如今国家繁荣、国力强盛，走出国门，有强大的祖国做我们最坚强的后盾，我们才能时时刻刻充满自信。

震后重生，让生命之花绽放

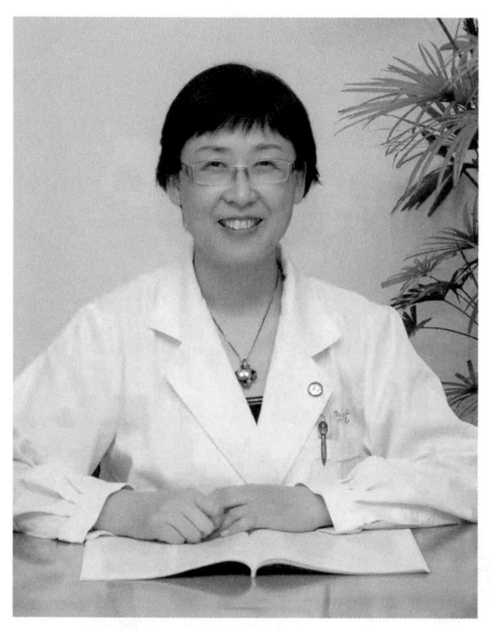

口述人：

成佳景，1963 年 2 月生，主任医师，同济大学及南京医科大学硕士生导师，曾任同济大学附属第十人民医院妇产科常务副主任、妇产科党支部书记；上海市医学会肿瘤分会委员、内镜学组委员、中华中医药生殖委员会上海委员，上海市妇产科医师分会委员。长期从事妇产科科学、生殖医学的临床诊疗、医疗教学与科学研究。曾获上海市临床成果奖三等奖、上海市抗震救灾个人先进、上海市卫生系统先进工作者、上海市三八红旗手、上海市最美女医生提名奖。

口述日期：2021 年 3 月 30 日

Q 汶川地震发生后，上海申康医院发展中心迅速组建抗震救灾医疗队赶赴灾区，初到灾区时当地的情况是怎样的？

成佳景：汶川地震后，申康医院发展中心接到任务后迅速组建医疗队去抗震救灾。我第一时间报名参加医疗队，并被任命为申康医疗队队长。我们医疗队主要任务是重建都江堰妇幼保健院，总共在都江堰工作了 3 个多月。

2008 年 6 月 25 日各医疗队队长作为先遣队出发了，但遭遇了飞机误点，直到深夜才赶到都江堰。大家不顾旅途疲劳，到达上海市抗震救灾前方协调指挥部所在的办公地后立即召开了第一次会议。有关领导介绍了都江堰的地理位置、地震造成的破坏及对口援建的计划。

我记得，当时虽然很晚才休息，但我始终难以入眠。即将开始的 3 个月

5.12
挖废墟 刨旧梁
自己动手建新房
中共汶川县委 汶川县人民政府

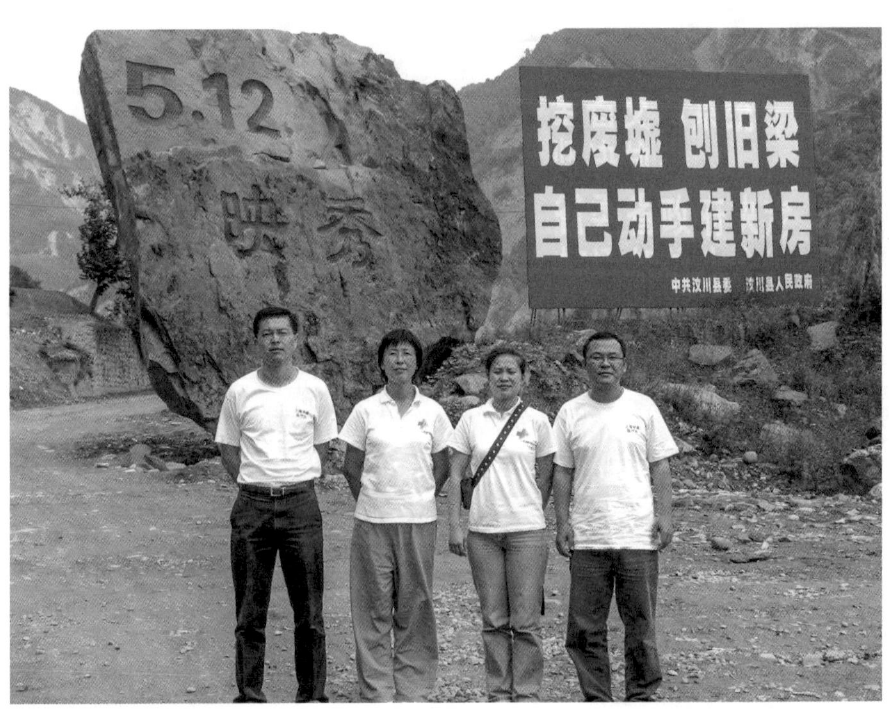

医疗队员在下乡路上的合影

工作让我感到压力很大，担子很重，但是我有信心也有能力圆满完成工作，充分体现上海医疗单位的良好作风和一贯形象，不辜负领导对我的期望。第二天实地考察时，当地卫生局的负责人为我们介绍了都江堰灾前医疗卫生机构基本情况、地震造成医疗卫生机构受损情况。我们被那里的灾情震撼了。到处都是危房，都江堰的鱼嘴下沉了，二王庙倒塌了。大地震中，医院遭到了毁灭性的打击，业务用房成了危房，医疗设备、药品大部分被破坏，整个都江堰的医疗系统处于瘫痪状态。

我了解到，由于有中国人民解放军总医院（301 医院）的帮扶，我对口帮扶的妇幼保健院在都江堰市的医疗机构中是较早恢复医疗活动的。简易的帐篷日间温度有 50 ～ 60 摄氏度，分娩后的婴儿都因脱水而转院。蚊子也很多。患者都是免费就诊、免费领药（每张药方有医生和病人签名，可以统计药品的去处，救灾物资要用在实处），但是前期为了救灾，药品单一，灾后重建阶段的很多常用药品都很短缺，特别是妇产科专用药。

Q 灾后最初的这段时间，上海申康医疗队的工作主要有哪些？

成佳景：我们到达后与 301 医院和妇保院进行了无缝衔接。在第一阶段的救援工作中，省外医疗队做出了杰出贡献，做到了“大灾后无大疫”。因此，我们上海医疗队要接过 301 医疗队的接力棒，完成重建任务。

一开始开展工作并不如想象的顺利，最大的考验就是当地医生的心理问题，每个人的家庭财产都或多或少遭到损失，有的亲人都不知所踪、生死未卜，他们都很焦虑。我们妇科连妇科检查床和检查的房间也没有，能做的就是问诊和发药。之后通过不断加强沟通，相互认识和熟悉情况，安抚情绪，上海医护人员与当地医护人员成为了朋友，我们争取到了都江堰妇幼保健院从院长到普通员工的配合和支持，给他们进行一系列的业务培训。最后，大家合力建起了科室齐备的板房医院。至此，医院工作主要任务由第一阶段的紧急救援逐步转入灾后医疗体系与医疗救治能力的恢复。

作为医疗队长，我细致地调研了震前震后的医疗设备情况，通过不断与当地医护人员加强沟通交流，制定工作进度表，建立医院长效工作机制，我们的援助和指导工作更加具有针对性和有效性。

3个月里，我们一天天见证着这座遭受重大创伤，甚至找不到一家开张营业饭馆的小城，逐步恢复活力。因为对口支援，这座城市同上海有了密不可分的联系。可以说，我们圆满完成了这次医疗救援任务，把上海人民对灾区群众的关爱留在了巴蜀大地上。

Q 进入灾后重建阶段，申康医疗队为都江堰市妇幼保健院带来了哪些改变？

成佳景：都江堰市妇幼保健院是都江堰市妇女儿童预防、保健、疾病治疗指导中心、国家一级爱婴医院、国家一级甲等妇幼保健院。前面我提到，“5·12”地震中医院遭到了毁灭性的打击，正常的业务工作陷于瘫痪状态。有检验科的工作人员和正在轮休中的个别人员遇难。5月12日至5月28日期间，医院仅能为灾民提供基本的医疗救助工作，不能正常开展妇产科、儿科业务。5月28日后，在解放军总医院301野战医院的帮扶下，医院于胥家镇高桥村野战医院搭建的临时板房内恢复了部分妇产科、儿科业务。

7月1日，301野战医院和都江堰市卫生局、申康医疗队进行了移交仪式，同时也将放射、检验、影像、高压灭菌锅以及手术室设备进行打捆、封存，准备撤离，医院当时只能开展一些常见的妇科病、孕检和儿科门诊，无法正常开展妇产科和儿科业务。

我们到达后发现，医院建筑因地震造成的破坏非常严重，已无法使用，整个医院的用房只有3顶帐篷，大部分科室的设备、器械都不同程度地受到了损坏。即使从危房中抢出一些医疗设备，由于在搬置过程中设备和器械的零件受到不同程度的损坏，也大多不能使用。

我们要做到“帮忙不添乱，到位不越位，甘当绿叶扶红花”，替政府分忧，

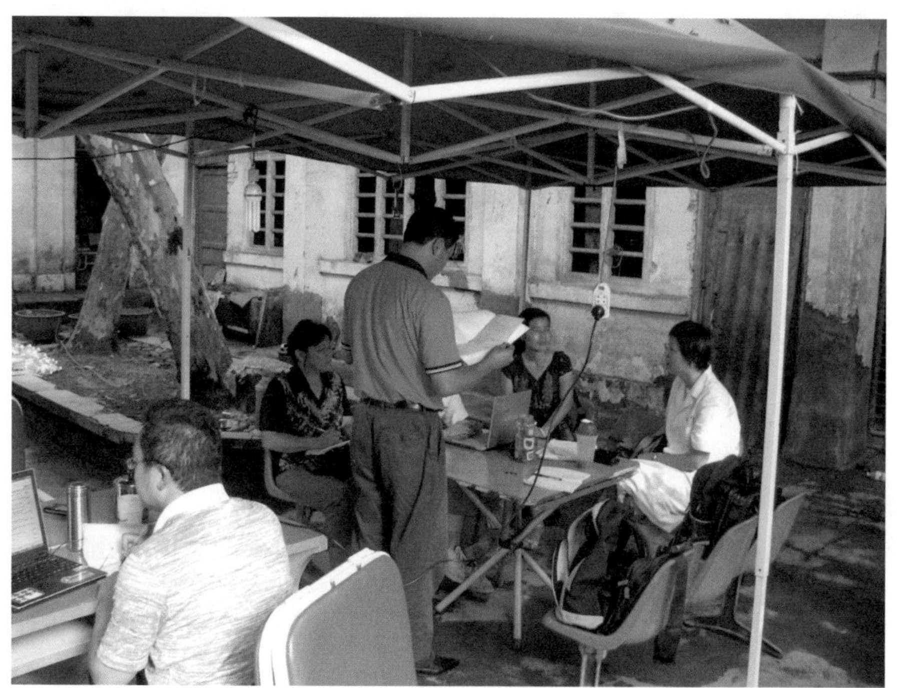

与当地的院长和工作人员商讨重建方案

让百姓得益，其中最重要的是想办法恢复当地医疗机构的工作能力，教会技能，让他们尽早恢复造血功能。

当时板房医院已选址，地面也已平整，图纸已设计好，如果3个月内医院的板房建设能按图纸设计预期完成，各科的基本设备、器械到位和消毒、浆洗供应能跟上，医院的妇产科和儿科的业务开展就能达到灾前的80%左右。为了工作能够顺利开展，我们上海医疗队与妇保院的中层干部反复沟通，拟订申康医院发展中心对口支援医疗工作方案。

在我们建议下，都江堰板房医院成立一个消毒供应洗涤中心，资源共享，这样医院的业务可能恢复更早，能力提升更快。8月31日，板房医院开始收治住院病人，妇科、产科、儿科的工作开始恢复，与此同时，麻醉科、手术室、检验科、心电图、超声等辅助科室也开始运行。

在灾区，我们努力发扬吃苦耐劳和严谨审慎的工作作风，充分发挥自己的专业特长，认真履行救死扶伤的神圣职责。

Q 在灾区条件异常艰苦的环境中，医疗队党员发挥了怎样的作用？

成佳景：作为医疗队中唯一的一名党员，我充分发挥了党员先锋模范作用。一方面努力做好对口支援医疗单位的医疗和恢复重建工作；另一方面到都江堰后，在建党 87 周年生日之际，我邀请非党员过了第一次“我为灾区做贡献”的组织生活；通过开展党员和积极分子谈心活动，组织党员积极分子定期开展党章学习活动，后来有两名入党积极分子各交了 3 份思想汇报、1 名同志递交了入党申请和两份思想汇报。

还记得当年 7 月 1 日，我们接到通知，胡延照副市长来慰问进川医疗队员，他与我握手时，我告诉他我们是上海申康医疗队，他马上回答“是对口妇幼保健院”。7 月 1 日过了凌晨不久，都江堰又发生了一次超过 4 级的余震，

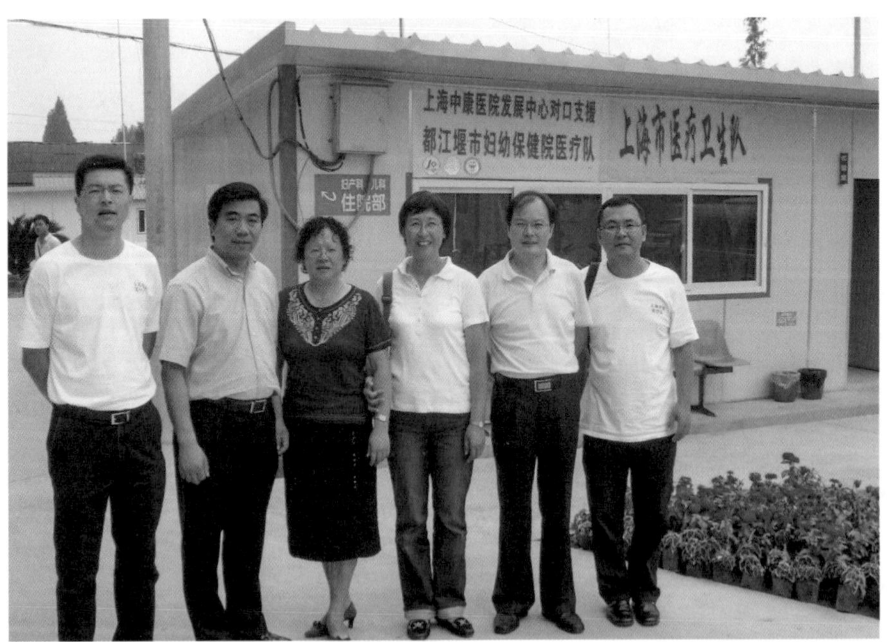

上海“娘家人”来都江堰关心对口支援开展医疗工作情况

床、椅子都在晃动。这是我们在都江堰第一次明显感到地震，危险就在我们身边。这次较强余震后，我们召开紧急会议，统一思想，及时把上级领导精神与慰问传达给队员，拟订紧急避险逃生预案，组织队员们学习地震来临时如何避险和逃生、地震后的自救和互救知识，同时积极准备干粮和药物、照明工具等避险逃生必备物品，使队员们克服了对余震的恐惧，增加了坚持工作的信心。

碰到问题时，我们努力发扬队员的团结互助精神，凝聚团队的力量克服困难。我在都江堰开辟了党员活动室，挂上党旗和各队队旗以及 4 家单位的宣传板报，宣传各家单位的工作亮点，相互学习。在灾区艰苦的条件下，为每位队员营造出良好的学习条件和氛围。

Q 作为医疗救援队医生，灾区工作的经历给您带来什么收获？

成佳景：这个问题让我想起了在向峨乡的一段往事。我们到都江堰后就听说都江堰向峨乡受灾也很严重，特别是向峨中学几乎成了一片废墟。当时上海交大系统博士团在都江堰，了解到我们要去到都江堰向峨乡进行巡回医疗，立刻要求与我们一起去。路上车程颠簸，一路上尘土飞扬，看见的都是满载物资的运输车和工程车，我们边走边能看到穿着桔黄衣服的当地群众，他们不断往路基上加小石子以保持路面不会塌方，保证生命线通畅。

我们首先到了向峨乡卫生院，给驻守在向峨乡的上海宝山医疗队带去了罐头、饼干等，因为他们的条件可能更艰苦。邹队长及队员对我们给予的支援表示了感谢。向峨乡在地震中只有两处建筑没有倒塌，一处是乡卫生院，另一处是希望小学——海虹小学。在卫生院的旁边是向峨中学，学校一部分房屋在地震中坍塌了，另一栋倾斜着，好像随时都要倒下来的样子。我们随后往都江堰煤矿走去，到处是坍塌的房屋。当地政府为灾民新建了板房，板房区域不大，但非常整洁。考虑到防疫，用水、烧饭都有各

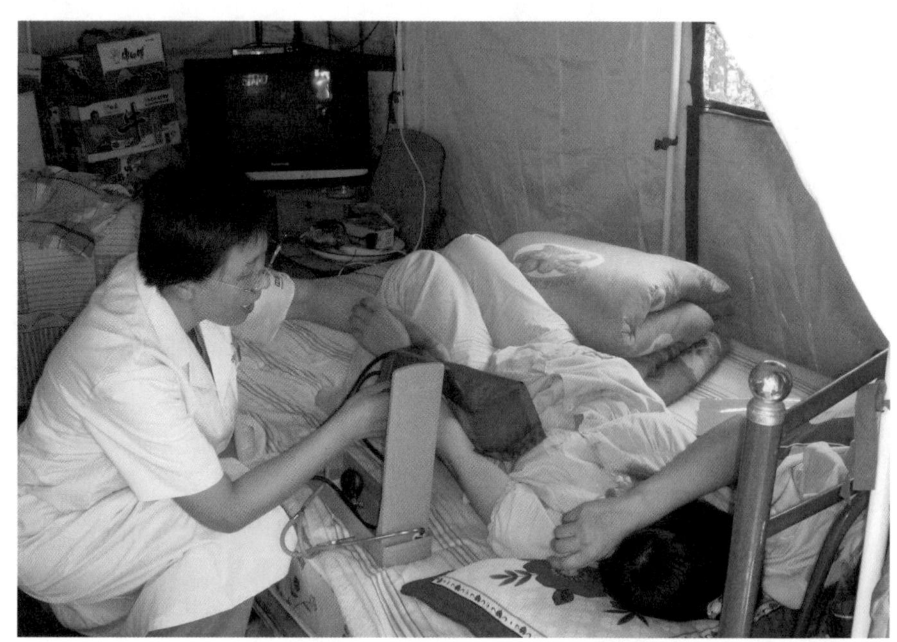

成佳景主任带队下乡开展巡诊

自的区域，虽然房屋塌了，住在板房里的灾民情绪还不错，村民的生活还是有保障的，但是有时水、电还不是很正常。我们把准备的奶粉、饼干等食物分发给了当地的一些小朋友。村民们看到我们都非常高兴，不断有人前来就诊、咨询。这些失去了亲人的幸存者，他们没有太多的怨天尤人，他们对别人、对政府、对生活的要求都很低，从他们的身上，我们感觉到了力量。

时间过得很快，转眼到了中午，卫生院的领导热情地挽留我们，为了不给当地卫生院增添麻烦，做到帮忙不添乱，我们决定赶回驻地。在回去的路上我们碰到了上海市对口支援都江堰市灾后重建指挥部社会工作组的同志，他们指着不断到这里来参观、拍照的人，对博士团和队员们说："我们每个人到这里是来做什么？我们能为灾区的重建做什么？最后我们又为灾区的重建做了些什么呢？"

这值得我们深思，这么多年我也没有忘记。这段到汶川地震灾区援建的经历给我留下宝贵的精神财富：不怕事，能干事，最终要干成事！

Q 这些年上海市第十人民医院筹建了生殖医学中心，业务发展很快。在都江堰的这段经历对你的职业生涯也产生了影响，包括发展辅助生殖。能介绍下您现在做的工作吗？迄今获得了哪些成果？

成佳景：我们在都江堰工作时了解到好多失独的家庭很想要二胎，试管婴儿技术是可以帮到他们的，建立生殖医学中心的念头就在那里诞生了。

据中国人口协会、原国家计生委当时发布的数据显示，中国育龄夫妇的不孕不育率已经从 20 年前的 2.5% ~ 3% 攀升到如今的 12.5% ~ 15% 左右，患者人数超过 5000 万。另外，随着环境污染、生育年龄推迟、生活压力等原因，不孕夫妇人数还在不断增加。而不孕患者中，至少有 20% 的夫妇需要借助辅助生殖才能实现生育。

我喜欢挑战。回到上海后，我以开路先锋的精神、不计得失的心态投入到上海市第十人民医院生殖医学中心的筹建工作中。当时，我担任生殖中心的临床主任，带着 5 名妇产科医生从头做起。虽然我是妇产科医生，但当时对辅助生殖领域掌握得还不够，为此我专门出国进修学习，学习欧洲先进的辅助生殖技术。在不孕不育的治疗中，我发现这不是一个医生能独立完成的工作，它需要一个团体的合作，再加上患者的配合才能够成功。

在临床实践中，我们凝练了发展特色。近些年我们中心采用腔镜微创手术与内分泌治疗相结合的方式，治疗子宫内膜异位症导致的不孕不育。对于自然怀孕困难的病人，我们团队有娴熟的处理该类不孕病人的技术，试管婴儿成功率稳定在 49.3%。我们团队与同济大学干细胞实验室合作，经过多年的基础研究，开辟了宫腔镜微创治疗联合自体干细胞宫腔内移植修复内膜的国际前沿方案，取得了满意的治疗效果。对于女性肿瘤患者卵巢永久性的伤害，我们团队与瑞士 Berne 大学医院建立了长期交流合作，共享其成熟的保留生育力平台，以期在治疗肿瘤的同时保存女性的生育力。对于月经不调病人，我们采取综合治疗策略，帮助患者改善生活方式，制定营养减肥餐，必要时配合药物治疗，达到减脂、促排卵、恢复规律月经的目的。

我希望能用我的专业知识和妇科微创技术与生殖内分泌的经验让更多的女性保全自己的生育功能，实现自己做母亲的梦想。这也是我作为一名共产党员医生，在经历了都江堰灾后援建的特殊洗礼后，在辅助生殖这个全新工作领域中的梦想。

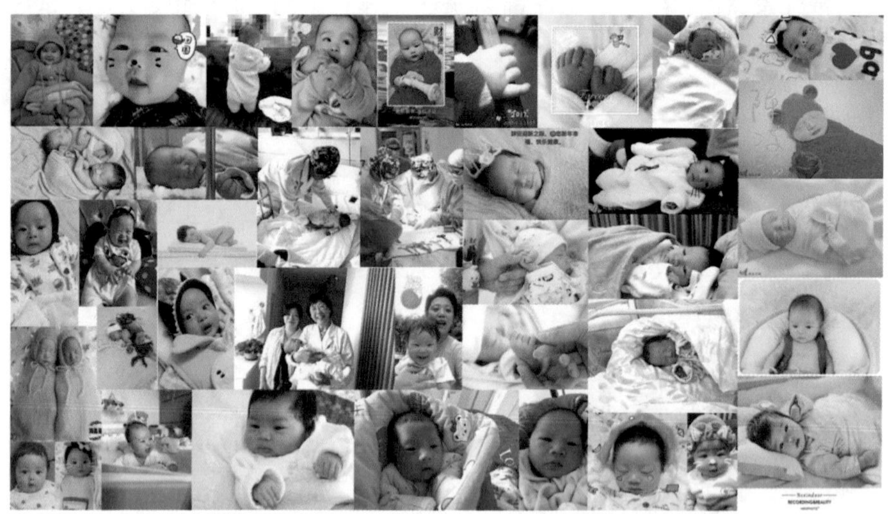

每个新生宝宝都是祝福

三年援疆创佳绩，而今助蚌谋新篇

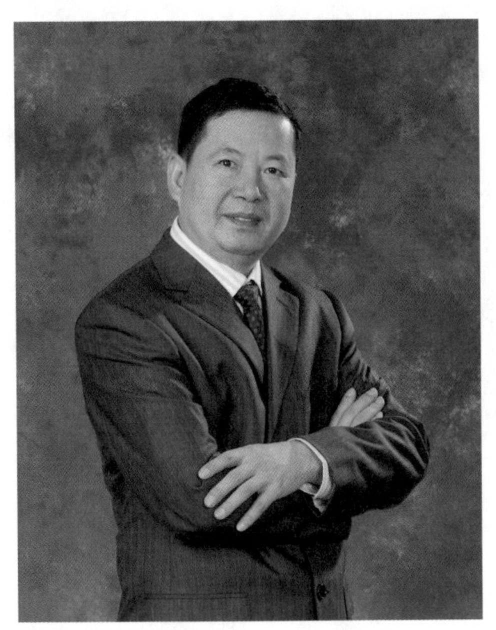

口述人：

熊肇明，1963年8月生。1986年1月加入中国共产党。上海市第十人民医院普外科主任医师，高级战略管理师（一级），医学学士，医院管理硕士。现任上海市第十人民医院医院管理办公室主任，上海市科技评价与评审专家，上海市品管圈评审专家，《长三角医院联盟全质量管理评论》区域医院医联体专委会委员，《淮海医药》编委。从事普外科工作三十余年，熟练掌握普腹外科常见病、多发病的诊治，尤其擅长肝胆胰外科良恶性肿瘤的诊治。发表专业及管理论文50余篇，SCI论文2篇。

口述日期： 2021年3月26日

Q 我了解到您是上海市第十人民医院选派援疆的第一人，在援疆 3 年过程中，如何开创性地实现了上海一家三甲医院对新疆喀什地区二院一个内部中心的“以院包科”援建模式？

熊肇明：作为医疗专业技术人员，当我听到新一轮援疆工作需派 45 周岁以下，必要时可放宽到 48 周岁的普外科腹腔镜专长的医学专家时，尽管当时我已 47 岁，作为一名中共党员，我毅然向组织报了名，表示若组织同意随时应召。2010 年 10 月 12 日，我肩负党组织和上海人民的重托，提前进驻新疆喀什地区第二人民医院，担任医院党委委员、副院长，同时任上海市对口支援喀什地区第二人民医院医疗队领队、党支部书记，先后分管过外科系统、科教、信息及援疆工作；医疗联合体成立后，还分管医疗联合体工作。

在 3 年援疆的日子里，我们按照上海市委市政府“规划为先，产业为重，民生为本，人才为要”的援疆方针，在新疆各级党政和上海援疆前方指挥部的领导下，在上海市委市政府、上海市卫生健康委、上海申康医院发展中心、各大医学院校、各派出单位的大力支持下，上海援疆医疗队将一个个看似“不可能”的事变成了“可能”，创造了一个又一个奇迹。

刚到地区二院短短的一个月的时间里，我就喀什地区的医疗卫生状况以及地区二院的管理、医疗业务、学科建设、科教、人才、基础设施和设备等进行了调研，制定了地区二院的援建规划和援疆医疗队管理制度，提出将地区二院打造成三级甲等综合性的集团医院，并成为南疆地区最强的医院之一。在学科建设方面扬长避短，与地区一院错位竞争，提出“十个中心”的建设，第一阶段重点加强“五个中心”的建设。

2011 年 9 月 7 日至 9 日，时任上海市政府副市长沈晓明、副秘书长翁铁慧率团到喀什地区二院考察，提出把地区二院打造成南疆乃至全疆临床医学高地的战略目标。为此，沈晓明副市长多次组织召开卫生援疆工作专题会，上海市卫生健康委、上海申康医院发展中心先后 3 次派专家团队进行调研，并制定了切实可行的措施。

2012 年 5 月 11 日，“沪疆教育、卫生合作共建签约仪式” 在乌鲁木齐举行。其中中山医院、华山医院、肿瘤医院、妇产科医院及仁济医院分别对口援助地区二院的心血管系统疾病诊治中心、神经系统疾病诊治中心、肿瘤诊治中心、妇产科疾病诊治中心、消化系统疾病诊治中心，上海这五家医院学科在全国排名位居前列，并在第二轮的援疆专家选派时针对“五个中心”建设在原 16 名援疆专家的基础上增派了 15 名半年期的援疆专家。地区二院的“五个中心”由此在医疗业务、质量、科研、人才厚度等方面均有较大幅度改善。

在“五个中心”建设的引领下，地区二院的学科建设得到突飞猛进的发展，急诊 ICU 病房从无到有，从 3 张床增加到 16 张床；新生儿科成立并开展相应的工作。分别由新华医院、长海医院对口援助的新生儿听力筛查与听力障碍诊治中心、泌尿外科微创治疗中心也相继挂牌。通过重点学科群的建设，地区二院心血管内科、消化内科、神经外科、产科经过申报、答辩等，2013年成功成为自治区卫生厅重点专科。真正做到让喀什地区各族人民大病、重病不出喀什就可得到救治，真正造福喀什地区的各族群众。

上海一家三甲医院对口援助地区二院“一个中心”的模式，毫不夸张地说，在全国、在援疆历史上是绝无仅有的。

Q 在上海市委市政府、上海市卫生健康委、上海申康医院发展中心对地区二院全方位扶持的同时，上海各界对地区二院展开不同形式的援助，地区二院人才队伍建设得到了哪些提高？

熊肇明： 其实，2011 年地区二院共有在编职工 729 名，其中卫生技术人员占 87.38%，其他技术人员占 4.80%，行政人员占 3.29%，工勤人员占 4.53%。医生 265 名，硕士及以上学历占 1.51%（注：参加研究生班学习的以硕士计，仅 4 名，无博士研究生学历人员），本科占 64.16%；医技人员 46 名，本科占

32.61%；护士 326 名，大专及以上学历占 29.45%。由此可看出地区二院的高层次人才匮乏，尤其在许多专科缺乏学科带头人和骨干，难以满足医院的发展定位需要，这与医院人才培养困境和学科人员紧张、激励机制未配套或员工学习的积极性不高等有关。

出发前，申康中心明确指示要留下一支“带不走”的人才队伍，因此我们采取了“援疆专家带教 + 请进来、走出去”等方式。为充分发挥援疆专家的作用，外科系统采取导师制，即以师父带徒弟的方式，一个援疆专家带 1 ～ 2 名地区二院医生；内科系统采取查房制，即每周在所在科室搞 1 ～ 2 次大查房，为地区二院医生传授诊治经验和国内外动态。援疆以来，上海三甲医院先后选派 65 名高水平的援疆医生援助地区二院，援疆医生共接诊病人 23000 余人次，手术近 7000 例，开展新技术、新项目 170 余项。累计开展科室内小讲课近 1000 次，科内教学查房与疑难病例讨论 1500 余次，全院范围内学术讲座 30 余次。值得一提的是地区二院心胸外科的团队经过近 3 年的带教、培训，均已掌握了各自的技能，心脏手术已可常态化开展，对此中央领导在第四次全国对口支援新疆工作会议上还专门谈到了喀什地区二院的上海卫生援疆工作，对上海通过开展先心病手术等帮助当地提高医疗水平给予充分肯定。

2012 年底，地区二院利用援疆资金启动了优秀人才培养计划，包括优秀学科带头人、优秀青年骨干、优秀护理骨干等，首批通过个人报名、专家评议、个人答辩等形式选拔出优秀学科带头人 6 名、优秀青年骨干 11 名及优秀护理骨干 6 名，其中“优秀青年骨干”项目由援疆医疗队专家担任导师，我也是其中一名导师，以“一对一”带教方式，全面提升被培养对象医教研能力。此次人才培养计划在喀什地区医疗卫生系统尚属首例，对加快地区二院乃至喀什地区医疗人才培养具有划时代意义，此后每年培养一批。

同时，通过上海援疆专家的积极协调，上海七家医院的高层次医学专家来地区二院开展讲学、业务指导和手术示范等 500 多人次，5000 多人次医护人员受益。

Q 为进一步提高地区二院的诊治水平，在短短的 3 年多时间里，上海各方是如何协同资源，为地区二院的发展在硬件、软件上打下坚实的基础？

熊肇明：为了提高诊治水平，为病人提供更优质的服务，地区二院每年选派 10 名青年骨干到上海各三级甲等医院进修学习半年以上，并选派若干名急需提高的专业人员进行短期培训，迄今已组织各类业务骨干到上海短期培训和进修达 200 多人次。通过学习，培养了 1 名听力技术员和 1 名听力医师，为医院听力中心成立奠定了基础；培养了 1 名体外循环灌注师，为心胸外科手术常态化开展注入了动力；还培养了一些其他学科的急需和紧缺人才，如重危病人的救治代表一个医院的水平，地区二院原无专业人员，经过选派人员到上海市第十人民医院进修学习和上海市第十人民医院选派 ICU 的专家援疆，成立了急诊外科 ICU，使之专业化，提高了地区二院重危病人的抢救成功率。

经与复旦大学多次沟通和复旦大学领导的多次调研，2013 年复旦大学在

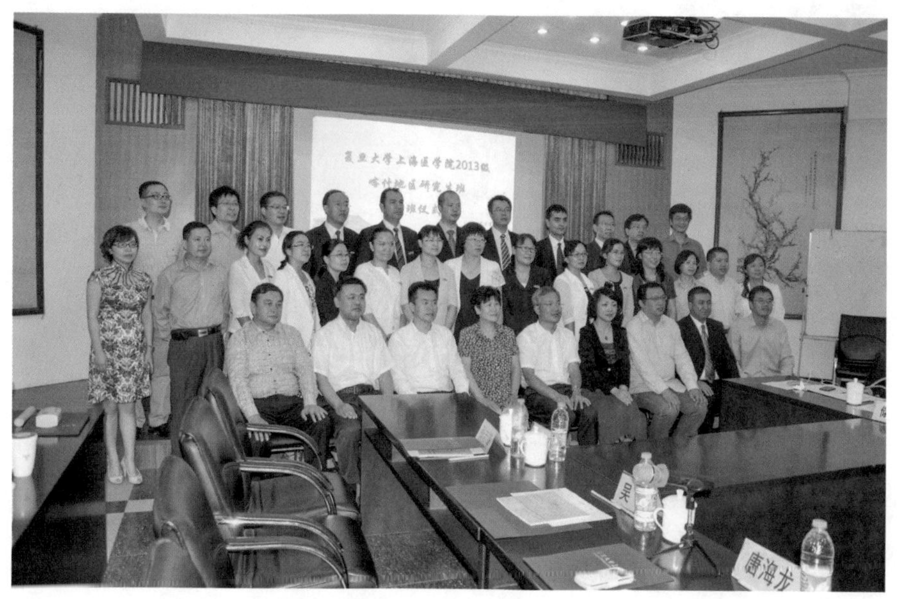

2013 年 9 月 28 日，喀什地区二院研究生在复旦大学开班。

地区二院启动了“地区二院在职研究生培养项目”，经过严格的考试程序，择优录取了首批17名学员，已于2013年9月8日正式授徽。计划连续5年，共培养100名硕士。在上海援疆专家的全力支持下，地区二院科研立项数量、论文质量与数量明显增多，3年援疆开展的170余项新技术新项目中多项填补了地区、南疆乃至自治区的空白。

经过3年多的努力，喀什二院实现了自治区级科研项目和地区科技进步一等奖零的突破，2012年中西医肿瘤科申报的1项自治区科技支疆项目、神经外科申报的1项自治区卫生厅适宜推广技术均立项，2013年申报的7项自治区科技厅科技支疆、科技支撑、软科学、自然基金、少数民族特殊人才培养计划等项目，全部立项。获地区科技局科技计划项目立项2011年1项、2013年1项。泌尿外科“经皮肾镜碎石术治疗泌尿系统结石” 获得喀什地区卫生系统唯一的科技进步一等奖，是地区二院历史上的首次。

在短短的3年多时间里，上海累计投入6500多万元支持地区二院的综合

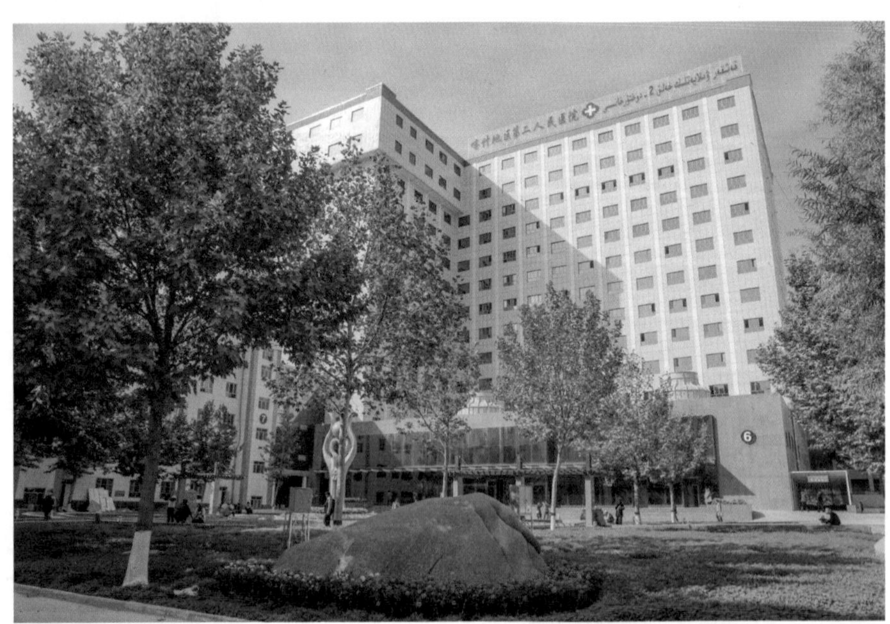

2014年喀什二院竣工的新大楼

病房大楼建设（4.9 万平方米）和急需设备的配置。综合病房大楼竣工后，大大改善了地区二院的就医环境，并成为地区二院医疗联合体的诊疗基地、教学基地、科研基地、培训基地，为地区二院由一家二级甲等综合性医院在 2014 年 11 月成功经过等级医院评审，2015 年 1 月 17 日直接跻身到三级甲等综合性医院行列奠定了扎实的基础。

Q 2011 年 5 月 7 日，新疆第一个医疗联合体——喀什地区二院医疗联合体成立了，即以地区二院为龙头，以“上海（喀什）临床医学中心”为支撑，带动上海对口支援的四县医院共同发展。能否介绍一下“1+4X+1”医疗联合体的创新模式？

熊肇明：所谓“1+4X+1”的医疗联合体，第一个“1”是指地区二院，“4X”是指四个县级医院及其乡镇医院，最后一个“1”是指上海医疗的后方支持。简单地说，就是喀什当地老百姓在生病后，地区二院的援疆专家可以上门服务治疗；如果问题不能解决，可将相关资料回传至上海，进行网上会诊，帮助援疆专家解决问题；如还不能解决，再由上海方面组成医疗团队前来或者安排患者去上海。

医疗联合体建立了有效的运行机制，成员单位每年两次联席会，就工作成效、存在问题、解决办法予以总结、讨论，并对下阶段工作进行布置，还成立了各专业委员会，就各自专业领域进行定期交流。地区二院作为医疗联合体核心单位，积极发挥龙头作用，援疆医疗队深入到泽普、莎车、巴楚、叶城等四县医院开展医院管理、业务培训、查房、会诊、手术、疑难病例讨论等工作。成立两年多来，地区二院共派出 10 余批专家百余人次的培训组，会诊病人近 100 例，手术 50 余例，疑难病例讨论 10 余例等。

此外，我们还通过“爱佑童心”“点亮心愿”项目，帮助喀什地区贫困家庭实施免费手术救治，改变了这些家庭的命运，在各族患者中产生了巨大影响。这是上海卫生援疆“民生为本”的具体体现，也是地区二院医疗联合

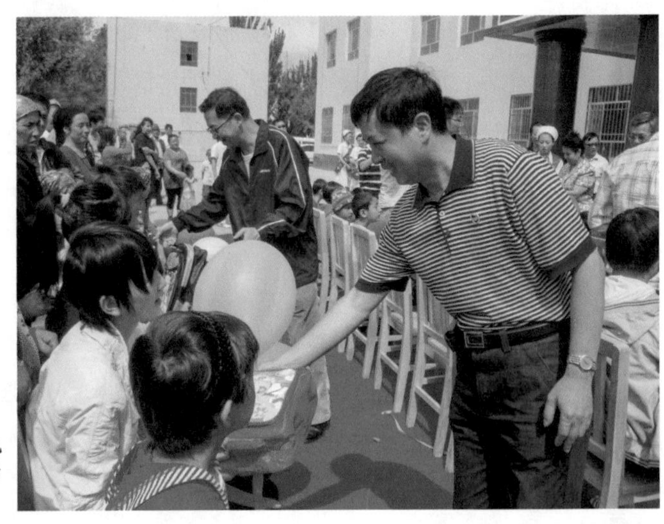

2011年6月1日，先天性心脏病患儿术后康复出院。

体的优势所在，惠泽各族群众。为使项目顺利开展，我多次带领专家到四县偏远乡镇筛查病人。

在上海援疆前方指挥部领导的关心、支持下，在上海市东方医院和上海市胸科医院心胸外科专家团队的大力帮助下，我们实施了“爱佑童心”项目，分3批对71名先天性心脏病患儿成功实施了手术。在此基础上成人心脏手术亦步入常态化。“点亮心愿”项目则是贫困白内障患者的复明手术，地区二院完成412例，医疗联合体内共完成910例。

喀什地区的传染病发病率、孕产妇死亡率、婴幼儿死亡率居高不下的主要原因是人才的匮乏和专业技术水平有限，作为医疗联合体的龙头单位，对医疗联合体内各成员单位现有人才培养义不容辞。为了努力实现对口支援四县“三降一提高”的目标，医疗联合体先后为对口支援四县的乡镇卫生院举办了两期“助产士”（产科医生）和一期儿科医生培训班，每期理论学习一个月、临床进修两个月，至2013年底已累计培训“助产士”（产科医生）和儿科医生近300人。医疗联合体内针对“三降一提高”项目还举办了两届医护技能大赛，以提高四县及四县的乡镇卫生院对新生儿、孕产妇的救治能力。

上海对口四县“三降”项
启动仪式暨
地区二医院医疗联合体“助
士”培训开班仪式

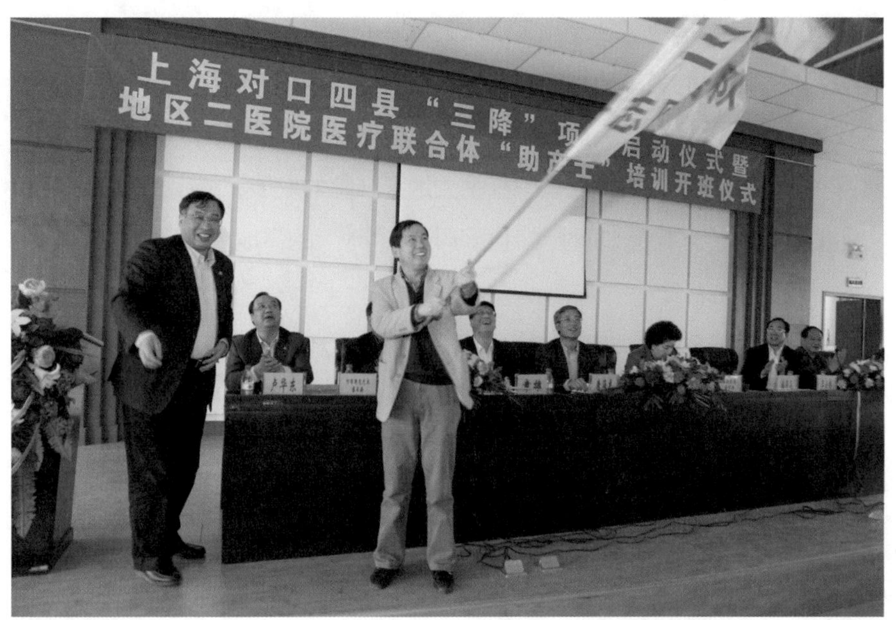

2011 年 6 月 23 日，助产士培训班开班授旗。

Q 地区第二人民医院上海援疆医疗队是如何把一个个“不可能”的事变成了“可能”，创造了一个又一个奇迹？

熊肇明： 正是由于有上海市委市政府、市卫生健康委、申康医院发展中心的高度重视，上海后方强有力的支持，在上海援疆前方指挥部的关心、帮助下，在新疆自治区党委、政府、喀什地委、行署的领导下，全体第七批地区二院 65 名援疆专家同甘共苦，团结协作，勇于创新，踏实工作，才把一个个“不可能”的事变成了“可能”，创造了一个又一个奇迹。

援疆医疗工作责任重大，要求比在内地更高。虽然生活条件不能和上海相比，但内心确实很充实、很温暖。让我难以忘却的是在我家属患病时，上海市第十人民医院领导精心安排和相关学科同事的关心、照顾，让我可以安心援疆工作。正是因为有申康中心和第十人民医院作为强大的后盾，我才能顺利进行援疆工作。如今，回顾 3 年多的援疆岁月，有痛苦，更多的是欢笑；

有寂寞，更多的是地区二院和医疗队大家庭的温暖；有短暂的困惑，更多的是援疆工作取得的累累硕果。援疆工作使我懂得了很多，让我得到了很多，是我人生旅程中最重要、最难忘的一程。三年援疆，无怨无悔；三年援疆，终身援疆。回到上海后，我也一直关注地区二院的发展，继续为地区二院做力所能及的一切，共圆“南疆临床医学技术高地”的“地区二院梦”。

Q 为响应国家长三角一体化战略，贵院开启了长三角区域院府、院院“1+1+N”的合作新模式。您是如何发扬援疆精神，运用援疆经验，利用上海优势医疗资源，做好长三角支援项目管理的？

熊肇明：最近，为积极响应国家长三角一体化战略，上海市第十人民医院分别与蚌埠市卫健委、蚌埠市第一、二、三院签订了战略合作框架协议，开启了长三角区域院府、院院“1+1+N”的合作新模式。第一个“1”代表上海十院，第二个“1”代表蚌埠市卫健委，“N”代表蚌埠市多家公立医疗机构。可能也是因为有援疆经验，我有幸被蚌埠市卫健委任命为长三角支援项目管理办公室主任。这对我来说责任重大，任务艰巨。

我们的总体工作思路是“党委领导，政府主导，学科引领，人才支撑，科教协同，管理驱动”，要在蚌埠市委市政府和蚌埠市卫健委的领导下，以人民健康为中心，做政府愿意做的事，做医院干部员工和百姓期盼的事，针对3家合作医院的现状，学科建设结合各自优势学科，对标省重点学科，差异化发展，以疾病或器官或系统为中心，每家医院重点支持2～3个中心（学科群）。针对合作的3家医院的病理、超声、放射等学科相对比较薄弱的特点，我们搭建起一个公共平台，即影像医学远程协作共享平台，依托上海市第十人民医院的上海市超声工程技术中心，通过共享平台实现培训、会诊、MDT、远程操作实时指导、临床研究的数据共享等。在人才方面，蚌埠市委市政府近期出台了人才引进的优惠政策及配套措施，使人才愿意来，还留得住，同时，市级、院级层面均将出台相关人才培养计划，上海市第十人民医

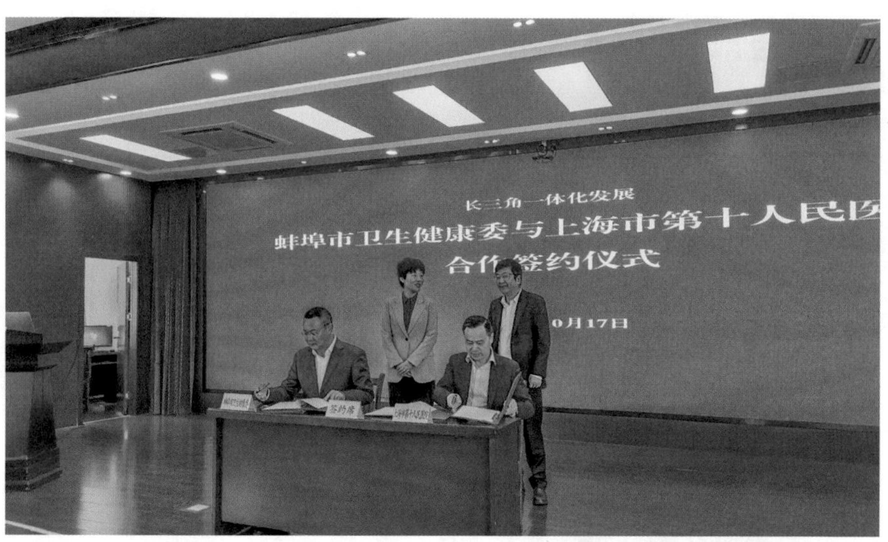

2020 年上海十院与安徽蚌埠签署合作协议

院也将探索人才柔性流动机制。在科教方面，除争取加大现有市科技局和蚌埠医学院的科研资金支持外，市卫健委也将筹资设立科研基金，出台临床研究培育项目，还将争取合作的 3 家医院逐步成为同济大学医学院的教学医院，依托同济大学医学院，提高 3 家合作医院的科教能力和水平。能够承担这项重大工作，得益于申康中心在我人生的关键时期给予我的重要机遇，也得益于我 3 年援疆工作的点滴积累。

做有温度的人文中医人

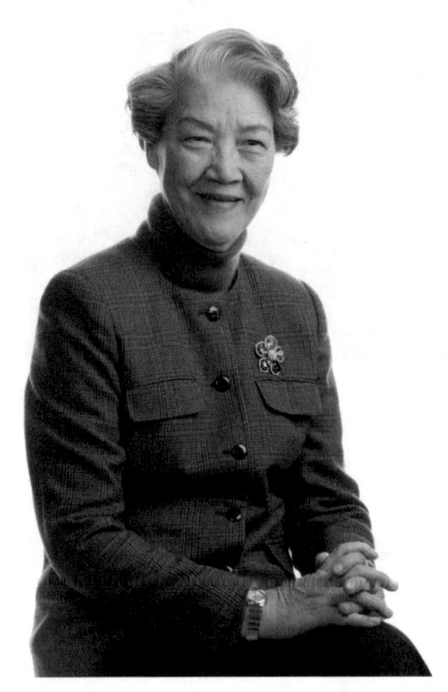

口述人：

王霞芳，1937 年出生于上海。主任医师，上海市名中医。世界中医药联合会儿科分会名誉会长；第一批全国名老中医董廷瑶学术经验继承人；第三、四批全国名老中医药学术经验继承班导师；上海市西学中高级研究班指导导师；上海中医药大学王霞芳名中医工作室主任、客座教授；海派中医董氏儿科流派传承研究总基地负责人。享受国务院政府特殊津贴；曾荣获上海市三八红旗手、上海市卫生局三八红旗手、白玉兰巾帼成就奖等荣誉称号。

口述日期： 2021 年 4 月 2 日

Q 王主任，您是第一批全国名老中医董廷瑶学术经验继承人，2012 年又成为海派中医董氏儿科流派传承研究总基地的负责人。能介绍一下近些年来中医传承方面的主要工作吗?

王霞芳：中医学是中华民族的瑰宝。新中国成立后党和国家对中医这一瑰宝的继承发掘重视有加，名老中医的学术经验是国家和人民的宝贵财富，应该积极继承发扬创新。我有幸在 38 年前师从名师海派中医董氏儿科，成为第一批全国名老中医董廷瑶学术经验继承人，如今到了耄耋之年，成为一名指导导师。我深切感受到，老中医的学术经验是国家和人民的宝贵财富，应该积极继承发扬创新。现在国家中医药管理局举办了全国名老中医药学术经验继承班以及全国名老中医药专家传承工作室，上海市卫生健康委也举办了资深西医学中医的西学中高级研修班。参加这个研修班的学员，大多为西医院校毕业、有多年临床经验的主任医师。这些有知名度和影响力的学员来学习中医，特别对提升儿科诊疗水平、对儿童健康是很有好处的。

退休前，我是医疗、教学、科研三头齐进，还承担行政管理工作，担任上海市中医门诊部副主任、儿科主任。62 岁退休后，我自己定位以教学为主，每周到上海市中医医院石门路门诊部坐诊 5 个半天，门诊带教，培养中青年儿科医师，希望能培育出临床诊疗水平高超的中医师。

我今年 84 岁了，按理说早已不必承担带教任务了，可因为中医儿科医生比较缺，上海市卫生健康委、中医药管理局合办，成立市海派中医流派传承人才培养项目，有两位青年医师多次积极要求跟我结对学习中医，我就报名参加了第六届上海市海派中医流派传承人才培养项目，继续当研修班导师，让董氏儿科流派有继续传承机会。我是因为看到中医儿科后继乏人，儿童健康问题重要，觉得自己有责任继续培养中医儿科继承人。

我一心想为中医多做些事。在带教同时，我每周三去名老中医工作室编写整理总结董氏儿科学术经验，周五去门诊部专家门诊坐诊半天，限号应诊，分析讲述望闻问切四诊、辨证求因、推理论病，确立理法方药，将我学到的

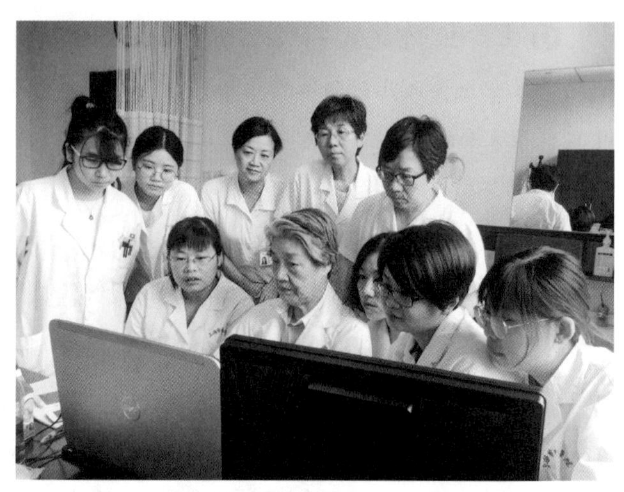

王霞芳教授带领工作室团队成员学习

董氏宝贵经验以及我临床积累的经验详细传授给中青年医生，希望他们能继承发扬光大，知其然必须知其所以然。中医理论强调天人相应，阴阳五行、内脏与四肢百骸、肌肉骨骼以及五官皮肤均有密切联系，所以不能头痛医头、脚痛治脚、见症治症，而是注重整体观，所以常能解决一些西医无特效的功能性疾病。我带教的学生，有些已经是主任、副主任医师了，他们有丰富的中医经典理论知识及自身丰富的临床经验，我能够教给他们的主要是我从董师那里学到的临床经验，及我摸索出来的临床实践中的体悟。

当年我跟董师学习时，董师每天看近百号病人。他用文言文口述，比如讲“风热，感冒，解毒退热”，然后处方用药。作为学生，我就在笔记本上摘录，同时开动脑筋，思考应该使用何种方药，回家后将老师所有方药排列分析。在患儿复诊时，观察疗效，哪些症状取得疗效，哪些是无效的，哪些甚至有副作用的。然后从中找出我和老师的差距，看到老师改方收效，得到了进步。前后跟了董老十几年，把他的著作和论文看了又看，对照摸索，书都翻烂了，逐步获得了真谛。

能有机会拜名师学习，我非常珍惜，学到了何为良医，更学到了何为良师。现在国家大力发展中医药事业，我想把所学知识反哺社会，尽管我高龄多病，但始终坚持备课带教。

如今带教学生和董老当年略有不同，除了用系统中医学理论教学，同时兼顾西医理论。经过多年教学相长，既精研《内经》、张仲景《伤寒杂病论》等中医经典，同时思考在中西医结合的同时如何更有效发挥中医中药作用。比如有小朋友得了菌痢，已经传报并应用抗菌素，但高热不降，腹痛严重，里急后重，欲大便不得，哭闹不停，家长请我出诊，我嘱维持应用抗菌素，同时加用中药葛根芩连汤加味，通过中医药清热解毒，大便通畅，达到釜底抽薪、邪有出路，一剂药后高热即退，药到病除。

Q 党中央 1978 年出台 56 号文件，吹响了振兴中医药的号角，从中西医结合的角度看，近些年来我们做对了什么？还有哪些不足之处？

王霞芳：党和国家十分关心人民群众的生命健康，结合中国的实际情况，不断推进中西医结合。早在井冈山斗争时期，毛泽东主席就提出草医草药要重视起来，在当时医生和药源都极为缺乏的情况下用中西两法治疗，治愈了许多伤病员，新中国成立后的 1950 年，毛泽东主席提出“面向工农兵”“预防为主”“团结中西医”为新中国卫生工作的三大方针。实际上，中西医结合并不是一个新课题。

中医理论强调天人相应，阴阳五行，内脏与四肢百骸、肌肉骨骼以及五官皮肤均有密切联系，不是头痛医头、脚痛治脚、见症治症，所以常能解决一些西医无特效的功能性疾病。如果继续按照过去“中医三指定生死”来诊疗，就很难准确诊断疾病，结合现代仪器可以更好地明确诊断。比如中医可以从脉象得出妇女怀孕征兆，但万一病家是宫外孕呢？如病人久咳不愈，坚持中医治疗，反复改方，3 个月后再去放射科 X 光检查，结论是肺癌，本可以用现代仪器明确诊断的，我们为什么不用呢？

20 世纪 70 年代，我在南市区从事中医内科工作时，发现来就诊的病人中不少人通过查阅资料、购书学习，“久病成医”。然而当时作为医生的我还看不懂心电图、生化化验、B 超报告，那怎么和病人交流解释呢？由此我萌

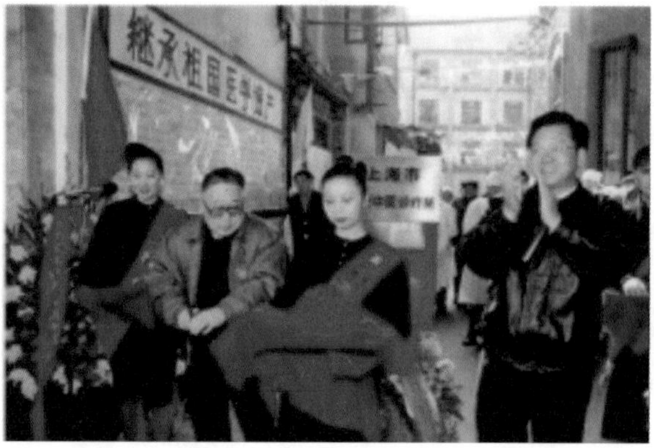

上海市中医门诊部成立挂牌仪式

发了系统学习西医的愿望。

1978 年，上海电视大学首届西医班招生，我立即申请报名。有领导说："电视大学医学专业是卫校的西医士来培养学习晋升西医师的，你已经是中医师了，而且只有西学中，没有听说过中学西的。"我认为中医不学西医，在现代是要误诊的！人命关天，国家有这么好的政策，我要好好把握。

我是老高中生，数理化题目难不倒我，一道道题做下来，最后被顺利录取。经过 4 年规范医学专业学习，我获得了自己唯一一张正式的高等教育文凭。

电大 4 年西医的系统学习对我来说非常重要，为我之后的鉴别诊断、科研设计、论文撰写奠定了扎实的基础。比如小儿百日咳这样的疾病，一旦发现，就要做到传染病传报，如果我没学西医，传染病传报方面就可能忽略。

那么中医重要不重要呢？从我个人的案例来看，如果我不去学中医，我的肺结核长期未能钙化，就好不了；我还得了病毒性肝炎，都是传染性疾病，所以在南市区从事中医内科上班时都要自己带饭，在家吃饭也要和家人分开吃。学习中医以后，中医理论阐述可以培土生金，我就改变了自己吃素为主的生活习惯，增加营养，再加中医益气健脾，子病补母，肺结核终于得以钙化。《金匮要略》有"见肝之病，知其传脾，当先实脾"之说，我长期服用益气健脾化湿中药，十余年肝功能异常全面恢复。化验室主任问我："你是用什么药治愈的？肝功能怎样恢复的？"我是根据中医理论自己给自己开中药，同时改变生活习惯。如果不学中医中药的话，我十余年慢性传染性疾病不可能康复。

在我看来，中西医结合很重要，中医也要掌握一些西医的基本原理，有助于中医本身医疗水平的提升。同时我学习了科学研究的基本知识，撷取导师的宝贵经验，设计科研课题，提升中医精华，获得了科研奖。我感觉学到的西医知识，对中医水平的提升有促进作用。

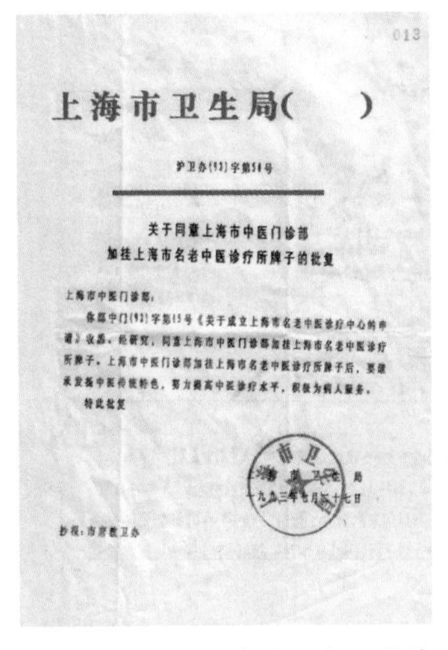
013

上海市卫生局(　　)

沪卫办(93)字第58号

关于同意上海市中医门诊部加挂上海市名老中医诊疗所牌子的批复

上海市中医门诊部：

你部中门(93)字第15号《关于成立上海市名老中医诊疗中心的申请》收悉。经研究，同意上海市中医门诊部加挂上海市名老中医诊疗所牌子。上海市中医门诊部加挂上海市名老中医诊疗所牌子后，要继承发扬中医传统特色，努力提高中医诊疗水平，积极为病人服务。

特此批复

上海市卫生局
一九九三年七月二十七日

抄报：市府教卫办

上海市名老中医诊疗所成立挂牌批文[沪卫办(93)字第58号文]

1983年，得益于党和国家的中医政策，我考入上海市卫生局委托上海市中医文献馆举办的中医研究班，重温中医经典著作，撷取精华，以求能探奥解秘，参透经义，开启宝典，提升中医诊疗水平。我也正式拜当代中医儿科泰斗董廷瑶为师，从此归队专攻中医儿科。

Q 改革开放后，在党的中医政策之下，1993年在上海市卫生局成立了上海市名老中医诊疗所，当时您在石门路门诊部担任副主任，曾请来全市包括各大附属医院、各个区级医院以及民间的一些有名望的老中医，为整个长三角的群众服务。能介绍下这方面的情况吗？

王霞芳：1993年我担任上海市中医门诊部副主任，分管科研和老中医经验继承工作。我发现一个现象：我院有些老专家在童涵春堂坐堂，挂号费是3块钱。而当时，我院门诊挂号费只有3角钱。这事似乎不太合理。如何合理提高老专家的待遇，使他们乐意继续在我们门诊部为病人服务？经过多次院内商议后，我决定请示上海市卫生局，建议设立有上海名老中医专家坐诊的特需专家门诊。

同年，经市卫生局批准，开设了上海市首家名老中医诊疗所，不仅有本院名医，还邀请了龙华、曙光等医院的名老中医，逐渐又邀请了各个医院的名老中医。由于名医荟萃，医术精湛，疗效显著，闻名遐迩，患者近悦远来，逐渐在上海乃至长三角流行一种说法：“要看好的老中医，就去石门路上海市中医门诊部”。甚至有人半夜排队，到早上门诊部一开门就冲进来挂号的局面。其实，这也在社会上形成了一种共识——中医疗效好，是有价值的。

当年在中医门诊部坐诊的名老中医如今不少已经谢世，现在回过头来，从中医传承的角度看，门诊部培育了一大批中青年医生，为中医传承留下了可观的宝贵财富，如今这批中年医生虽已经退休，但仍活跃在临床诊治一线，服务病人，这种精神值得敬佩。

Q 10年前您罹患重病，还一直坚守在临床一线？

王霞芳：我患肥厚型心肌病和高血压已近 20 年，常年吃药稳定血压。2011 年，我突发高热，自用中西医药物三天不退。我立即打电话给我们医院党委书记，告知自己高热，血常规白细胞仅 800/L；尿常规红细胞满视野，自觉可能是肿瘤热。书记很重视，即刻安排接去总院血液科，做骨髓穿刺，又请来瑞金医院专家会诊读片，确诊是急性非淋巴细胞白血病，翌日急送瑞金医院血液科。病房横幅上是祝贺血液病专家王振义院士获得 2010 年度国家最高科学技术大奖。我就说，我跑到瑞金医院领了个“小奖”——什么意思呢？我患的是急性白血病 M3 型，据说可以救回来的。经过 3 周治疗，我从死亡线上被救了回来，之后需要做化疗。我提前出院，回我们中医院血液科接受化疗。治疗中，因为自己已经 75 岁了，而我在瑞金医院的病友都是 50 岁以下的，而且是小朋友多。瑞金医院治疗方案的金标准是针对年轻的病人，所以我要求化疗药物减半，一切责任我自己负。每月化疗 3 天，同时服用中药，扶正祛邪。经过一个阶段的治疗，总算化险为夷，活到现在 10 年有余，仍能心系病儿，心系海派中医传承工作。在中西医结合治疗和调理下，我至今血压血脂均正常，虽常有一些症状，但生活能自理，还能坚持轻度工作。

生病住院期间，学生们每每去病房探望，我一定会详细询问每一位学生的学习和工作情况，有时在病床上帮助学生修改论文。疾病是折磨人的，但我始终保持乐观豁达的精神状态，也自我感觉有坚强的毅力。我真心盼望董氏儿科精湛玄妙的学术经验能被继承发扬创新。现在看来，形势还是不错的。比如甘肃有一位新生儿科主任医师，作为资深西医，通过人才引进到上海，成为我西学中高级研修班学生。

我觉得自己对中医是真爱。自从学医以后，我吉他也不弹了，钢琴也不弹了。我所有的乐趣，都放在了诊治病人、带教学生和科学研究上。当初学医时，哪个老中医病人多，我就去争取帮着抄方学习，多拜名师，博采众长。现在，党和国家倡导中西医结合，相信未来医学发展会越来越好。

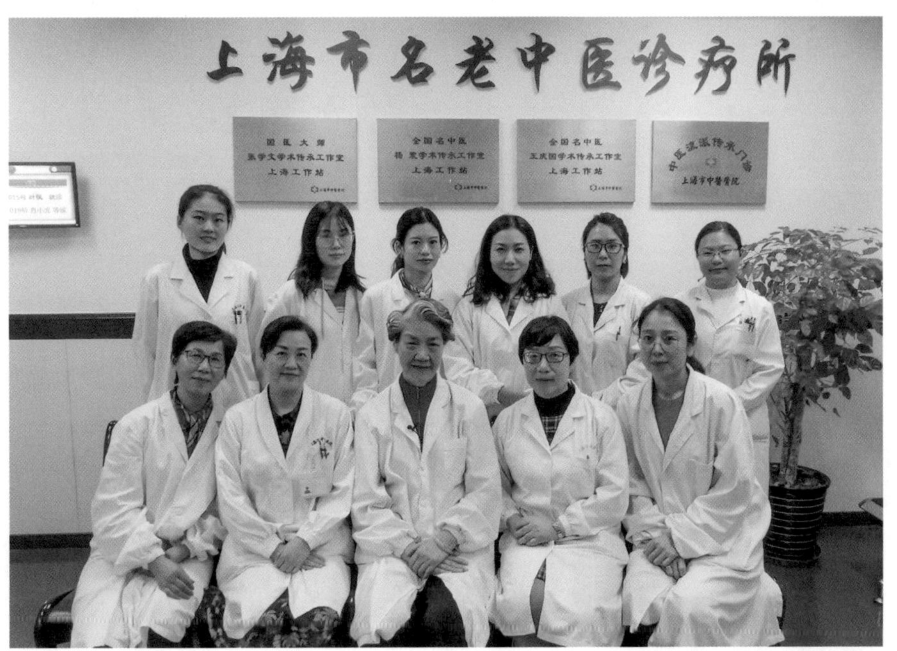

王霞芳教授团队全体成员合影

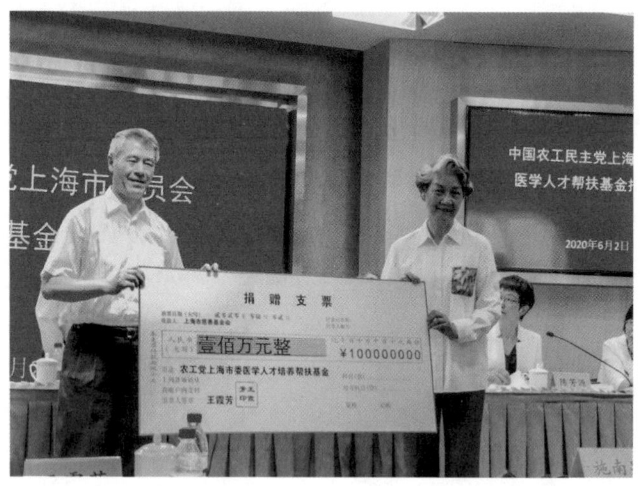

王霞芳教授向农工党上海市委医学人才培养帮扶基金捐款100万元（2020年）

Q 听说您热心公益，多次捐赠救助他人，能给我们讲讲这些故事吗？

王霞芳：每当遇到需要帮助的学生和有志青年，我非常愿意帮助他们实现梦想，能够帮助他人我常常感到乐在其中。董氏之“幼吾幼以及人之幼”这句座右铭，始终激励我执着追求，不改济世救人之心。我时常叮嘱学生，我们不仅要专注中医药事业继承与发展，还须立志做一名有温度、有情怀、有崇高人道主义精神的人文医家。20年前我就决定百年之后捐献遗体，用于医学院学生的学习研究。

2005年起我资助多名困难初中生，每学期各1500元，直到大学毕业。2008年捐献7万元，用于治疗先天性耳聋患儿复聪，获首届晨报慈善爱心特别奖和“晨报慈善爱心大使”荣誉称号。2015年为红十字人道救助事业“爱心行动” 捐款1万元。自2004年起，每年向上海市慈善基金会捐赠，共计10余万元。从2018年11月起，每月汇款3000元帮助一位17岁就高位截瘫的残疾人士，他具有翻译特长，以翻译电影剧本及英语著作艰难维生，鼓励支持他继续坚持走自学英文成才之路。平时，从报刊及电视上看到有病人因为经济困难拒绝手术或拒绝继续治疗，我会主动问询取得患者资料，多次亲自送现金给患者本人，以尽绵薄之力。2020年我作为农工党党员又捐赠100

万元作为专项扶贫帮困基金，用于扶助考取医学院校的边远山区贫困学生。热心公益，使我感到非常愉悦充实，并常怀感恩之心。

Q 作为董氏儿科流派的传承人，您对后辈有什么希望？

王霞芳：我一直喜欢研读经典医著，在临床诊治儿科疾病注重整体观，辨证求因。在辨证过程中还必须加以“推理论病，推理论治”，临床应遵循“同病异治、异病同治”的法则。

现在我的学生，许多是高学历、高职称的，他们许多人在大学里很容易先接受西医知识，我希望他们不要忘记中医的传承。作为董氏儿科流派总基地的负责人，我会终身尽自己绵薄之力，带领团队医师继承董氏儿科学术思想和经验。

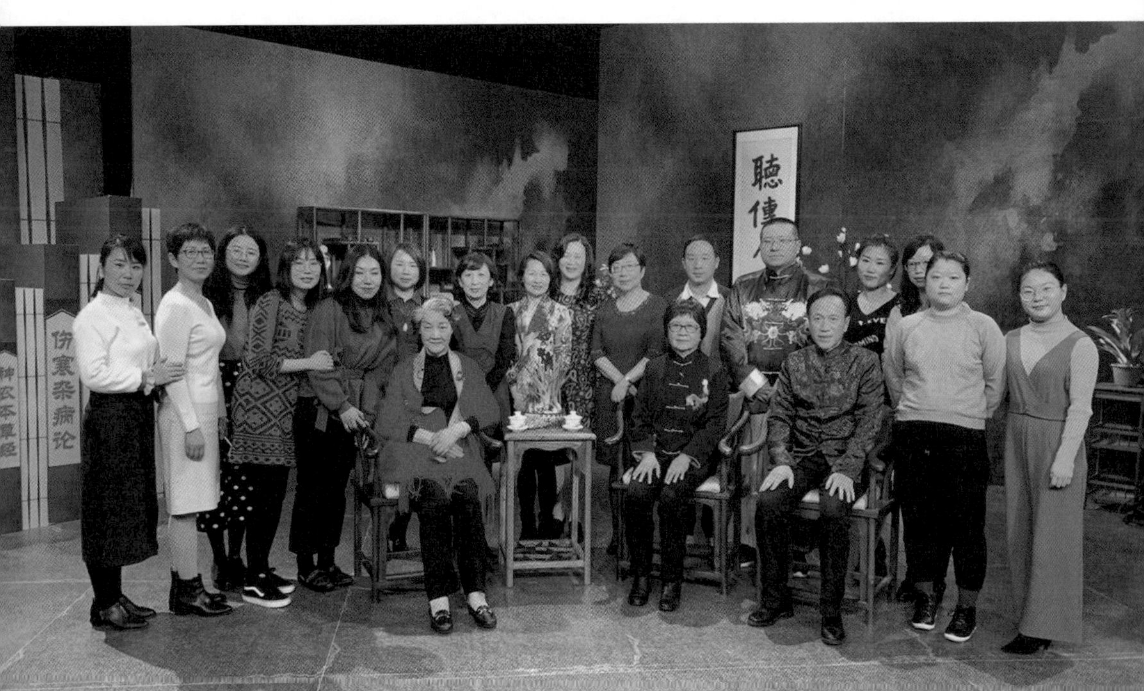

董氏儿科流派传承团队录制电视宣传节目（2019 年）

此前，我们全面整理了董廷瑶系列经验方，从中选题、设计董氏独创的“指压法治疗婴儿吐乳症的疗效观察及机制研究”课题，研究显示疗效达95％左右，大大优于西药对照组，获得科研成果奖；为解决厌食儿童服苦药难，又从董师治疳验方中创新研制出“开胃散”外敷法，治疗目前国内外发病率高，又无特效方药的小儿厌食症，取得了较为理想的疗效，其价廉、简便、安全，既可不必服苦味中药，又可避免药物的副作用，使患儿乐意接受，家长欣慰放心。

作为儿科医生，我们要甘守清贫。我们对孩子，要像当幼儿园老师一样循循善诱。比如在和患儿交流时，首先得表扬“哦哟，囡囡侬穿得真漂亮”，然后才能解开衣服去听诊。通常我对初诊患儿的诊治总要半个小时左右。与小朋友、家长们沟通，也是一门学问呢！

当然，对做家长的，我也有话说。大家一定要知道，遵医嘱，很重要。比如有的家长带孩子来看病，我发现症状主要是饮食不合理造成的。周一到周五是能够控制住的，但一到双休日，家长带着孩子胡吃海喝，还用一些“垃圾食品”作为对孩子的奖励。这就造成了饮食失调。如果单单靠服用中药自然是没法治好病的。我和患儿沟通好了，孩子回家都会跟爷爷奶奶说，油炸的快餐和冰淇淋不能再多吃了，否则要生病的。还有一些家长给孩子穿得太多，造成孩子容易出汗，加上空调一吹，风邪乘虚而入，容易感冒。中医讲究从整体观察病情，如果家长在平时注重孩子健康生活方式的养成，那么医生的工作负担就会轻一些，疗效更好。

传承发展中医路，守正创新谋腾飞

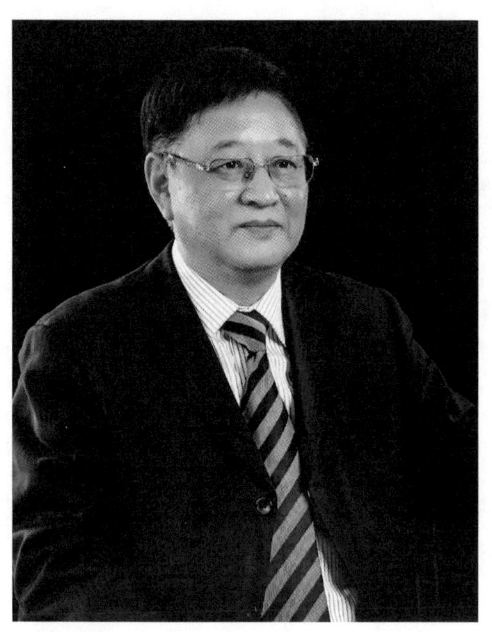

口述人：

虞坚尔，1952年出生于上海。中共党员，主任医师，教授，博士生导师，上海市名中医。中华中医药学会首届“全国优秀中医医院院长”。1982年12月加入中国共产党。2002.7—2013.4任上海市中医医院院长，2010.1—2020.6任上海市中医药研究院中医儿科研究所所长。亲历国家中医药政策和申康中心成立对中医医院发展的深远影响。任期率先成立了本市首家中医区域联合体，开创本市首个“六自助”门诊一站式服务模式，切实践行公立医院坚持公益性和中医药特色为主的办院方向，带领医院实现高速发展。

口述日期：2021年4月7日

Q 上海市中医医院于2005年成为上海中医药大学的附属医院，能给大家介绍一下医院的发展吗？ 成为附属医院之后，上海市中医医院主要从哪些方面进行了发展建设，在医院管理上有什么改变？

虞坚尔：上海市中医医院创建于1954年，是上海市最早建成的4所市级中医医院之一。2002年组织调任我从上海中医药大学附属曙光医院到上海市中医医院。当时上海市中医医院虽然是一所三级甲等的中医院，但既不是大学的教学医院，也不是附属医院，在学科建设、人才培养和医疗质量等方面存在一定的欠缺。

在上海中医药大学、原上海市卫生局以及上海申康医院发展中心关心下，上海市中医医院逐步成为上海中医药大学教学医院，并于2005年成为上海中医药大学附属医院。

之后，经过非常详细的排摸，根据当时医院的实际情况和专科建设情况，综合各方意见，医院决定以学科建设作为重点，首先确定了6个专科并成功申报国家中管局中医重点专科项目，即儿科、神志病科、脑病科、肿瘤科、骨伤科、耳鼻喉科。后来，我们又优中选优参加了2010年国家卫生部的国家临床重点专科的建设项目，儿科、脑病科和神志病科先后成为国家临床重点专科。

学科建设初具成效，为中医院的快速发展打下了一个良好的基础。同时，通过专科建设，我们凝练了自己的优势病种，筑巢引凤，吸引了大量的优秀人才加盟我们上海市中医医院。

值得一提的是，2005年申康医院发展中心成立，在申康中心领导下，中医院提出了“立足上海市，辐射长三角，打造全国一流中医医院”的建设目标。

第一方面，重点专科和重点学科建设。综合性中医院学科建设有什么重要意义呢？它有利于医院技术水平和服务水平的提高；有利于医院人才队伍的建设；有利于医院科研工作的开展；有利于医院全面协调、可持续发展。

第二方面，内涵建设。为此，我们医院进行了药物临床试验基地的建设，

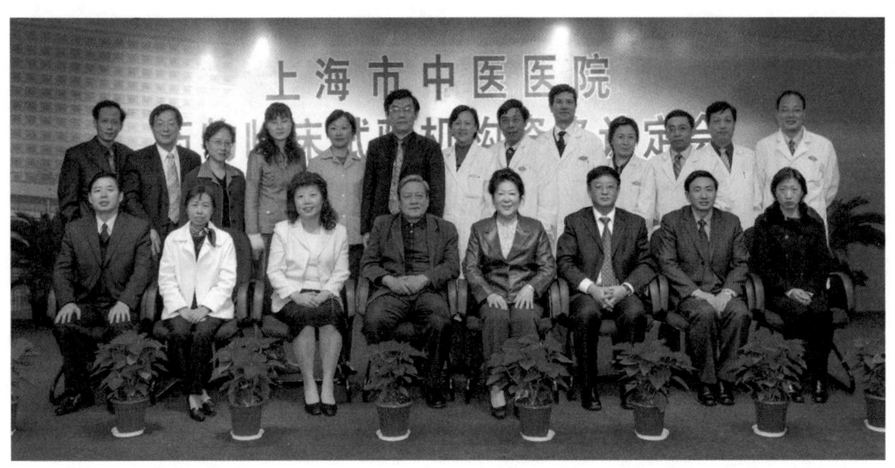

2005 年 11 月 25 日，上海市中医医院通过药物临床试验机构认证。

即 GCP 建设。上海市中医医院于 2004 年开始筹建，2005 年，上海市中医医院药物临床试验机构通过了国家食品药品监督管理局组织的现场认证检查，申报的 7 个专业全部一次性通过了国家现场检查，2009 年新增 5 个专业也全部通过了现场认证检查。GCP 不是单纯的临床药物试验，通过建设 GCP，医生的临床诊疗行为得以规范，临床的科研能力得到提升。举个例子，中医医院 2002 年科研立项仅有 6 项，经过 3 年的建设，在附属医院建设及 GCP 建设的推动下，2005 年上升到了 27 项，有了长足的进步，显示了良好的发展势头。

第三方面，医院的建设要有突破口。上海市中医医院需要拳头产品，拳头产品如何来打造？我们在学科评估之后，优中选优，好中选好，最后选出了两个科室，一个是我们的儿科，一个是神志病科（当时由上海市名中医王翘楚老先生领衔）。最后，儿科被选作国家中管局重点扶持的学科之一予以支持。同时，上级要求我们作为牵头单位，联合龙华、曙光和岳阳其他 3 所上海中医药大学附属医院，联合申报中医儿科研究所。

2010 年，中医儿科研究所正式成立并挂靠在上海市中医医院，经过十余年的建设，已经取得了良好的成果。中医儿科研究所的成立，有利于管理机

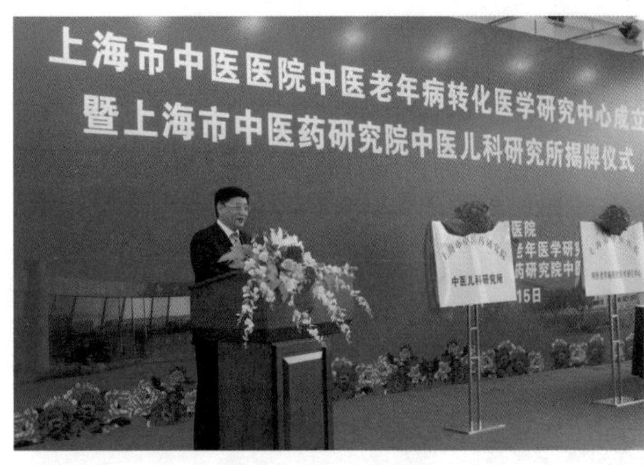

2010 年 10 月 15 日，上海市中医药研究院中医儿科研究所举行揭牌仪式。

制的进一步统一，研究资源分布的进一步均衡化，形成更加高效的运作机制，开展更高层次的科学研究。

第四方面，在全面预算管理上，申康中心的理念和培训对医院发展起到了巨大的作用。以前医院的管理是非常粗放的，我们只是做到收支平衡。申康中心成立后，帮我们引进了现代医院管理的理念，给医院管理者做了很多的培训，提高了管理层的管理理念和管理技巧，其中全面预算管理对我们运行的每一个指标，包括人力成本、医院耗材的应用，必要的设备支出等全部被纳入，用钱明明白白，道理清清楚楚，医院的运营和管理逐步现代化，对医院的发展起到了非常好的促进作用。

在申康中心、中医药大学领导支持下，我们医院门诊人均工作量全市第一，饮片使用量全市第一，在 2010 年全国医院管理年督查和三甲医院复评审中受到专家高度好评，以较高的分数进入三级甲等中医院第一方阵。

Q 我们知道，中医医院一直坚持传统医药的特色。请您介绍一下医院规划是怎样的？上海市中医医院最早进行了一站式服务，医联体建设，为什么？医院在服务社会、便民利民方面有哪些举措？

虞坚尔：作为中医医院，我们一直秉承“厚德、博学、传承、创新”的院训，注重保持中医特色，能中不西，中西结合，以中为主。同时又不断学习中外先进文化、科技，不忘开拓思路，勇于创新，勇于进取，以厚德为百姓服务。

在上海市级的中医院里，我们率先提出“三二一”区域合作模式。上海市中医医院与闸北区中医院、闸北区中心医院以及闸北区 12 个社区卫生服务中心建立一个闸北区医联体，通过双向转诊的方法，实现了检查互认、互查、无障碍转诊，避免患者重复检查，极大方便了患者，让三级医院的优质医疗资源直接下沉到社区卫生服务中心。

这项工作现在看起来非常有意义，通过充分应用原闸北区的健康信息网络，我们可以保证社区居民对医疗的需求，可以了解患者平时在社区中的健康情况，也可以把中医防病治病的一些观念推广给市民。

我们也是最早提出建设上海西北区域中医医联体、辐射长三角的单位。为什么是上海市中医医院最先“吃螃蟹”？我认为一个原因是中医本身的特点，因为随着生活方式的改变，疾病谱的变化，现代人罹患慢性病的比重增加，而代谢性疾病、慢性病一直都是中医诊疗的长项；另一个原因是现在医生的定位改变了，医生不再只是治病的人，我们也要有更多的人文关怀，这一点中医可能更有优势。

申康中心成立以来，医院已经陆续完成了“十一五”“十二五”“十三五”规划，在已经进行的“十四五”规划中，医院也有大量重要工作在布局。其中，我们做的最重要的一件事就是便民利民的服务工作。大家都知道，十多年前看病难、看病贵的问题讨论度很高。那么我们如何解决这个难题？我们开始思考要运用我们现代的科学技术，特别是互联网技术来解决这个问题。

在申康中心的大力支持下，在“改善服务、提高质量、控制费用、便民利民”的十六字方针指导下，针对百姓预约难、挂号难、排队时间长等问题，我们和软件公司、中国银行等机构合作，在上海乃至全国首先提出了“六位一体”的自助化服务，包括自助预约、自助挂号、自助缴费、自助检查预约、自助化验结果打印、自助查询等，这些服务内容做到了对医保病人和自费病

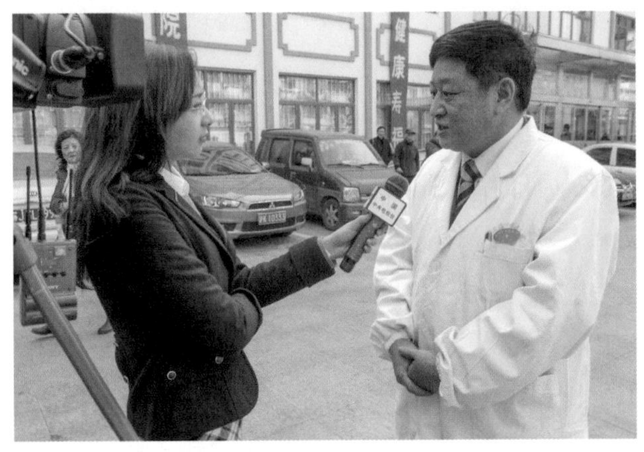

2010 年 11 月，虞坚尔院长接受央视“六自助”服务项目采访。

人的全覆盖，大大方便了市民就诊。

在此基础上，我们逐步推出急诊绿色通道、多学科整合门诊、预约就诊等一系列便民举措。比如通过申康中心的医联平台，我们做到兄弟医院的检验互通，对其他医院的检查报告我们给予认可，减少不必要的重复检查。

在申康中心的大力支持下，我们排除一切困难，进行了门诊大楼的改扩建工程，新门诊大厅明亮、宽敞；中草药采用了更方便、快捷的小包装，虽然门诊量逐年增长，但看病检查拿药排队减少了；看病预约途径增多了，等待时间明显缩短了。

值得一提的是，在“六自助”业务开展后，我们的医疗业务量有了飞速的发展，2002 年医院的门诊量是 64 万人次，2013 年门诊量达到 170 多万人次，现在已超过 200 万人次。这无疑是对我们医院医疗质量、服务理念以及服务态度的认可。

我们推出的服务得到了央视、上海电视台等多家媒体的关注和报道，在各界的关注之下，上海市中医医院在市民中的口碑得到了提升，我们的做法也推动了整个上海的三甲医院开展便民利民措施。

“十四五”期间，我院获批在嘉定新建一所 10 万平方米、核定床位 500 张以上的嘉定院区。到“十四五”结束时，我们就是“一院两区三址”的格局，两区即静安区、嘉定区，三址是芷江路老院区、嘉定新院区和昌化路安远路院区，相信届时上海市中医医院会迎来一个更加蓬勃的发展期。

Q 近代上海是一个非常重要的全国医学中心，海派中医在全国来说都具有一定地位，上海市中医医院具有海派中医徐氏儿科流派、董氏儿科流派两个总基地，请简单介绍一下海派中医儿科流派的传承发展。

虞坚尔：我一直从事中医儿科专业，我由衷感到最近这10年是中医发展的最好时机。上海市委市政府充分贯彻《中共中央国务院关于促进中医药传承创新发展的意见》，给予我们高度重视和大力支持。举个简单的例子，上海每年都拿出专项经费对上海本土优势流派的传承工作进行财政支持，数额很大，每次都是一个亿以上。

上海的目标是打造亚洲的医学中心，作为中医人，我们的工作也是围绕着上海的亚洲医学中心来进行打造，为上海、长三角甚至全世界提供优质的医疗服务，需要我们的努力。

在上海，儿科有两大流派，一个是徐氏儿科，一个是董氏儿科，这两个儿科基地目前都在上海市中医医院内。如何在传承先辈学术经验基础上不断发展，是我们肩负的历史使命。我总在想，除了现代医疗技术的发展以外，我们传统的中医药有哪些优势？

我本人担任徐氏儿科总基地的负责人。徐氏儿科桃李遍天下。徐小圃先生的儿子伯远、仲才，均传其衣钵，弟子王玉润、江育仁、朱瑞群、徐蔚霖、顾文华等都是江浙中医儿科大家，第四代传人时毓民、朱大年、徐蓉娟、陆鸿元、郭天玲、虞坚尔、吴敏、王忆勤、肖臻、朱盛国、姜之炎、孙远岭等皆沪上中医儿科领军人物。

在市政府推动下，市卫生健康委员会组织了三期流派传承建设。我们积极配合申报流派的传承工作，通过三期的建设，在近10年的时间里，深入挖掘了徐氏儿科的学术渊源、学术思想、优势病种、特色诊疗技术、人才培养规律等。

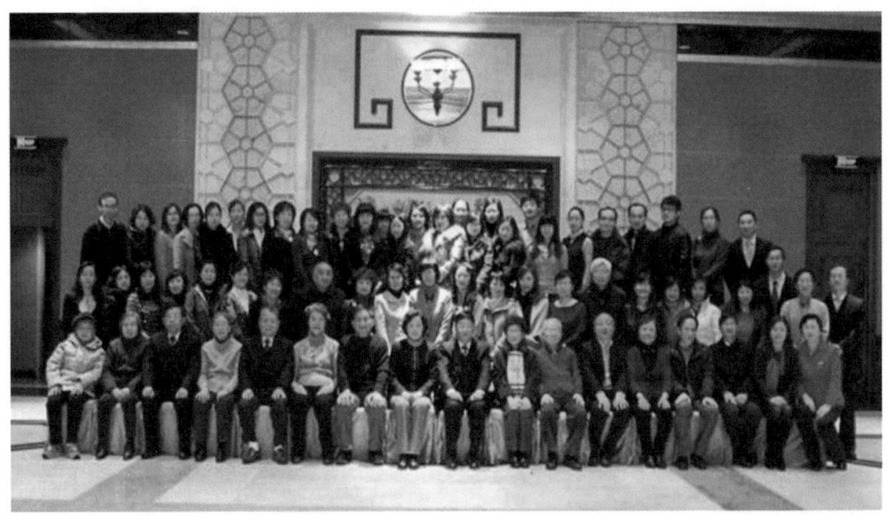

2012 年 12 月 28 日，海派中医徐氏、董氏儿科临床传承基地隆重启动。

特别是对徐氏儿科的优势病种，根据上海的特点和我们中医的相关理论，以小儿支气管哮喘作为突破口，进行了大量的临床基础研究。根据现在疾病谱的变化，把徐氏儿科前辈们在治疗上总结的经验，和现在儿科哮喘方面新的研究进展结合起来，找到中医中药治疗哮喘的切入点。经过十余年的临床研究，我们首次提出“阴阳失衡，痰气瘀互结”是导致哮喘反复发作的关键病机，率先确立了儿童哮喘“平调阴阳，痰气瘀同治”的中医治法，丰富了中医儿科学的理论体系。其次，在中医药治疗的临床研究上，我们创制平喘方，确立“痰气瘀同治”的中医治法，改善了哮喘患儿的症状和体征；创制黄芩咳喘敷贴散，并在“冬病夏治”传统敷贴基础上，规范使用离子导入技术，进一步提高了临床疗效；传承海派中医徐氏儿科膏方疗法，以“平调阴阳”为纲，明显减少了哮喘的发作次数，减轻发作程度，增强了哮喘患儿体质，经临床研究证实安全、有效，挖掘和推广了膏方在小儿哮喘中的治疗。

此外，性早熟、复感、厌食等均已成为徐氏儿科的优势病种，并获批国家卫生部“十二五”临床重点专科项目，形成病种诊疗方案和临床路径，在临床推广应用。目前我们也正在积极撰写小儿支气管哮喘的临床指南，这也将成为海派中医儿科在治疗该疾病上的经验总结。

董氏儿科是国家级非物质文化遗产代表性项目、海派中医儿科的主要流派，历史渊远，至今已有二百多年，其门生遍及全国，医术名蜚海内外。他们的学术思想和临床经验，深得同仁尊重和百姓欢迎。

特别是第四代传人董廷瑶教授，全国首批名老中医、原上海市中医文献馆馆长，被誉为“当代中医儿科泰斗”，更是创立了一整套中医儿科理论体系和诊疗方法，并通过其传人和学生不断得以发扬光大，为我国中医儿科事业和婴幼儿的健康事业做出了巨大贡献。第五代学术传承人有董幼祺、王霞芳、倪菊秀等，均享誉长三角区域，优势病种有小儿发热、惊厥、急慢性支气管炎、哮喘、急慢性泄泻、急慢性胃炎、肠系膜淋巴结炎、厌食、抽动症、过敏性紫癜、癫痫、川崎病等。

在申康中心和中华中医药学会支持下，随着海派中医儿科在全国影响力的提升， 2018 年 12 月 6 日，以上海市中医医院为依托单位，中华中医药学会儿科流派传承创新共同体成立。在此基础上，为便于更好地传承发展，我们联合全国各地中医儿科传承流派开始编撰《中医儿科流派研究》，被学者誉为具有重要的划时代意义的一项举措。

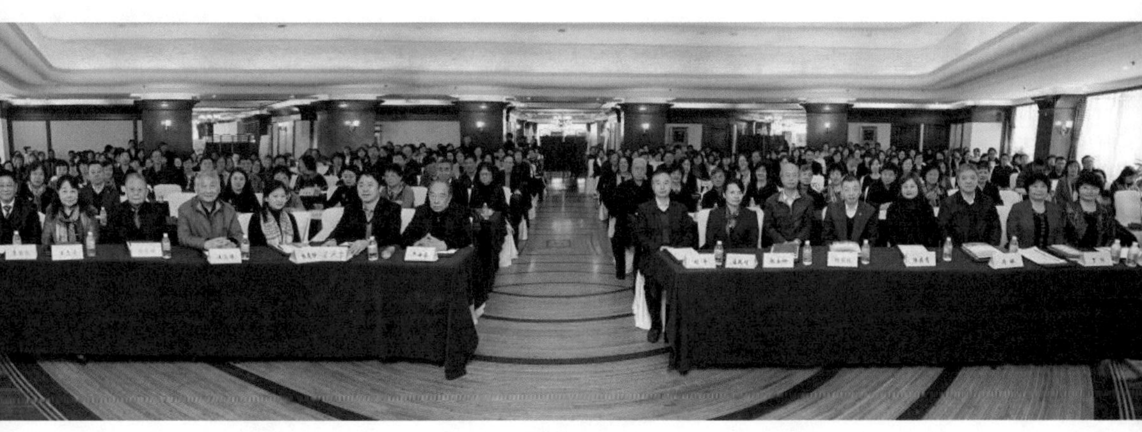

2018 年 12 月 6 日，中华中医药学会儿科流派传承创新共同体成立大会。

Q 作为全国名老中医药专家传承工作室指导老师、上海市名中医、海派中医徐氏儿科第四代传承人，您认为中医传承和以往有何不同？您又是如何理解中医和西医之间的关系？

虞坚尔：在人才培养方面，以前中医人才培养基本上是老师带学生，我们称为师承。新中国成立后，国家办了很多中医院校，院校模式培养了大批的人才。然而仅仅通过一方面的培养，还是存在一定缺陷，比如师带徒的学生有很好的临床经验，但是知识面太窄；院校培养出来的学生基础理论很好，但是实践能力要稍微差一点。怎么办？对此，以上海市卫生局及国家中医药管理局为主的管理部门提出“院校 + 传承”的人才培养模式：通过正规中医院校的培养，毕业以后，选择一位优秀导师进行下一步培养。学生在扎实的理论知识基础上来整理挖掘老师的临床经验，这样才能缩短人才培养的时间，使人才能够加快成长起来。

老中医学术传承工作室是中医儿科传承的重要基地。从 2018 年起，我们医院主导在跟师门诊的基础上开展徐氏儿科、董氏儿科传承门诊等一系列老中医传承门诊，让海派中医不断地传承下去。

在多年的实践中，我们认为这一模式是行之有效的。许多国医大师、全国名中医、上海市名中医，基本上都是这样一个成长路径。就我自己来讲，近 20 年在市中医医院的工作中，我培养了硕、博士研究生 50 余名，博士后 3 名，目前均在全国各地重要岗位从事中医药传承发展事业。培养全国第五、六批名老中医传承人 4 名，上海市领军人才 1 名，国家中医药管理局中医药传承博士后 1 名，上海市“杏林新星”1 名，上海市卫计委中医药专门人才 1 名，上海市首批优秀青年医师 1 名等。

在我看来，中医和西医虽然是两个不同的理论体系，但实际上他们有一个共同的研究对象，那就是人。就像你可以走南京路，我可以走延安路，但共同目标都是到达外滩。中医和西医是两兄弟，实际上，随着疾病谱的变化，对中医和现代医学研究的不断深入，这两条路终究会汇合到一个点——为健康中国、健康上海服务，解决老百姓的健康问题。比如治疗小儿哮喘，在急病期，西医的吸入疗法、雾化能够非常好地缓解症状；但是缓解以后，在慢性持续期，中医中药就可以积极介入，调整孩子的免疫功能，提高孩子对外来过敏物质的抵抗能力。

而且，随着人们健康理念和生活水平不断提高，感染性疾病会越来越少，过敏性疾病在逐渐增高，对于这些免疫性的疾病、非感染性疾病，中医大有作为。

展望未来，我们将牢记“厚德、博学、传承、创新”的初心，坚持在申康中心领导下，更加注重传承，注重创新，注重临床技能、临床科研，进一步提升传统医药服务水平和综合竞争力，为上海医疗卫生事业发展做出我们的贡献。

立志衷中参西，投身杏林名苑

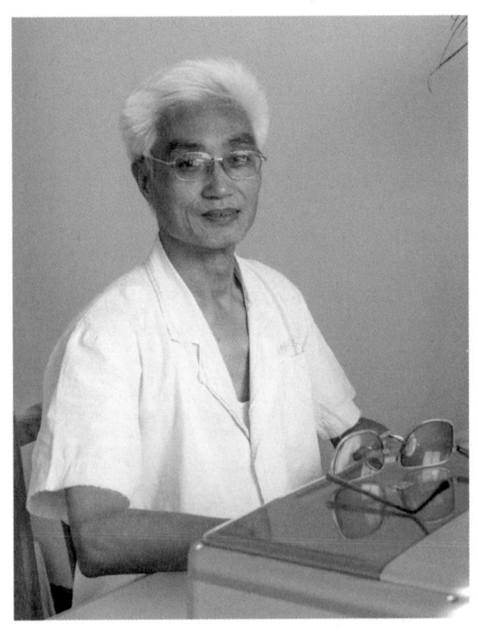

口述人：

李如奎，1943 年出生于上海。中共党员，主任医师，教授，享受国务院特贴专家。1966 年 4 月加入中国共产党，1967 年毕业于上海第二医科大学，1968 年参加工作。曾任中国中西医结合学会神经科专业委员会副主任委员、上海中医药大学附属岳阳医院业务副院长、原上海市中医脑病协作中心主任，岳阳医院及上海市中医医院神经内科创建人。出身于中医药世家，有深厚的中医功底。较早提出神经系统疾病“从毒论治”的学术观点。为中国中西医结合学会神经科专业委员会的创始者之一。

口述日期： 2021 年 4 月 13 日

Q 您出生于中医药世家，从小身体瘦弱、腿脚不便，这和您选择走上从医之路是否有关？

李如奎：1943 年我出生在上海。当时国家因为长期遭受帝国主义欺凌而山河破败、民不聊生。因此，我从小立志长大以后要做一个有用的人，使国家强大起来，不再受欺负。与其说我选择当医生是从小在家里的耳濡目染，不如说是共产党领导下的新中国让我坚定了悬壶济世的决心。

我小时候家住在上海南市区（现已并入黄浦区）大东门的一条小马路，正好在中华路的路口。我童年记忆中最深刻的一件事，就是 1949 年 5 月的一天，那时我 6 岁，还没上小学，我早晨准备出门买油条来吃早饭。刚走出大门一看，中华路上全是部队。战士们都坐在地上，怀里抱着步枪，一点声音都没有。我赶紧跑回家，跟大人说，你们快出来看！大人们出来一看，就说解放军进城了，上海解放了！人们都说这样纪律严明的部队，一定能得天下，全国就要解放了。从那时起，我就很佩服共产党。我是在新中国接受的系统教育，从小学一直到大学毕业。

我们家族都是做中药材生意的。从我记事起，我父亲李玉堂就经常去云贵川采购药材。在以前，药材采购很多是东北人在做，而我爷爷所在的浙江慈溪慈城镇也有很多人做。我爷爷生意越做越大，就举家搬到了上海。当然，我们没有像《大宅门》那样的场面，那个是比较夸张的，大多数做药材的其实都很苦，门面也比那小得多。以前中医中药是不分家的，我们家族或多或少和中医也有关。我父亲在走南闯北采购药材的同时也收罗了一些有关中医药的古籍。我有个兄长就拜师学了中医儿科。

我记得我在童年时期，每到夏天，大家就会坐在天井里，父亲把采购回来的药材放在桌子上，我们小孩子就会帮着一起把药材分类，怎么去看，怎么用舌头去尝。当时，我跟着父亲学了不少识别药材的知识，为我后来从事中医工作打下了基础。新中国成立后，公私合营，父亲进了上海市药材公司上班。他是上海第一批从事中药材野生引种工作的，如何把深山老林里的名贵药材移植到外面大批量种植，综合考虑阳光、土壤、水分等条件，采收以后应该怎么做，这是他后来一直在研究的事。中药材质量好，对于中医看病也是一件幸事。我以前认识的一个名中医，开的方子只要 4 ～ 6 味中药，每味中药 3 ～ 6 克就能药到病除。

其实中医也可以像西医那样用科学的方法来记录、求证。我父亲当年针对中药材野生引种的记录就记了好几本笔记，这是他工作的结晶，我保留至今，看得出他真的很热爱这份工作，也给我今后从事中医工作很多参考和启发。

但儿时的我并没有想要当医生，也不想子承父业和中药材打交道。我从小就很重视数学、物理的学习。在我看来，学好数理化，将来可以制造最先进的武器，打败所有的侵略者。所以，我 1961 年参加高考时报考志愿并不是医学院校，而是第一类的理工科大学，如清华、交大、北航等。因为我数学、物理成绩很优秀，所以总分通过了录取线。但是因我腿脚行动不便，负责录取的老师认为我不是很合适就读上述理工类院校，动员我改读医科大学，于是我最终调剂进了上海第二医科大学（如今的上海交大医学院）学习。

说实话，刚进医学院学习时，我很不适应。因为我在高中阶段自学了很多数学、物理的课外课程，兴趣点都在那里。而到了医科大学要学习解剖、生物学等我并不感兴趣的课程。后来经过多次的政治学习，特别在政治辅导员的帮助和思想工作下，我终于明白了一个道理：我们国家人口众多，人民的身体健康非常重要。医药卫生工作和科技工作、国防工作一样，也是报效祖国！

我逐渐改变了自己，思想上积极主动，用心钻研，在医学院 6 年里，我各学科都取得了优秀成绩，还加入了中国共产党。

Q 您原先接受的是西医教育，为什么最终选择中医作为自己的终身职业？

李如奎：1967 年大学毕业后，我进入上海的一个工业局担任驻厂医师。粉碎“四人帮”后，我于 1978 年调入上海中医学院附属岳阳医院。当时，国

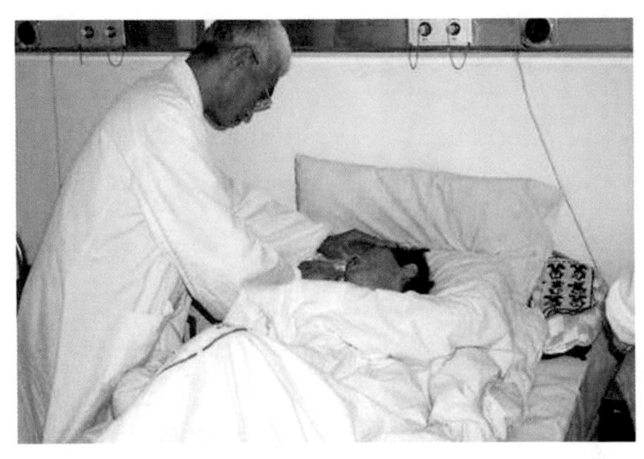
李如奎教授在查房

家百业待兴，科技、医学亟待发展。工作期间，我被仁济医院借调，进入“六五”攻关课题组。其实，我一开始专注的是心血管疾病的研究，用的也是西医理论和方法，但当时的我不能同时在岳阳医院和仁济医院这两家医院工作，这使我后来不得不面临一个选择：是回归岳阳从事中医、中西医结合工作，还是调入仁济从事西医工作。经过深思熟虑，我最后选择了回归岳阳。

一方面，考虑到在现代医学领域我国已经落后了西方十多年，如果想在短期内赶超世界医学先进水平，难度比较大。而我个人的优势在于我出身于有中医药背景的家庭，从小对中医药就非常熟悉。医科大学就读期间，也有中医课程的学习，我觉得我比别的同学接受起来更容易，也更容易学好中医。所以我决定留在岳阳医院，以中医、中西医结合作为终身事业。

另一方面，我父亲晚年得了乙状结肠癌，但当时的西医却诊断为胃病，耽误了治疗，第一次开刀也没有发现真正的问题，等到我父亲确诊并做第二次手术时，已经延误了时机。虽然那个年代我们国家的西医水平还有些落后，但我觉得如果当时是中西医结合诊治的话，也许我父亲还有一丝希望。

讲究望闻问切的中医，会把病人和疾病看作一个整体。如果医生多关心一下病人的症状，多问一些问题，误诊就会大大减少。我当医生后，对每一个病人都会问得很仔细。比如我现在看初诊病人，起码要聊一个小时，了解他的病史，当场做出相对精准的判断。

Q 作为一名中西医结合的医生，您为什么会主攻帕金森病等神经科疾病？

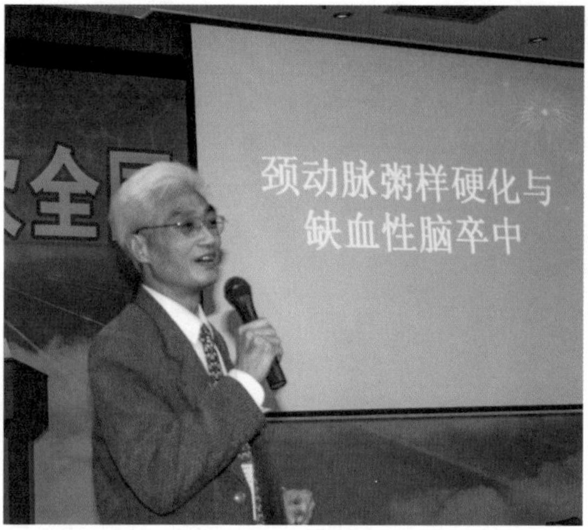

李如奎教授在全国中西医结合脑病大会上作学术报告（1993 年）

李如奎：那是源于我参加的第一届中西医结合研究生班，学了更多本科期间没有接触过的中医课程。在长期的实践中，我也一直在思考如何才能做到中西医结合。

20 世纪 80 年代初期，我在岳阳医院党委和院长的支持下，组建了中西医结合神经科，同时承担了中医学院的神经病学教学任务。这些课程以前都是由西医学院来讲授的。我印象很深的是，医院党政领导对我非常支持，他们都非常希望我能够把神经科搞好，为中医事业做出更大的贡献。要知道，当时全国只有少数的中医教学医院有独立建制的神经科。我们从头做起，首先用西医神经科的知识框架，去对应中医的病症来开展临床诊疗工作。我们比较重视将一些中医经方和其他医生的经验方在临床实践当中的运用。在此期间，结合理论和临床实践，我主编了一部中医脑病的校内教材。

1993 年，我参加了第一届全国中医脑病学术大会后，又参加了中西医结合学会的神经病学专业委员会的组建工作。此后，我对于如何研究并做好中西医结合神经科、中医脑病科的工作逐渐有了思考。在临床研究方面，我选择了一个世界上都没有太好解决方法的疑难疾病：帕金森病。我主要研究如何用中西结合的方法提高诊治疗效。刚开始是使用经方为主，结合其他医师的经验方，逐渐形成自己的经验方。后来我获得了国家中医药管理局的资助，与中科院药物研究所金国章教授一起开展协作研究，这项合作大幅提升了我们团队的研究水平和思维层次，受益匪浅。

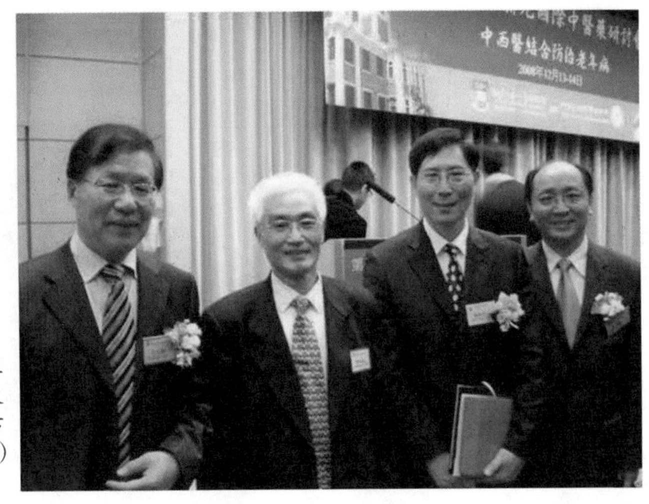

李如奎教授（左2）在全国中西医结合脑病大会上与陈凯先院士（右2）、王文健教授（左1）合影（2006年）。

Q 我国有超过300万帕金森病人，占全球总数的1/3，但国内对帕金森病仍处于认知度低、就诊率低、诊断率低的“三低”状态。请问中医治疗帕金森病有哪些特色？

李如奎：帕金森病是最常见的神经退行性变疾病之一，也是世界公认的神经科难治性疾病之一。该病临床上以静止性震颤、肌僵直、运动减少和姿势异常为主要表现。据统计，65岁以上人群中发病率达1.7%。现代医学的发展，为帕金森病提供了多种治疗手段，药物治疗仍是主要方法。以复方左旋多巴制剂为代表的药物起效快，对初始应用的患者多数可改善症状。但有研究表明，这类药物除了有胃肠道、心血管系统的外周性副作用，还有运动功能波动、睡眠障碍、精神症状等中枢性副作用。

早在20世纪80年代，我就探索在中药中筛选治疗帕金森病的有效药物。总结出了止颤汤、止痿汤、神经复元方等系列方剂治疗帕金森病、运动神经元病等沉疴顽疾。在传统中医理论基础上，结合临床实践，提出了自己的学术观点，如急性缺血性中风从毒论治、活血化瘀法治疗高血压性脑出血、运动神经元病痉痿同治等。

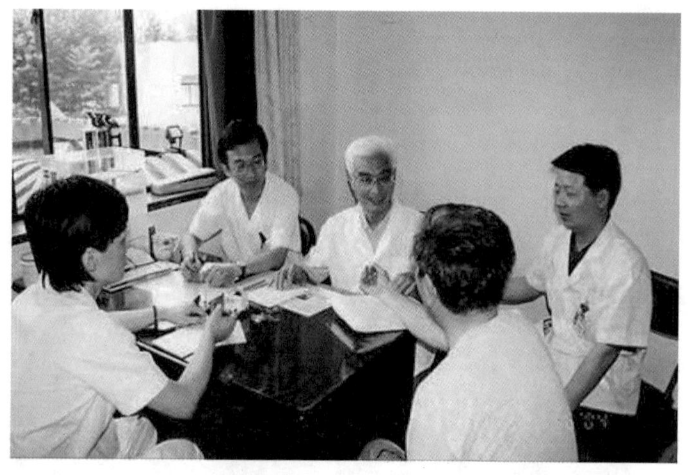
李如奎教授传承示教门诊

在我看来，中医中药治疗神经科疑难杂症具有多途径、多靶点、整体治疗、标本兼治的特点，可以弥补西药治疗的不足，而且少有副作用，在改善患者临床症状、延缓疾病发展方面都取得了较好疗效。中医中药治疗在费用方面较西药治疗也有一定的优势。

Q 您是如何将上海市中医医院的神经内科（脑病科）从无到有，并逐步建设成国家临床重点专科的呢？

李如奎：20 世纪 90 年代末，我从岳阳医院调入上海市中医医院工作。成立于1954年的上海市中医医院，是上海最早建成的4所市级中医医院之一。1997 年，上海市中医医院与原上海市中医门诊部合并，组建成新的上海市中医医院。我是在那次合并之后进来工作的，当时在医院组建了一个中西医结合神经科，就是现在脑病科的前身。

在上海市中医医院工作初期，我还坚持同时去岳阳医院查房。当时整个上海市中医神经科的床位规模扩大到 200 张，脑病科临床和科研队伍也壮大了，为深入开展相关研究提供了较好的平台和队伍基础。这一切使我更深入地思考怎样去搞好中医脑病，如何搞好中西医结合的神经科，深入研究如何来体现中西医结合的优势。

过去，大部分学中医的学生，学好之后就回西医单位，可能很少再有机会从事中医工作，而我一直在中医单位工作。在长期的工作中，好多有经验的老中医不仅成了我的好老师，也是好朋友、好同事，随时可以讨教。市中医医院里有着如此良好的氛围，让我工作起来得心应手。

更重要的是参加学术活动。我经常去参加中医药学术会议，这对专业思维有很大启发。比如我院沈丕安教授，他不仅是中医经典大家，而且在工作实践中有创造性。沈老的很多学术观点影响着我，激励着我要守正创新，这对我们学科的发展至关重要。所以我经常鼓励我的学生去拜其他老中医为师。

在脑病科建立初期，我的助手刘毅主任在跟我学习的同时，又拜沈丕安为老师。我还安排其他学生去跟其他的老中医学习，尽最大可能博采众长，为脑病科后来打造成国家临床重点专科打下了一定的基础。在脑病科中，帕金森病特色专科是我们的特色。在市中医医院领导的支持下，我们中西医结合，在临床实践的同时，也注重深化基础及临床研究，以验证中药的疗效，分析中药的作用机理，帮助优化筛选方药，进一步指导临床实践。

多年来，我们通过国家自然科学基金课题以及各级各类课题研究，对止颤汤等方药治疗帕金森病进行了从临床到基础、从动物行为学到细胞分子水平的研究，为临床应用提供了强有力的依据。同时，我们参与了多项国家科技部“十五”攻关课题。经过大量科研实践，建立了帕金森病动物模型，掌握了细胞移植及分子生物学实验方法，科研能力大大提高。

当然，专科发展离不开合理的人才梯队，学科发展也推动了人才队伍的建设。为使医教研协调发展，科室注重人才培养和引进。脑病科按计划招收培养硕士研究生，选拔人员参加上海市卫生局“希望之星”和上海市优秀青年医学人才培养以及上海中医药领军人才培养计划，并派送博士生出国留学深造。

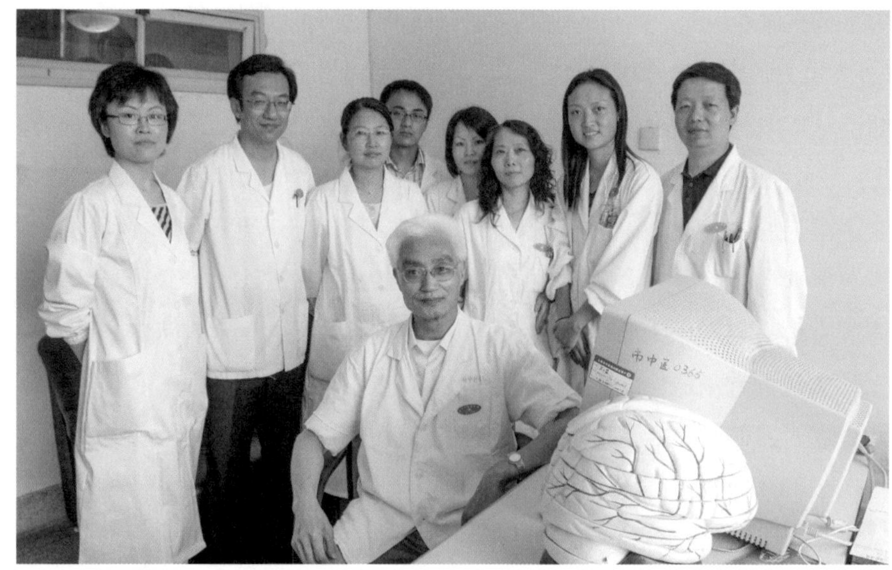

上海市中医医院脑病科学科团队

Q《上海市中医药条例》从2021年5月1日起施行。条例提出，加强中医药服务体系建设，提供覆盖全民和全生命周期的中医药服务，提高优质中医药服务的可及性。您是如何带领上海市中医医院脑病科提高优质中医药服务的？

李如奎：提高优质中医药服务，首先要有一定的实力。还是以我所在的脑病科为例，确立了中风病、帕金森病等中医特色优势病种，拟订特色诊疗方案，积极开展基础和临床研究，2011年至2012年先后获得国家卫生部中医临床重点专科、国家中管局“十二五”重点专科建设项目；2018年立项上海市“十三五”重点专科建设项目。随着帕金森病特色专科医教研综合实力的提升，社会影响力也逐渐扩大，不少外地和国外病人慕名前来求治。

与此同时，市中医医院积极开展健康教育活动，提高帕金森病患者及其家属对于疾病诊疗知识以及中医治疗特色的认识水平，从而预防和控制严重并发症的发生，提高患者的生活质量。

我今年 78 岁了，每周还坚持看病 4 个半天。因为我很喜欢治病救人，而且也可以带教学生，把脑病科的中西医诊疗方式传承下去。

Q 您对上海市中医医院的发展有何新展望？

李如奎：党的十八大以来，以习近平同志为核心的党中央带领全国各族人民在治国理政、强军强国、改革开放、发展经济、战胜疫情、战胜自然灾害、构建人类命运共同体等各个领域都取得了重大发展和重大成就。

习近平总书记 2019 年对中医药工作作出重要指示，他强调，要遵循中医药发展规律，传承精华，守正创新，加快推进中医药现代化、产业化，坚持中西医并重，推动中医药和西医药相互补充、协调发展，推动中医药事业和产业高质量发展，推动中医药走向世界，充分发挥中医药防病治病的独特优势和作用，为建设健康中国、实现中华民族伟大复兴的中国梦贡献力量。作为一名老党员，我时刻关注着国家在中医药方面的政策。我所在的市中医医院一直在“传承精华，守正创新”。还是以脑病科为例，我们充分发挥中医药防病治病的独特优势和作用，给帕金森病开出了中西医结合的“中国版药方”，使广大患者提升了生活质量。

今后，我们要在以习近平同志为核心的党中央领导下，抓住新时期中国特色社会主义高质量发展的新机遇，在自己从事的专业领域，在中医药发展方面，做出更多的贡献，在下一个百年中贡献自己微薄的力量。

我觉得自己今后的主要工作还是培养新一代的中西医结合人才。我本人有一个小小心愿——选拔一批对中西医感兴趣的年轻人，试点西医本科 4 年和中医本科 4 年双学士制度。让这批人在学医 8 年后到像上海市中医医院这样的杏林名苑实习，用所学的中西医知识来治病救人，对中医的发展、中西医结合事业的发展做出更大的贡献！

胸科医院：勇当中国肺癌研究领域排头兵

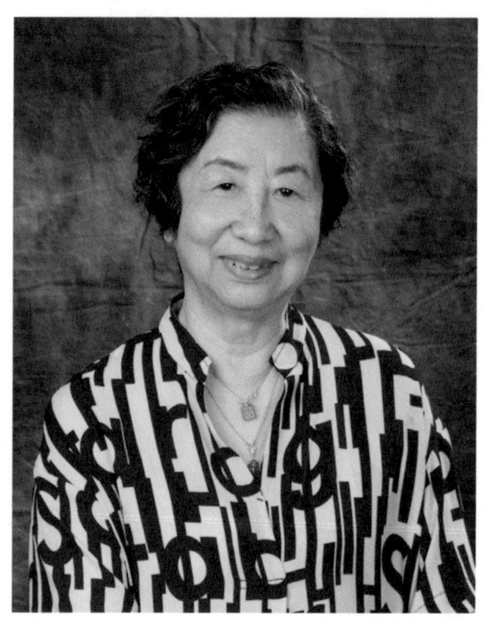

口述人：

廖美琳，1934 年 11 月生。上海市胸科医院首席专家，主任医师，教授，国务院特殊津贴获得者。1957 年毕业于上海第二医科大学。历任上海市胸科医院肺内科主任。中国第一批从事肺癌诊疗的医生，开创了小细胞肺癌治疗先河，解决了“恶性胸水不治”难题，率先在国内关注女性肺癌研究。曾获全国文明建设先进工作者、全国卫生系统先进工作者，获上海市科学技术进步二等奖、三等奖等科研奖项及上海医德之光奖、上海市十佳医生、上海市劳动模范、上海市白玉兰医学巾帼成就奖、上海市医学荣誉奖、上海市三八红旗手等荣誉称号。

口述日期：2021 年 3 月 10 日

Q 上海市胸科医院在肺部肿瘤领域蜚声海内外，您作为胸科医院首席专家，能从见证者、亲历者、奉献者的角度，讲述一下中国肺癌诊治领域发展的历程吗？

廖美琳：1957年我从上海第二医学院毕业，分配到上海市胸科医院工作。胸科医院也是那一年成立的。我是从一个呼吸科医生做起的，当时肺癌患者很少，多的是结核病、气管炎病人。1970年，肺癌开始抬头，医院决定要开设肺癌专科病房，这也是全国首个肺癌专科病房，我被调去负责这个新病房，从此我就开始和肺癌打交道了。

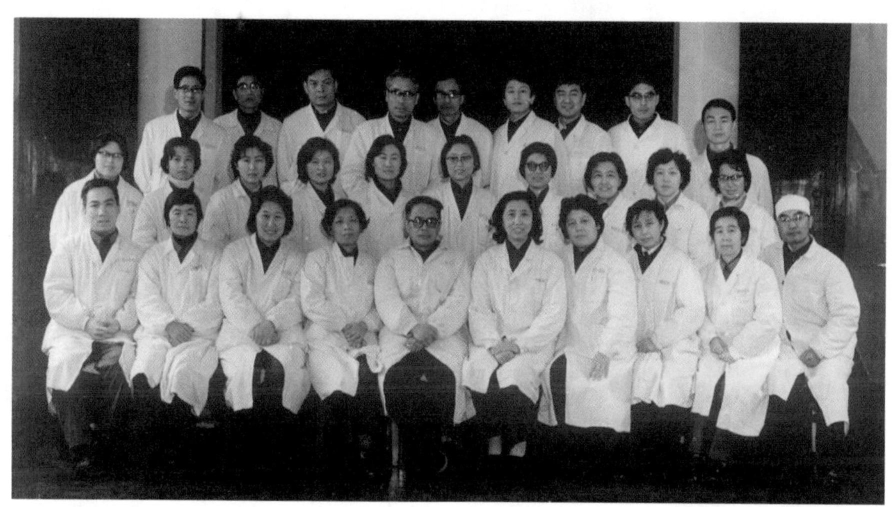

20世纪80年代胸科医院呼吸科医师合影

最早提示我们医务工作者要重视肺癌早诊早治的，是我们胸科医院的第一任院长黄家驷。1953年，他撰写文章《为肺癌的早期诊断而呼吁》，发表在《中华外科杂志》上，提出了对肺癌早期诊断、早期治疗的倡议。

而提起早诊断，早在1958年，我们医院就成功改进了痰液瘤细胞检测方法，在上海首次报道阳性病例后，60年代阳性确诊率达到76.1%，已经达到国内较高水平，有效地提高了肺癌的早期发现率。

不过我刚开始接触肺癌患者的时候，大部分人的癌细胞病灶都像馒头、大饼那么大，所以在当时老百姓的印象里“生肺癌就是得了绝症”，没办法治。的确，那时候我们医生面对病人束手无策，我们的“武器”真的太少了！

那时候，单就化疗药物而言，仅有环磷酰胺和五氟脲酰胺，但因其疗效低、副作用大，患者往往很难完成治疗。相比之下，环磷酰胺毒性反应低、效果好，但使用后患者会出现呕吐、掉发等症状。做我们科的护士很苦，我一直形容她们“脚踩风火轮”，病房里呕吐声此起彼伏，帮患者处理呕吐物都来不及。而患者白细胞指数一旦降低，我们便会手足无措。所以，当时无论是患者、患者家属还是医生，在情绪以及观念上都是悲观的。

到了20世纪八九十年代，患者明显幸运很多。各种不同作用机理的新药涌现，使肿瘤化疗选择性更多。与此同时，化疗能根治部分肿瘤的概念已被普遍接受，人们不再把化疗看成为晚期癌症的姑息治疗手段，而是当作进攻癌症的主要方式。

对肺癌治疗而言，药品就是最强大的武器。药品药效不断提升，改善了肺癌患者的生活质量并延长了生存时间，患者的生存率比70年代提高了至少两倍。这也确立了化学药物在治疗肺癌中不可或缺的地位。肺癌开启了药物治疗时代。

与此同时，多学科治疗（MDT）也开始进入大众视野。这意味着，与肺癌做斗争，我们不再是孤军作战。在治疗开始前，外科、内科、放化疗、影像科、内镜中心、核医学等多学科医生集思广益，多种思维碰撞，为病人制订出最佳的治疗方案。

2000年以后，靶向药的出现使得肿瘤治疗进入下一个飞跃时代。其实，关于靶向治疗的研究在七八十年代就开始了，当时就已经发现癌是有靶点的。靶向药让肿瘤缩小、副反应小、疗效大……包括我在内的很多专家一开始都觉得“这太神奇了”，因此，心里不免是有些怀疑的。

那时我有一个朋友不幸患上肺癌，已经出现了多处转移，严重到连蛋白都咽不下去。过了几天，她服用了进口靶向药，竟然可以吃鸡蛋了。当时我还暗自猜测这肯定是心理作用。又过了几天，朋友的儿子给我打电话：现在母亲的情况更好了，已经可以起床外出。这真是太神奇了！我在一次学术会议上分享过这个故事，后来这种靶向药也进入了中国。

很多患者从靶向治疗中受益，生存质量大大提升，生存期也延长了。每每看到病人基因检查为阳性，我们医生也很开心，这意味可以上靶向药了，有适合他的治疗方法了。

最新的免疫治疗也让我们医生感到兴奋。所谓肿瘤的免疫治疗，就是利用患者自身免疫系统杀伤或抑制肿瘤细胞。与传统的治疗方式不同，它并不直接针对肿瘤，而是动员人体自身免疫系统参与攻击。免疫治疗一旦有效，持续时间很长。

日常大家可能总觉得有了新的，旧的就丢掉，但医学上不是这样。肿瘤治疗绝不是有了新方法就把前面有效的治疗方法丢掉，而是互相结合，发挥更大的作用。

过往肺癌大部分确诊时即是晚期，而对于晚期患者，各种新疗法，包括分子靶向治疗、免疫治疗，将使治疗更精准高效，并且低毒。未来晚期肺癌可能成为一种慢性疾病。

提到奉献者，我想特别说几句。作为一名女性，和肺癌斗争了五十多年，我不得不舍弃掉很多家庭的方面。很感谢妈妈和丈夫的支持，让我没有后顾之忧，为肺癌这份事业全身心地付出。

Q 胸科医院是国内最早开始肺癌规范化治疗的单位之一，请您讲述一下胸科医院是从什么期间开始转向肺癌的诊治？这么多年来，胸科医院为中国肺癌诊治事业发展又做了哪些贡献呢？

廖美琳：前面提到过，1970 年，医院把过去收治肺结核病人的病房改为肺癌专科病房。开设专科病房后，肺部肿瘤的病人日渐增多，科室开始转向

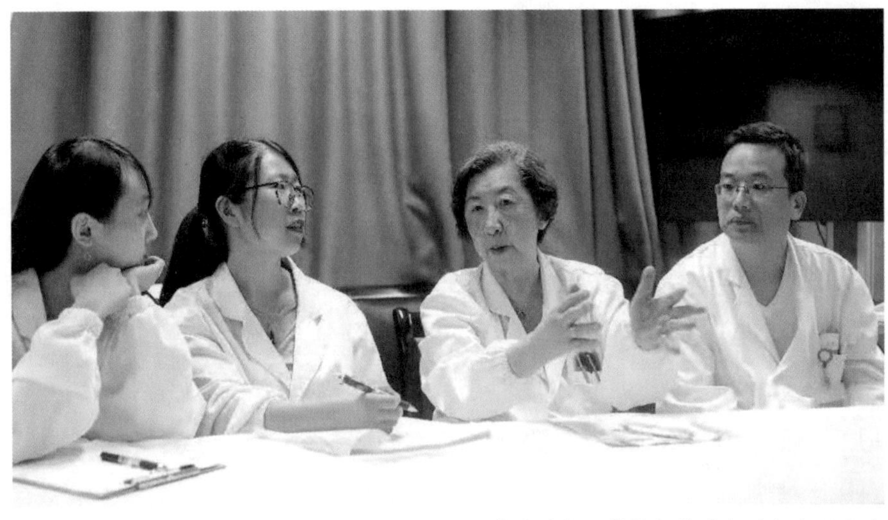

廖美琳主任带教指导青年医师和研究生

肺癌的治疗，临床研究的重心也逐渐转到肺癌诊治的研究。

1972 年，我们肺内科成为上海市肺癌研究协作小组组长单位，同时开展肺癌防治网的工作。在过去肺结核防治网的基础上，我们"一网两用"，和多个区的结防所联合开展肺癌的防治工作。那时候，我们定期派医生去读片讨论，帮助基层医务人员提高技术水平，还利用防治网与肿瘤所协作进行中美肺癌病因配对调查的课题研究。

1976 年，在上海市肿瘤防治研究办公室的领导下，我们肺癌协作组在卢湾区丽园地段医院成立了上海市肺癌防治研究小组，完成了肺癌流行病学的调查报告。第二年，协同卢湾区结核病防治所获得了 1952—1957 年基本连续的流行病学资料，填补了我国肺癌流行病学的空白。

1982 年，我们又成立了肺癌流行病学调查小组，课题是"高危人群中肺癌计划防治的探讨"，普查了 3 万多人次。做这个课题是很苦很难的，我们专门找男性、吸烟、年纪大的这群具有高危因素的人群做随访，定期为他们拍片子，跟踪他们的情况。事实上，很多人是不配合的，我们医生护士就靠两条腿、一张嘴，走街串巷"抓"病人。别说市民不理解了，就连一些医护的家属也不理解，吵着闹别扭。不过，我们真的从中发现了8个早期癌症病人，现在说起来我还是很激动的，这是一件值得做的事情。这个项目到1987年12月获得了成果鉴定。

与此同时，外科在肺癌治疗上也有很大突破。1982年，以吴善芳、黄偶麟两位教授为主，在国内领先开展“扩大肺癌手术适应证的研究”，期间建立的新手术方法突破了手术禁区，手术对象扩大到高龄、小细胞肺癌化疗后手术、隆突重建、气管受侵、心肺功能不全、胸膜转移侵犯等患者，有效提高了5年生存率。这个研究意义很重大，获得了1985年上海市科技进步奖一等奖和1987年国家科技进步奖二等奖。

我一直关注肺癌最棘手难治的小细胞肺癌临床研究。20世纪70年代末，我提出了小细胞肺癌化疗结合手术的多学科治疗，在全国属首次。80年代报告将小细胞肺癌患者的5年生存率从10%以下提高到36.3%，由此改变了以往认为小细胞肺癌不能手术的观点。

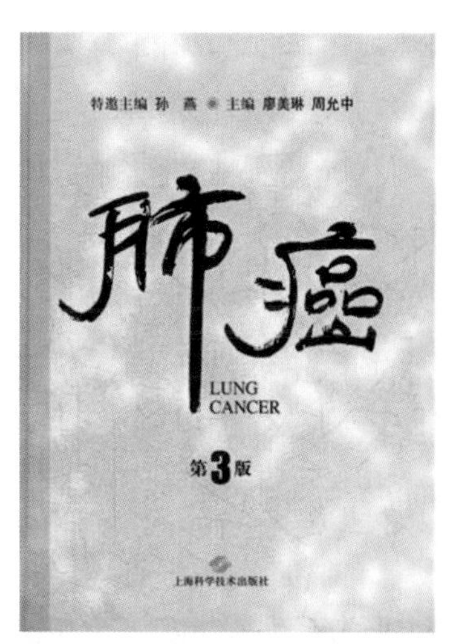

廖美琳、周允中主编《肺癌》（第3版）。

肺癌的规范化治疗很重要。1988年，受全国肿瘤防治办公室之托，组织全国专家编写肿瘤诊断规范，其中我们主编的《肺癌诊治规范》，成为全国肺癌的诊疗规范。

提到胸科医院对中国肺癌诊治事业发展的贡献，一定还会提到一本书——《肺癌》。1982年，我的两位恩师徐昌文、吴善芳教授及中国医学科学院肿瘤医院孙燕教授共同主编出版了《肺癌》，我也有幸参与撰写。这本书是国内第一本肺癌专著，用的都是我们中国人的资料，对指导和规范中国肺癌的诊治工作发挥了重要作用。这本书获得了1982年度“全国优秀科技图书一等奖”。如今《肺癌》已经更新到第三版了，而我们的目标始终是成为中国肺癌诊治领域中最具学术权威性的专著，努力为提高中国肺癌诊治水平、为世界肺癌研究的进步做出应有的贡献。

我们一直是与时俱进的。这几年，“肺部小结节”成为大家越来越关心的话题。很多患者谈结节色变，认为一旦发现结节，就等同于患上肺癌。2016年，我和团队一起出版了《微·小结节肺癌》，来指导国内临床医生如何面对千变万化的肺部小结节诊治。这是国内第一部系统阐述“微·小结节肺癌”的专著，其中指出：肺部微·小结节不等于早期肺癌，肺内很多疾病都会形成结节，从微·小结节中鉴别出肺癌，是肺癌手术干预的关键。我们既不提倡对微·小结节的姑息，更不提倡在没有明确诊断的前提下，对肺部微·小结节病灶进行不必要的手术。把这些明确告诉大家，是非常有必要的。

一路走来，我们没有停下过创新的脚步。我们是国内最早开展基于基因检查的肺癌规范化靶向治疗的单位之一，已经形成了一整套靶向治疗的临床策略。医院积极主导或者参与了诸多国际多中心、国内多中心的靶向药物临床研究，在靶向药物的有效性、靶向药物耐药处置、国内靶向药物的研发等方面都做出了重要贡献。

同样基于精准成因的治疗方法——肺癌的免疫治疗，是当前国际专业领域的热点。最新临床研究数据提到，在肺癌二线治疗中，免疫治疗已经可以达到，甚至超越化疗的疗效。其实，我们医院 20 世纪就已经开展免疫治疗方面的研究，2015 年，在国家卫计委和捷克卫生部的支持下，作为中方代表，与捷克方签订了肺癌免疫治疗研究国际合作项目，聚焦于树突状细胞疫苗帮助提高晚期野生型肺癌患者的化疗疗效和生活质量的研究。

这么多年来，我们胸科医院承接了很多国家级、部级和市级的肺癌相关科研项目，也获得了不少荣誉和奖项。

Q 您曾说过，早在 20 世纪 80 年代，您的恩师之一、著名的吴善芳教授，就在国内率先提出肺癌治疗要走“多学科综合诊治”的道路，您能讲述一下胸科医院如何贯彻这个理念，发挥出外科、内科、放疗、放射、病理、中医等学科的整合作用？

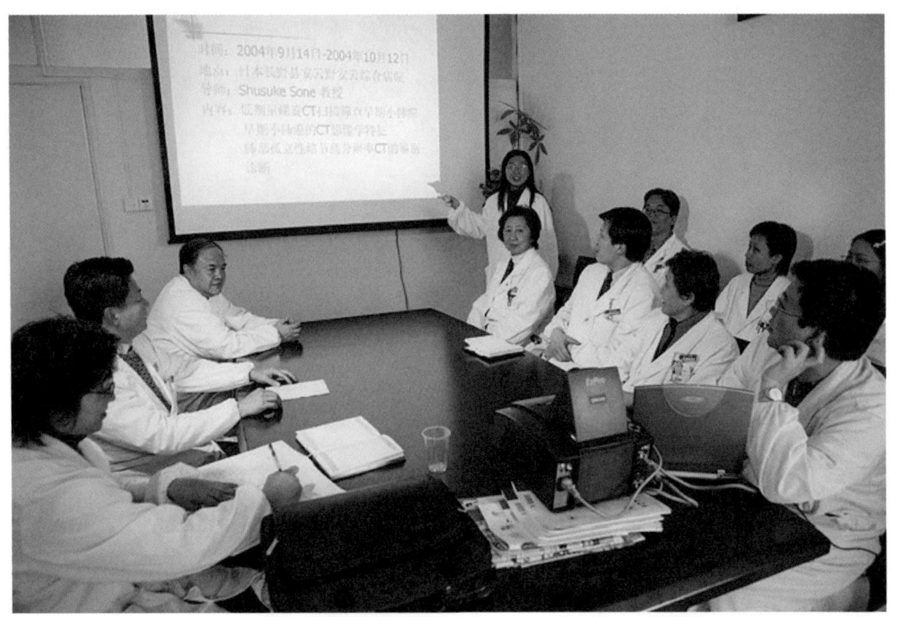

由胸部肿瘤内外科、放疗科、病理科、放射影像科等组成的多学科诊治团队进行疑难病例讨论。

廖美琳：肺癌治疗要走“多学科综合诊治”的道路，从 1970 年我进入肺癌专科病房就深有体会。每每遇到困惑，我都会向其他学科的同道请教。那时我还去学中医，和护士在医院小花园里种中药，用车前草让患者消肿，用蟾酥给患者止痛。

很有意思的是，我的两位恩师徐昌文、吴善芳教授，他们正好是一内一外。的确，在肺癌治疗上，内外科有着非常紧密的联系。经常有病人通过化疗等治疗手段达到了手术标准，我们就把他从内科转到外科，手术完毕可能会再转到内科进行后续治疗，而这一切都是依据病人的个体情况来定的。治疗手段围着病人转，多学科、个性化的治疗，对病人来说是天大的好事。

后来医院成立了上海市肺部肿瘤临床医学中心，2006 年 4 月设立病房，就很好地体现了我们医院在肺部肿瘤诊治及多学科合作方面的优势。在这个中心里，集合了一支由胸部肿瘤内外科、放疗科、病理科、放射影像科等专家组成的多学科诊治团队。中心有严格的制度保障：由医院的首席专家（我也是其中之一）带领大查房及新病例讨论；凡疑难杂症病例均经多学科联合查房才决定诊疗方案；中心每周还组织由内、外、放疗及相关科室讨论疑难、特殊病例，共同决定患者的诊治方案。

通过多年的临床实践，形成了一整套行之有效的肺癌诊断及治疗方法，建立了以 5 年生存率为考核指标的分子生物学预后指标。中心当时还建立了以病人为中心的全新组织结构和运转模式，成立肺癌日间化疗病房，解决术后患者化疗住院难问题。

2013 年中心更名为肿瘤科，依旧是贯彻肺癌多学科规范化诊治的传统。他们是国内率先建立的肺癌多学科诊治团队，整合了肿瘤内外科，联合相关科室，开展靶向、免疫等新辅助治疗，内外多学科联合治疗，充分体现个性化治疗。

同样是 2013 年，顺应疾病谱的变化，医院新开设小结节专题门诊，每周四下午由呼吸科主任主持，病理科、胸外科、放射科及放疗科多位专家共同参与。这些都是我们胸科医院在肺癌诊治上贯彻“多学科综合诊治”理念的具体体现。

Q 和几十年前相比，如今肺癌诊治的方法和理念日新月异，尤其是在晚期肺癌治疗方面，已经逐步实现了“慢病化”进程，您能讲述一下胸科医院在促进肺癌“慢病化”方面做了哪些工作？取得了哪些令人瞩目的成绩吗？

廖美琳：是的，随着靶向治疗、免疫治疗等新治疗手段的诞生，我们医生手里的武器越来越多，患者的生存期也越来越长了，活 5 年、一二十年的病人，我们日常见到的真不少。把肺癌变成慢性病，一点点在成为现实。

实现肺病“慢病化”，首先要讲筛查。大家都知道，肺癌是当今世界死亡率排名第一的恶性肿瘤，要降低死亡率、提高患者生存质量，唯一的途径就是高效规范的肺癌早期筛查。

2013 年，我们胸科医院就尝试把重点慢性病防治、分级诊疗和肺癌早诊早治相结合，和徐汇区卫健委合作，共同开展“社区肺癌早期筛查”项目。

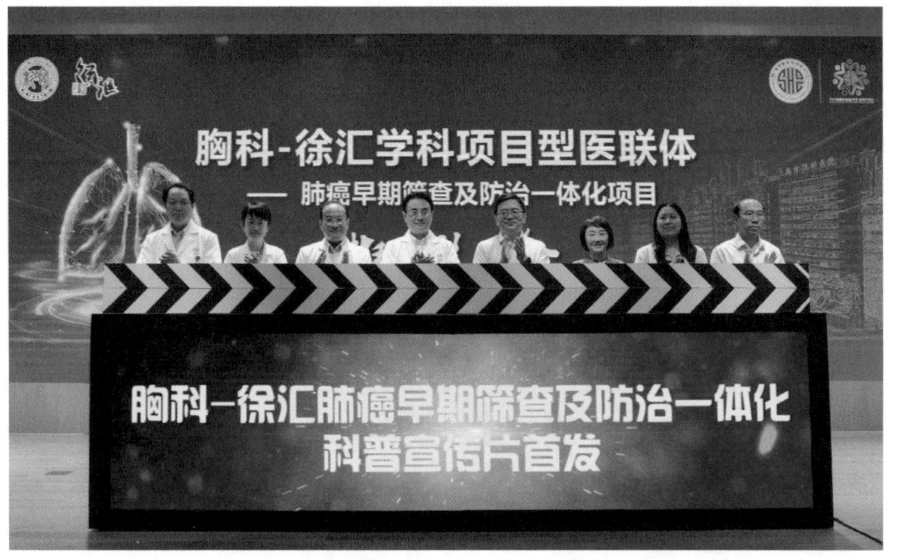

2019 年 9 月，胸科医院与徐汇区共建学科项目型医联体，启动“肺癌早期筛查及防治一体化”项目。截至 2020 年底，项目惠及徐汇百姓 10 万余人，完成高危评估 8000 余人，CT 筛查近 400 人，为 62 名患者实施根治性手术治疗。

在这个项目当中，我们的专家在徐汇区多个社区大规模运用低剂量螺旋 CT 开展肺癌规范化早期筛查，从而提出了一套符合中国人群特点的肺癌筛查“高危指标”。这个指标在中国肺癌发病谱特征的基础上，增加了 45 ~ 50 岁人群组，并且主要以女性为对象的“被动吸烟”“厨房油烟接触”等筛查指标。

我们还和徐汇区 13 家社区卫生服务中心一起开展“肺癌早期筛查及防治一体化项目”，打造肺癌防治的全程医疗服务链。家庭医生和我们专科医生都有微信群，有事情能随时沟通，这比我们过去靠双腿跑筛查、跟踪病例效率提升多了。

现在，社区卫生中心与我们胸科医院之间实现了影像检查、诊疗、健康管理信息等服务数据共享，也打通了肺癌高危人群“初筛—转诊—CT 筛查—诊疗—随访”的全流程管理。也就是说，肺癌筛查“只跑一次”就够了，多方便啊！真心希望我们多年在社区推进的肺癌早筛及分级诊治新模式未来得到推广，造福更多的患者和高危人群。

除了前端做好筛查，创新研发肺癌新药和新技术，这也是推动肺癌“慢病化”很重要的一个方面。

2018 年、2019 年，我们胸科医院的专家发布了两项国产肺癌新药临床研究成果，获得了新药上市，引起国内国际医学界关注。这两项国产靶向药物的研究成果，对深受晚期肺癌折磨的患者来说，既有了获得更好治疗效果的希望，又可以减轻经济负担。

呼吸内科主任韩宝惠教授领衔的一项研究，打出的是“国产免疫药 + 国产靶向药”的“组合拳”。研究中的信迪利单抗是中国自主研发的创新 PD-1 抑制剂，是免疫类药物；安罗替尼是中国自主研发并已获批上市的靶向药物。

在以往的肿瘤治疗中，医生们着眼于杀灭肿瘤原发细胞，而“国产免疫药 + 国产靶向药”的“组合拳”，则关注肿瘤新生血管等微环境的“治理”。我听他们介绍的研究数据，这种创新的治疗方式，对晚期肺癌患者疾病的客观缓解率 (ORR) 高达 72.7%，疾病控制率 (DCR) 高达 100%，且安全性良好。听韩宝惠教授说，下一步，研究团队将进行更大样本量的深入研究。

另一项是由肿瘤科陆舜教授领衔的国内首个、世界第二的肺癌第三代 EGFR 靶向药“阿美替尼”，也在 2019 年成功获批上市。这个由我国自主研发的第三代 EGFR 靶向药的诞生，打破了晚期肺癌治疗耐药后只能依赖一种进口药的困境。在对 EGFR 一代或二代药物产生耐药后的晚期肺癌患者，如果其基因检测中显示 EGFR T790M 有阳性突变，阿美替尼能带来非常良好的疗效。它的客观缓解率（ORR）高达 68.9%，疾病控制率（DCR）高达 93.4%，无进展生存率（PFS）达 53.0%。与目前临床上使用的进口三代药物相比，阿美替尼的毒副反应更小，不良事件更少，在耐药性和安全性上都有着优异的表现。

我们医生们做的这些努力，正一点点推动着肺癌“慢病化”的进程，让更多患者有生存的希望和质量。

初心不改：
做中国最好的心胸专科医院

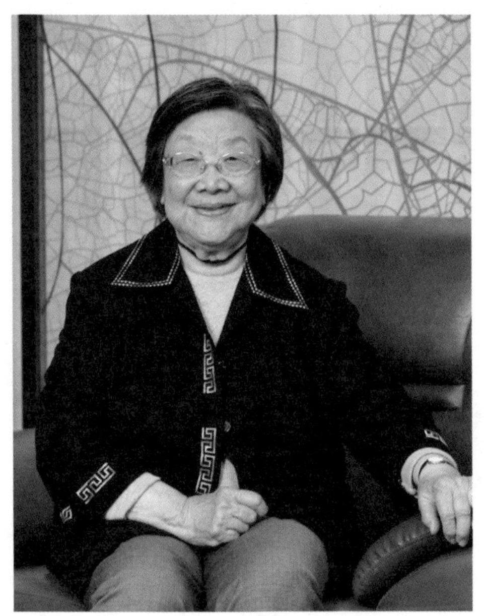

口述人：

芮瑞蓉，1929年7月生。胸科医院离休干部，1946年9月加入中国共产党，同年11月参加革命。亲历胸科医院建院和党组织成立，先后任医院人事科科长、医务科科长，是为数不多的胸科医院建立建成、发展壮大的重要历史见证人。

口述日期：2021年3月10日

Q 上海市胸科医院是新中国最早建立的以诊治心胸疾患为主的三甲专科医院，作为亲历者，您能介绍一下上海市胸科医院是怎么诞生的吗？

芮瑞蓉：上海市胸科医院成立于 1957 年 11 月 2 日，其前身曾经经历了同仁医院附属妇孺医疗所（1888—1903 年）、广仁医院（1903—1940 年）、美国圣约翰大学医学院附属宏仁医院 (1940—1954 年）、上海第二医学院附属宏仁医院 (1954—1957 年）四个阶段。其中上海第二医学院附属宏仁医院，是 1954 年 4 月 27 日由前华东卫生局接收宏仁医院转制而成，1954 年以前均属于美国圣公会，是私立医院。

我是 1947 年护士学校毕业后就进入了当时的宏仁医院。我到宏仁医院工作时，医院是一所综合性医院，有内科、外科、妇产科、骨科、泌尿科、小儿科、眼科、皮肤科，还有护士学校。当时上海的医院比较少，所以医院业务非常繁忙。表面上看，当时的宏仁医院由美国圣公会主办，但实际上是由中国人民自主经营建设的。除医院本身支出外，每年尚有结余。尤其在抗日战争胜利后，医院每年的收支结余相当，大多用来修理院舍、添置设备。

1954 年 4 月 27 日，原华东卫生局为了教学需要，将宏仁医院接办为上海第二医学院附属教学医院。由于宏仁医院在接办前属私立机构，组织不够健全，接办后进行了一系列调整。1956 年底，上海第二医学院为了教学需要，同时上海市卫生局也有在沪创设一所胸科专科医院，开展胸部治疗，赶上国际水平的设想，宏仁医院恰好适合二者所需。

为什么会选择宏仁医院呢？ 1954 年 2 月，时任宏仁医院外科主任的兰锡纯教授完成了中国第一例心脏手术——二尖瓣分离术，病人在术后第 5 天就能起床走动，不久即完全恢复健康出院。现在看来这是一例简单的手术，但在当时极为轰动。从那之后，来宏仁医院的心脏病人就越来越多了，治疗经验也越来越丰富。这就为后来筹建胸科医院打下了一定基础。

由顾恺时起草的建立“上海市立胸部外科医院”计划，得到了当时上海市卫生局的积极支持。1956 年 12 月，经上海市人民政府批准，在原上海第二医学院附属宏仁医院的旧址（北京西路 361 号）建立上海市胸科医院。在市卫生局与原上海第一、第二医学院的通力合作，以及以顾恺时为主的筹建者们的辛勤努力之下，经过近一年时间的筹备，上海市胸科医院于 1957 年 11 月 2 日正式宣告成立。

我们的首任院长是黄家驷，副院长是兰锡纯和顾恺时。医院隶属上海市卫生局领导。从一家综合医院转型建立胸科专科医院，这是一个相当浩大的工程：老的宏仁医院留下了一部分行政、护理、医技及工务员，胸科专业人员则由市卫生局调进来。当时真的是下了大决心和大力量。

医院汇集了原第一、第二医学院和上海市卫生局所属医院的知名胸科专家，像黄家驷、兰锡纯、顾恺时、吴绍青、刁友道、徐昌文、黄铭新、吴珏、丁果等专家都到胸科医院分别担任科正副主任。著名医学专家石美鑫、王一山、冯卓荣、王敏生、叶椿秀、孙大金、朱洪生、郑道声、徐济民等也都曾在胸科医院工作过。应该说，这也是非常值得骄傲的。

建院初期，医院有胸外科（含心外科）、心脏内科、肺内科、麻醉科、放射科，及细菌、生化、病理、肺功能、生理、心电图等 6 个实验室；有 7 个病室，222 张床位。虽然是刚刚建院，但设备还是比较完善的，在当时是比较先进的。手术室和每张病床边都有中心供氧及负压吸引装置，有全院范围呼叫灯装置，有利于病人的及时抢救；每张病床边还设有指示灯，病人可随时呼唤医务人员；新建 4 间手术室，每个病室都设有术后候疗室，配有相当的护理人员，确保病员术后安全。在宏仁医院原有设备的基础上又增添一套 500 毫安 X 光机，用于支气管造影；建有制剂室，可以自制各种输液及中药针剂。

那时候，国外的心胸疾病治疗技术已经比较先进了，而国内还是刚刚起步。赶超的路虽然不好走，但大家心很齐，上下团结一致，都希望能在新成立的上海市胸科医院里大展拳脚，把我们国家的心胸疾病治疗水平提高上去，给更多患者带去生命的希望。

刚建院的前三年，一大批技术创新和科研成果出炉，十分振奋人心。比如说，人工心肺机的研制与应用。医院和上海医疗器械厂合作，研究制成我

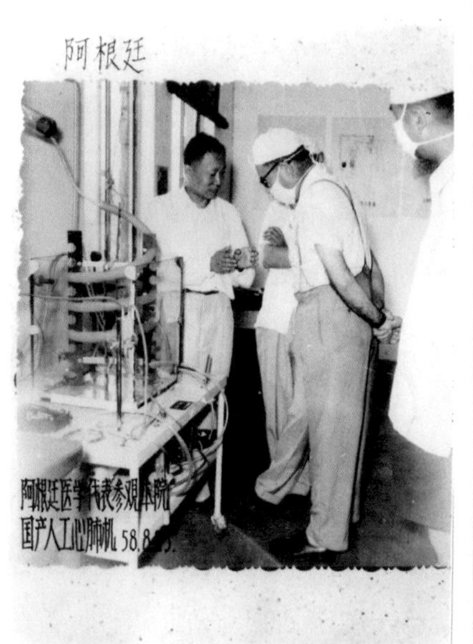

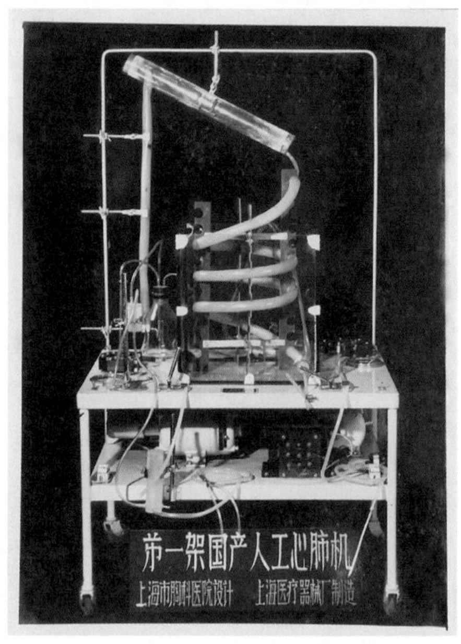

1957 年，胸科医院与上海医疗器械厂合作，研究制成我国第一台鼓泡式人工心肺机，并于 1958 年 7 月在国内首例应用于临床。阿根廷、玻利维亚等国家医学代表慕名来院参观。

国第一台鼓泡式人工心肺机，1958 年 7 月在国内首例应用于临床，为一名患“肺动脉漏斗部狭窄”的 12 岁女孩施行体外循环下的心内直视术，获得成功。还研制、应用了无缝塑料血管、快速换片机等。仅 1985 年一年，医院就开展了 6 项国内首创的新手术。包括动物实验也做了不少，比如人造食管、同种肺脏移植、同种气管移植等等。为了配合临床需要，还建立了人造血管工厂。

Q 据医院相关资料记载，医院党组织是与医院同时建立的，您作为当时医院党支部办公室工作人员，一名具有 74 年党龄的老党员，担任了 36 年医院离休支部书记，见证了医院党组织成立、发展的过程，您能介绍一下医院党组织如何茁壮成长起来的吗？

芮瑞蓉：我刚进宏仁医院的时候，医院是私立医院，所以我们党在医院的力量很薄弱，包括我在内，医院里地下党只有3个人。1951年4月，3名地下党员公开了身份，组成了地下党支部，到上海解放之后，就隶属区党委领导。直到1954年，原上海第二医学院来接办，党组织的力量在医院里才得到加强，尤其是接办小组的7名成员都是党员同志，我们都很高兴。

胸科医院成立，医院党组织也同步建立起来了。医院的中共党组织建立于1957年7月，当时全院有24名党员，成立的是支部委员会，隶属上海市卫生局党委领导。当时党组织的任务是发展党员，大力配合业务工作，集中精力发展业务。“文革”初期，医院党组织一度停止活动。1969年12月，党支部恢复。

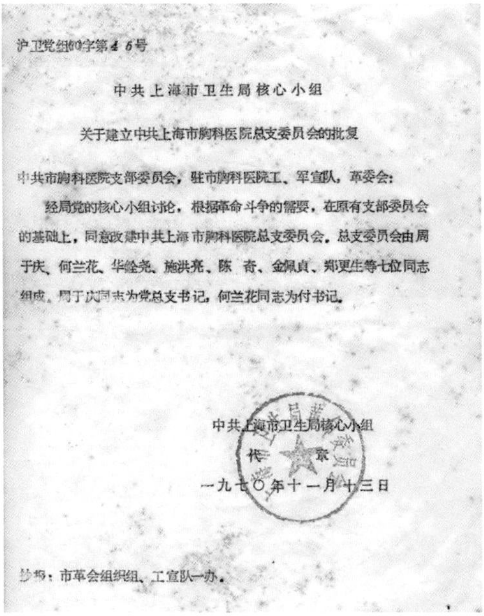

沪卫党组(70)字第46号

中共上海市卫生局核心小组

关于建立中共上海市胸科医院总支委员会的批复

中共市胸科医院支部委员会，驻市胸科医院工、军宣队，革委会：

经局党的核心小组讨论，根据革命斗争的需要，在原有支部委员会的基础上，同意改建中共上海市胸科医院总支委员会。总支委员会由周于庆、何兰花、华铨尧、施洪亮、陈 奇、金佩贞、郑更生等七位同志组成。周于庆同志为党总支书记，何兰花同志为付书记。

中共上海市卫生局核心小组

代 章

一九七〇年十一月十三日

抄报：市革会组织组、工宣队一办。

1970年11月，中共上海市卫生局核心小组《关于建立中共上海市胸科医院总支委员会的批复》。

1970年11月，由于党员人数增多，上海市卫生局党委批准医院改设党总支委员会。党总支下设内、外、医技、行政4个党支部。到1985年，党总支下设的支部增加到了7个支部。其中新增的一个就是离休支部，后来我也当了33年离休支部的书记。到1987年上半年，胸科医院党员人数已增加到114名。经上海市卫生局党委批准，胸科医院党委成立了。

2017年建院60周年，医院出过一本院志，里面对医院党组织的建设和发展进行了详细梳理，内容很好，看到里面的内容也让我想起过去很多事情。作为一名老党员、老支部书记，我一直都感到很高兴，也很欣慰。从1957年医院建立党支部、1970年建立党总支、1987年成立党委至今，医院党委在原上海市卫生局、上海申康医院发展中心党委的领导下，紧紧依靠全院党员和广大干部职工，围绕医院改革和发展的中心任务，认真履行党章赋予的职责，严格贯彻“党要管党、从严治党”的要求，解放思想，深化改革，弘扬正气，促进发展，充分发挥了政治核心和战斗堡垒作用。

首先从思想建设方面，胸科医院党组织始终紧跟党中央的脚步，将党中央的精神落实在医院工作和实际行动中。有几个时间节点令人印象深刻。我还记得，建院初期，我们医院党支部就把思想政治工作重点放在贯彻党的八字方针、致力于提高医疗质量和扩大专科业务范围上，建立了政治和学术活动制度，使思想政治工作和业务工作紧密结合，广大员工的积极性被广泛调动起来，推动了医疗工作的开展。

“文革”过后，1978 年，根据党的十一届三中全会精神，党总支把主要精力转移到业务工作上来。党的卫生政策和知识分子政策在医院得到全面落实。1979 年，思想政治工作的着力点放在贯彻“调整、改革、整顿、提高”八字方针上。医院实行党总支领导下的院长、科主任负责制，以岗位责任制为中心的各项制度得到健全落实；以推行“管理制度化”“操作常规化”“设施规格化”，调动了职工积极性，推动了医院的发展。

1993 年医院开展争创三级甲等专科医院工作，党组织也发挥了重要作用。医院党委动员全体党员和职工积极投身“创双优、上等级、做表率”活动，大家的劲头都很足。1994 年，胸科医院率先通过三级甲等专科医院评审，同时被评为全国卫生系统先进集体，全院上下欢欣鼓舞。

记得院志里提到过，2007—2017 年的 10 年内发展党员 76 名，党员队伍的数量和结构得到了很大改善。党员队伍的不断壮大和组织建设密不可分。从 20 世纪 80 年代开始，创先进党支部、争当优秀共产党员的教育评选活动被列为经常性工作，涌现了一批先进党支部和优秀党员。

无论是院长负责制还是党委领导下的院长负责制，医院党委始终坚持党管干部的原则，推荐德才兼备、年富力强的优秀人才充实院、科两级领导岗位。同时，党支部也参与科室管理，了解群众思想动态，发挥先锋模范作用，有效地加强了党组织的战斗力。

1990年起，院党委每年开展民主评议党员工作，在评议中进行系统的理想、信念和党员标准的再教育，不断增强党性，端正党风，严肃党纪，有效地加强了党支部的战斗力和党员的先进性。2005年，院党委又开展保持共产党员先进性教育活动，从加强班子建设、提高队伍建设、围绕服务病人解决实际问题着手，做到了教育促进改革、促进医院发展，有效缓解了病人住院难问题，取得了显著的成效。

纪检工作也不容小觑。胸科医院党的纪检小组于1982年4月成立。1987年1月，医院党的纪律检查委员会成立。这些年来，院纪委在党风廉政和行风建设屡出“重拳”。尤其是近10年来，医院纪委积极履行党风廉政建设监督责任，配合党委严格落实领导干部党风廉政建设“一岗双责”。严格执行中央“八项规定”精神，持之以恒纠正“四风”，让我们广大党员看到了态度、决心和成果。

还有精神文明方面。20世纪90年代，医院党组织把创建文明单位同卫生行业改革紧密结合起来，成立医院精神文明领导小组，健全完善科室创文明领导小组。由医院领导和科室主任分别负责院科两级创文明工作。这些年从开设“文明示范岗”和“文明示范窗口”，到病人满意度测评、志愿者活动，我们都做得有声有色。值得我们每个胸科人骄傲的是，几十年了，医院一直蝉联上海市文明单位。

做了离休支部书记36年，我能深切体会到院党委对我们离休党员的关心和重视。多年来，院党委坚持定期组织离休党支部的组织生活，学习中央、市委有关文件，了解时事形势；还向我们通报医院改革与发展的动态，也积极听取我们老同志的意见，我们这些老同志能为医院的发展献计献策，也都感到很开心。

Q 1957年上海市胸科医院成立后，涌现出一大批心胸专科方面的专家，有的成为了医院学科创始人，有的成为了医院首席专家，您能介绍一下胸科医院是如何培养出这么多“大咖”的吗？

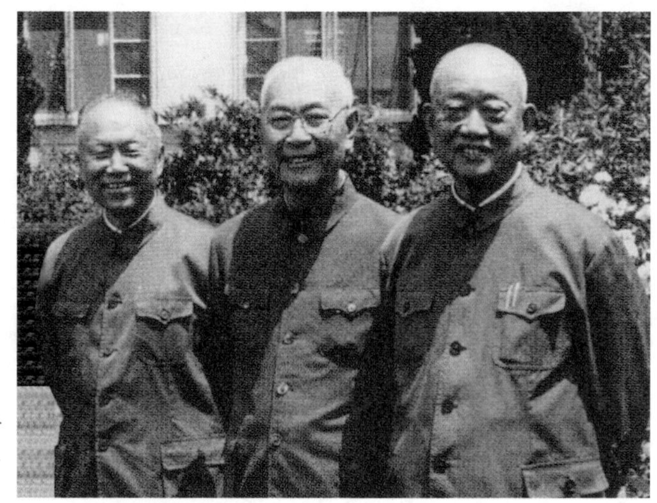

胸科医院首任院领导（部分），左起：顾恺时、黄家驷、兰锡纯。

芮瑞蓉：前面提到过，为了筹建胸科医院，原上海市卫生局调集了原第一、第二医学院和原上海市卫生局所属医院的知名胸科专家。刚建院时，这些专家成为胸科医院各学科的带头人，上午到门诊看病人，下午就搞科研、抓教学。搞科研的基础之一是做动物实验，记得顾恺时院长当时在研究人工心肺机要做很多动物实验，他向我提出要配备一些人员，按照他提出的要求，我把手术间的护士长、负责动物园的工务员挑选好，组成动物实验小组。当时胸科医院在西郊动物园有一个饲养场，专家们上午好看门诊，下午就去做动物实验，搞科研。

我还记得，20 世纪 60 年代，市里提出要培养医学专家，胸科医院也制订了方案。由顾恺时院长领衔，吴善芳主攻肺部疾病，黄偶麟主攻气管、食管疾病，潘治则主要在心脏领域。他们当时还签了“师徒协定”，每年要考核。当时医院里还涌现了很多优秀的医生专家，胸科医院自己的专家班底就这样建立起来。

顾恺时是我国胸心外科的创始人，是筹建胸科医院计划的起草人。他也是我们很敬重的人，他的传奇故事为我们胸科人所熟知：1956 年，顾恺时将自己拥有 250 张病床的私立南洋医院（原卢湾区中心医院，现瑞金医院卢湾分院）无偿捐献给国家。1957 年，他与黄家驷、兰锡纯等共同筹建了上海市胸科医院。1978 年，他将个人珍藏的历代文物 225 件无偿捐献给国家。

建院当年，以顾恺时为主，胸科医院成功研制了我国第一台鼓泡式人工心肺机，并于 1958 年 7 月首次应用于临床，为一名患“肺动脉漏斗部狭窄”的 12 岁女孩施行体外循环下的心内直视术，获得成功；同年，在国内率先施行第一例全肺切除术获得成功；1960 年，首创心脏二尖瓣扩张器并成功施行风心左径二尖瓣交界分离术；1962 年，他以国产人工心肺机在体外循环下实施主动脉全弓及动脉瘤切除，以自制的无缝塑料纤维行人工血管移植术；1963 年，开展结肠代食管治疗晚期食管癌。

1983 年，在全国心脏血管外科学术交流会上，顾恺时与黄家驷、吴英恺、兰锡纯等被誉为我国胸心外科四大先驱和奠基人。1985 年，他获得世界心脏直视手术外科学术会议上颁发的“顾恺时医师在心脏血管外科手术方面的卓越成就和伟大贡献”金字奖牌，为祖国赢得荣誉。

徐昌文、吴善芳两位教授在肺癌诊治领域享有盛誉，他们共同主编了国内第一部《肺癌》专著，这部专著的诞生引起了国人对肺癌的重视。他们二人内外结合，对中国肺癌诊治做出了重要的贡献。徐昌文长期致力于肺部疾病的临床诊治与研究。采用从高危人群中早期发现肺癌的方法，从痰液中寻找癌细胞的诊断方法，有效提高了肺癌的早期发现率，同时在手术与内科相结合治疗小细胞未分化肺癌方面做出了卓越的贡献。吴善芳从 1978 年起具体负责创建院胸部肿瘤研究室，先后成功开创多项基础研究工作，在国内首次培养出人体肺腺癌和恶性胸膜间皮瘤细胞株；曾承担“六五”国家攻关课题“肺癌单克隆抗体的研究”。1980 年，他首先在国内成功开展右径全隆凸切除重建术。1984 年又成功施行左径全隆凸切除重建术，也获得了成功。同年，在院创建了国内第一个肺癌研究中心。1985 年初，吴善芳在美国接受国际抗癌联盟的表彰，被誉为“新型的肿瘤外科工作者”。这个荣誉实至名归。

医院学科创始人还有放射科专家郭德文，1954 年首创快速换片机并在国内首先开展心血管造影术，1957 年首创心动冲击图并创治心动冲击记录仪……著名胸外科专家黄偶麟是我国气管外科的创始人，1962 年在我国率先开展了气管上段和喉切除造口术，填补了我国气管外科的空白……潘治是心血管外科专家，20 世纪 60 年代初主持研究国产机织涤纶人造血管，并先后研制成功机织毛绒型人造血管、涤纶心脏修补材料、国产膨体聚四氟乙烯人造血管……

我们医院还有 3 位首席专家。廖美琳是徐昌文、吴善芳两位教授的学生，也是鼎鼎有名的肺癌诊治领域专家。20 世纪 70 年代，还是医院中青年医生的她就担起了上海首个肺癌专科病房的重任。作为一位女医生，她为流行病学调查、肺癌病人的诊断和治疗付出了极大的心血。她首创以细硅胶管持续引流并辅以药物注入治疗晚期肺癌胸水率先在国内提出小细胞肺癌多学科综合治疗及研究，领衔完成了上海市肺部肿瘤临床医学中心建设。她如今也是近 90 岁的高龄，还每周两天看门诊，不得不让人心生敬佩。

周允中主任在肺癌、纵隔肿瘤、食管、气管等胸外科手术的临床和基础研究方面颇有建树，在国内首创了同种异体全胸骨移植，擅长肺、食管、气管、纵隔肿瘤等各类胸部疾病的手术治疗，尤其是胸部疑难杂症的外科治疗。邱兆昆则擅长心脏瓣膜外科、先天性心脏复杂畸形的纠治、心脏大血管手术以及心血管外科疑难重症的手术治疗，曾领衔成功施行同种异体心脏原位移植手术。

这些学科创始人和首席专家，为胸科医院学科建设奠定了坚实基础，可以说创造出一个个生命奇迹。更让我们这些老胸科人感到欣慰的是，他们的学生，甚至是学生的学生都已经成长为医院的中坚力量。这与胸科医院从 20 世纪 90 年代开始重视人才培养，加大投入和扶持力度有着重要关系。

细数一下我们的后辈，也是成绩斐然……期盼他们有一天也能成为像几位医院学科创始人和首席专家一样，造福更多患者，为胸科医院再立新功。

从医六十载：肺移植开拓者永不止步

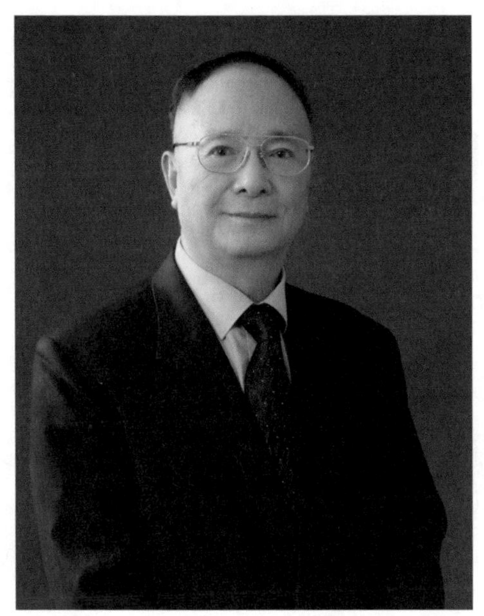

口述人：

丁嘉安，1939 年 11 月生，上海人。1982 年 3 月 5 日加入中国共产党。主任医师，教授。曾任上海市肺科医院副院长、胸外科主任、胸外科研究室主任，上海市医学重点学科胸外科学学科带头人，第五届中华医学会胸心血管外科专业委员会委员，上海市医学会胸心血管外科专业委员会副主任委员，外科及肿瘤靶分子专业委员会委员，《中华胸心血管外科杂志》《中华结核与呼吸杂志》《中华器官移植杂志》编委，《中国肺癌杂志》常务编委。

口述日期：2021 年 3 月 24 日

Q 您是如何走上从医这条路的？在这六十多年的从医路上，提起您，就离不开“肺移植”这三个字。早在20世纪70年代末，您就开始了肺移植的动物实验，在当时那个年代应该是困难重重，您是怎么克服的？肺移植到底又有怎样的难度？

丁嘉安：说到如何走上从医之路，那要说到我的家庭。我的父亲是一位医生，母亲是一名护士长，也算是医生世家了。可能是这样的环境下长大的，耳濡目染，小时候就励志做一名医生。1961年我从上海第二医学院医疗系毕业，直接分配到了上海市肺科医院工作，那时候医院叫上海市第一结核病防治院。我在大学期间并没有专门学习跟肺科有关的医疗知识，在学校学的都是一些常规的医疗知识。到了肺科医院之后，我就决定进行专业的学习。自己研究、看书、手抄笔记。回想起那段时间，每天就是吃饭、睡觉、读书、看病，日子过得非常纯粹。

1977年，我那时候还是住院医生，我看到国外一直做肺移植的实验，我就想，我们自己也要试一试，当时就带着几个医务人员在主任医师的支持和指导下开始在太平间做肺再植动物实验。在这个实验成功的基础上，我又开始了大型动物的肺移植实验研究。

为了能专心做动物实验，我差不多离开临床5年的时间，到1981年底，总共做了100多条动物的肺移植手术，最终结果是好的，肺移植术后存活了700多天。当时那个年代医疗设施、医务人员配置都不是很足，遇到困难只能硬着头皮上。现在不一样了，改革开放以来，我们国家的经济飞速发展，医疗保险覆盖的人群逐渐扩大，医疗卫生事业也取得了很大的进步。

但是到目前为止，器官移植仍然是一个难度与风险双高的大手术。患者能否接受器官移植，需要通过严格的随诊和全身检查评估，达到移植条件才能进行。手术期间，患者不仅要度过有生命危险的手术关，还要面临术后昂贵的抗排斥治疗。

现在全国有90家医院获得了肝脏移植的手术资质，但只有36家医院具备肺移植的资质，可想而知肺移植的技术难度。供体也是极其稀缺，有的病人根本等不到供体。还有，人类的肺时刻都在与外界交换气体，会出现手术后的感染控制、术后慢性排异反应等问题，令肺移植相比其他身体器官移植难度都更高。并且，由于“心肺相连”，病人在肺衰竭的同时，心脏功能也非常不好，在这样复杂的病情下，手术难度再度增加。手术 5 年后，几乎所有的肺移植病人都会出现不同程度的慢性排异反应。以上种种，是肺移植手术在国内外都开展较少的主要原因，也是肺移植领域难点所在。

肺科医院作为我国可以开展所有肺移植术式的单位，医院胸外科成立了肺移植中心，目前保持着肺移植 5 年生存率和手术成功率两项国内领先，并开创性地完成了亚洲首例肺再移植术、国内首例活体肺叶移植术及国内首例肺移植同期联合双侧肺减容手术，发挥了技术引领的作用。

Q 您 1961 年从上海第二医科大学毕业就来到了肺科医院，为医院奉献了近 60 个春秋，见证了肺科医院的成长，您与肺科医院的渊源一定是很深的。这么多年的从医经历，肺科医院对您有怎么样的影响？

丁嘉安：说起肺科医院对我的影响，我必须要讲一下肺科医院发展近 90 年的历史。我从父辈那里就听说过这家医院，毕业后也有幸来到这家医院。肺科医院能发展到今天真的经历了很多。

提起肺科医院就不得不说叶家花园。当时叶家花园是沪上巨富叶澄衷先生的遗产，由其子叶贻铨管理，他的恩师是当时国立上海医学院院长颜福庆博士。20 世纪 30 年代我国结核病猖獗，当时上海还没有一所结核病医院。颜福庆博士多方奔走呼吁，向社会各界名流募集资金。当时颜福庆与叶贻铨相聚，互叙别情时，颜福庆博士向叶贻铨谈及医学院还须筹建一所专门医治肺结核病人的医院，因受经济困扰，力不从心。叶贻铨先生闻后深为感动，当即允诺将建造十余年的私人花园叶家花园全部园产捐赠给国立上海医学院建立第二教学医院，专门收治肺科病人。为纪念叶贻铨之父叶澄衷，医院命名为“澄衷医院”。1933 年 6 月 15 日澄衷医院正式运行收治病人，当时院内专任医师只有 3 人。

1950 年划归上海市卫生局领导后建立了医学图书馆，吸取国内外先进科技经验，每年安排一定的预算经费购买各种科技图书资料，进口国外科技图书资料期刊，不断丰富医务人员学术研究内容，鼓励各级医务人员在实践中不断总结经验，撰写论文。医院资料室除了整理保管针麻科研档案资料以外，也是上海市医院中唯一将典型病例、疑难病例、罕见病例的胸片及病史资料存档，为医院举办的全国胸外科、肺内科进修班讲课提供影像资料，并制作成幻灯片供各国各地医院用于对医务人员的培训。由于我院技术力量的全面发展，在全国专业领域具有一定的知名度，各省市兄弟医院纷纷要求来院实习进修。

1978 年党的十一届三中全会召开，并逐步实现了工作重点的转移，在改革开放政策逐步深入的大好形势下，医院在医、教、研、防等方面也进行了一系列改革，各项工作取得一定成效。

20 世纪 90 年代医院以“上等达标”和创建市文明单位为工作目标，不断深化劳动人事制度改革，建立了一系列规章制度，调整相应的科室设置，加快专业医学人才培养，积极发展医疗特色，进一步优化就医环境，职工的凝聚力不断加强，医院各项工作迅速发展。1995 年医院申报三级甲等医院，经市卫生局、市等级评审委员会来院预审及正式评审，核准我院为三级甲等医院。

医院始终坚持以病人为中心，注重学科建设、重视人才培养，着力提高医疗服务质量，使医教研全面发展。在此期间，医院成为同济大学附属医院，医院首幢新病房大楼投入使用，医技职业病综合楼、结核病病房楼、门急诊楼相继竣工，并迎战突如其来的“非典”，医院连续几届获得上海市文明单位和市卫生系统文明单位称号，获上海市爱国卫生先进单位。

1996 年，我国首例肺容积减少术就是我与我的团队完成的。1997 年，我院又成功实施了双侧肺容积减少术。2009 年，医院胸外科成功实施了一例小儿活体肺叶移植手术。至此，中国首例活体肺叶移植手术正式获得成功，标

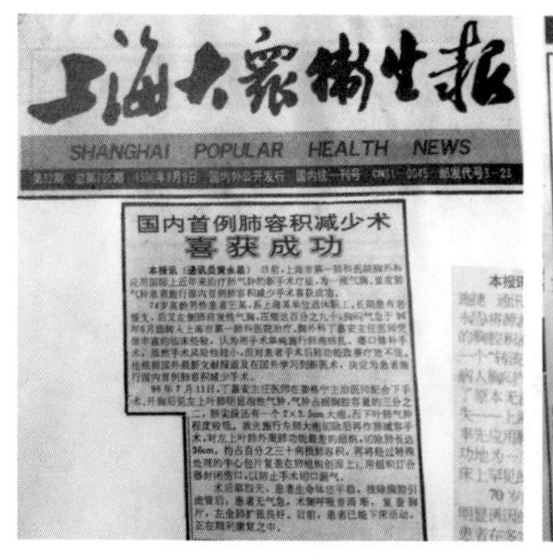

上海大衆衛生報

SHANGHAI POPULAR HEALTH NEWS

国内首例肺容积减少术
喜获成功

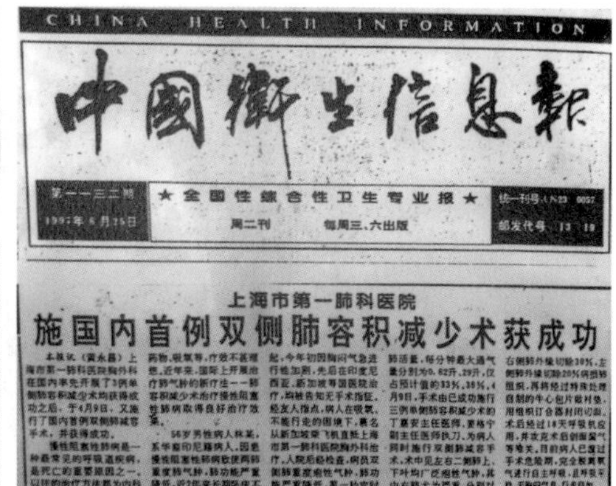

CHINA HEALTH INFORMATION

中國衛生信息報

★全国性综合性卫生专业报★

周二刊 每周三、六出版

上海市第一肺科医院
施国内首例双侧肺容积减少术获成功

1996、1997 年媒体的相关报道。

志着我国在活体肺移植领域又有了新的突破。

从建院之初的肺结核防治院，随着疾病谱的变化，肺科医院不断开拓，不仅拓展了新的病种，还创新治疗手段，更新技术，积极投入临床科研，最终完成了华丽转身。从结核病到如今的肺癌，肺科医院关注着对民众健康威胁最大的疾病，以自己的专长为健康中国贡献着自己的力量。肺科医院一步一步走到今天，“精医重道，务实创新”的院训一直深深影响着我。

Q 您一直致力于胸外科的重点学科建设，在长期临床工作中带教培养了大量青年医师及来自全国各地的进修医师，大家都说您桃李满天下，您如何理解传承与发展的关系？

丁嘉安：我从上海第二医学院医疗系毕业，分配到上海市肺科医院工作，遇到了对我影响至深的一位师长——裘德懋教授。他曾说过的一句话，“做病人的贴心医生”，我到现在还记在心里。我理解的“做病人的贴心医生”就是跟病人做朋友，要为病人着想，了解病人，但是这些还远远不够。做病人的贴心医生更重要的是如何主动发现病人的问题，跟病人沟通，要知道病人自己对疾病的认识和想法以及他们的家庭情况、兴趣爱好、心情等等。主

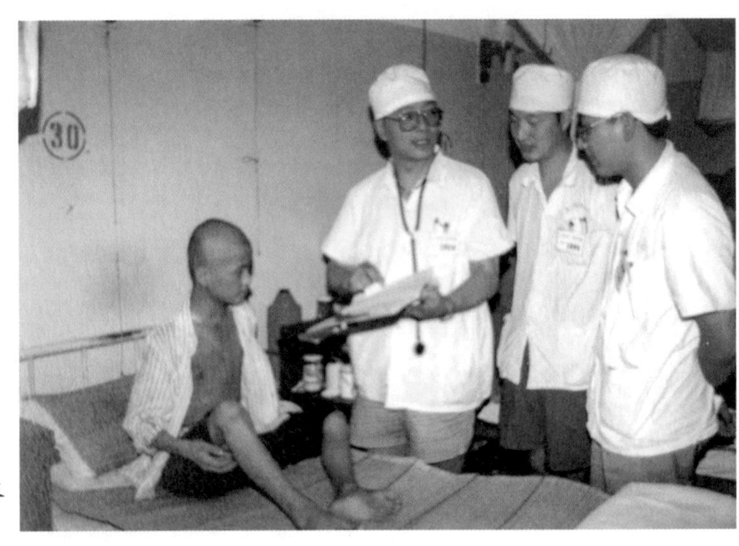
丁嘉安教授术前查房

动帮病人解决问题，最大程度地为病人减轻、去除病痛，这才是医生最根本的职责所在。这些看似细微的事情，对医生了解病情、对症下药很有帮助。看着自己的老师们昼夜不停地工作，当时我就想，一定得做出一番事业。有段时间我一门心思扑在工作上，平时基本上都不回家，周六下午回家，星期天晚上又回到医院。有的时候碰到病人病情变化，就算家里有事也不回去。我心里很清楚，病人把他的生命都交给我了，病人的生命比家里的事情重要。有一次由于手术病人病情危重，我连续 10 天为病人处理病情，直到病人转危为安。好在父母和家人都很理解。

对于年轻医生的培养，我有一个原则，就是“不保守”。“不保守”就是在对待学生的时候毫无保留，在创新和科研上鼓励他们大胆尝试，我跟他们说，做事最忌畏首畏尾。一些复杂手术，我非常鼓励他们主刀，只有让他们真正走到实践中去，才能发现问题，才能更快进步。

1961 年我来到肺科医院，裘德懋教授是胸外科主任，当时我们遇到一个病人紧急需要手术，而且手术难度系数较高，当时我自己对这台手术把握很大，就主动提出想试一试，裘德懋教授一口答应，让我大胆放手去做。其实老师这种例子有很多。敢于放手，让我去探索，从小做到大，从易做到难，从简

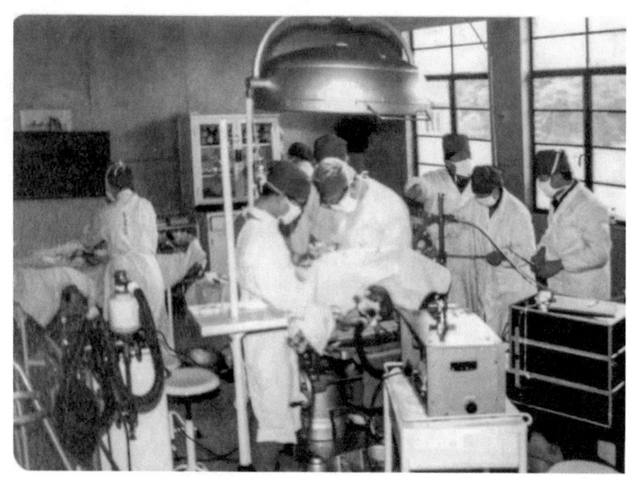
丁嘉安教授在手术中

单做到复杂，这对我自身业务提高有很大的帮助，这样“不保守”的做派直到现在还深深影响着我。

胸外科重点学科人才培养、业务发展以及与国际先进水平接轨，都要多给年轻人机会和平台。什么是生产力？创新就是生产力，年轻人创造力强，肯钻研，我的学生现在大多是来自全国各地的进修医师，还有一些学生已经成为科室业务中坚力量，担负起胸外科临床研究重任。每年我主持举办的全

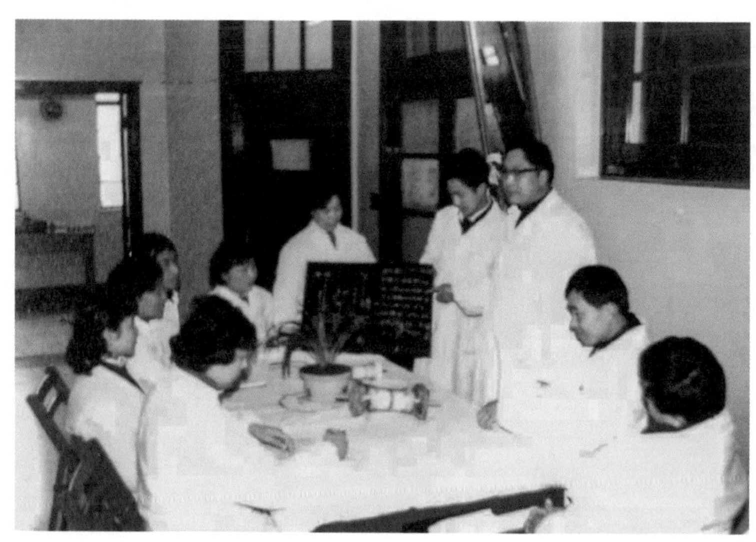
丁嘉安教授主持科室业务学习

国普胸外科新进展学习班，每次来参加的有来自全国各地100余名胸外科医师，学习班把每年国内外新进展包括国际国内会议及动态做介绍，邀请国外胸外科专家讲学和手术演示，也是为了给更多年轻人一个交流的平台。还有一些青年医师被选派到美国、澳大利亚、法国、日本、以色列等国家进修学习，有的已学成回国，增强了科室发展的后劲。看着他们发展越来越好，我作为老师很是欣慰，这就是一步一步传承下去的成果，为我们医院胸外科的长足发展打下了坚实的基础。

Q 在国家医疗事业发展如此迅猛的今天，您始终以崭新的姿态，倾尽全力为百姓服务，不遗余力地担负推进整个社会健康事业发展的责任，提升医院诊疗的整体水平，您对医院未来的发展有什么期许？

丁嘉安：2005 年根据申康医院发展中心的布置，医院制定了“十一五”发展规划。规划描绘了医院宏大的远景，申康中心领导带领有关人员就医院“十一五”期间发展的方向和定位等问题多次来院进行调研。在实施“十一五”发展规划的整个过程中，医院全面贯彻落实科学发展观，以病人为中心和建设和谐医院为宗旨，不断推动医院的可持续发展。经过 5 年的努力，无论是医院的内涵质量还是外部环境，都有了明显的提高和瞩目的变化，其间医院分别荣获上海市文明单位、上海市卫生系统文明单位、上海市平安单位、上海市爱国卫生先进单位、上海市健康单位等荣誉称号。

在“十一五”期间医院共获得 863 攻关项目和“十一五”重大专项等国家级课题 11 项，省部级课题 58 项，校局级课题 32 项，获科研经费共 5059 万元；获得教育部科研成果二等奖、中华医学科技奖二等奖、上海市科技进步奖技术发明三等奖、上海市医学科技三等奖等奖项；获专利授权 5 项；发表 SCI 论文 44 篇，影响因子总分 125.063。医院的学术氛围非常浓厚，科研教育硕果累累。

2011 年，医院成立了转化医学研究中心。通过发挥专科优势与特色，在临床治疗和基础研究之间构筑起了双向通道，使基础研究成果能够快速有效转化到临床应用，从而提高科研和医疗的总体水平。这一年正是“十二五”规划的开局之年。“十二五”规划对医院可持续发展环境做出了清晰判断，明确了医院的功能定位和精品专科发展方向，提出了未来五年发展的总目标。

“十三五”时期，在上海市卫生健康委员会和上海申康医院发展中心的领导下，医院党政领导班子带领全体干部职工，积极顺应经济发展新常态和公立医院改革新要求，主动转变医院运行机制，加快推动医院转型升级，发挥专科医院特色优势，医院医疗业务、科研教育、学科建设、人才培养、内部管理、信息化建设和精神文明建设取得明显成效和重要进展。其间医院主持及参与国家级项目 147 项，其中牵头“十三五”重大专项 1 项、子课题 882 项，牵头国家重点研发计划 3 项，主持国家自然科学基金 138 项，参与科技部重点研发计划 3 项。

这段时间是肺科医院历史上发展较快的时期，也是核心竞争力增强较显著的时期，医院在全国肺部疾病诊治领域的地位和作用更加凸显，社会知名度和品牌美誉度持续提升。在 2019 年复旦医院管理研究所全国专科排名中，胸外科位列全国第 2 位，呼吸科获全国提名；在 2019 年中国医院科技量值排名中，胸外科学、结核科学、呼吸病学位列全国第 2 位，肿瘤学、传染病学入榜，分别位列全国第 33 位和第 13 位。

今年是“十四五”开局之年，是深入贯彻习近平新时代中国特色社会主义思想和党的十九大精神的新阶段，是衔接“两个一百年”奋斗目标、开启我国全面建设社会主义现代化国家新征程的新时期，也是上海市向着全面建成“五个中心”、具有世界影响力的社会主义现代化国际大都市目标迈进的战略机遇期。上海市肺科医院作为本市肺部疑难复杂疾病诊治和临床医学科技创新的主力军，正处于转型升级和高质量发展的关键时期，既面临重大机遇，也面临严峻挑战。

面对种种机遇与挑战，肺科医院必须始终保持清醒，加强顶层设计，充分利用科技赋能，对标最高标准、最好水平，紧紧抓住医学科技发展的新趋势、新方向、新热点，完善医学科技创新制度和平台建设，推动前沿医疗技术的临床应用转化，优化内部管理及创新实践路径，为医院在新时期加速转型升级开辟新空间。作为一家以肺部疑难疾病诊疗为特色，专科病种最为齐全的呼吸系统专科医院，肺科医院有责任汇聚最强学科和最优人才，为人民呼吸健康事业贡献智慧。

88 年弹指一挥，在转型发展的大环境下，希望全院肺科职工坚持“精医重道、务实创新”的肺科精神，紧紧围绕国家和上海市卫生健康政策和公立医院办医要求，坚守公益办院初心，提升改革发展动力，秉持高质量发展理念，建成专科优势明显、具有国内引领地位和较高国际影响力的区域性呼吸系统临床医疗、创新研发和人才培育中心。加快推进以临床研究为核心的医学科创体系建设与智慧医院建设，提升学科人才核心竞争力，为落实健康上海建设总体部署、全方位全周期保障人民群众健康做出贡献。

与“结核病”结缘，坚守深耕“结核田”

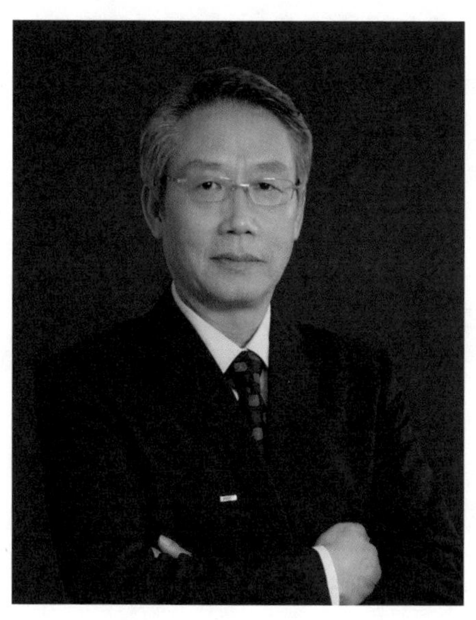

口述人：

肖和平，1952 年 6 月生，1975 年 7 月加入中国共产党。同济大学附属上海市肺科医院结核科临床首席专家，上海市公共卫生重点学科（结核病）学科带头人，上海市结核病防控专家组组长，主任医师、教授、博士生导师、国之名医、全国首席科学传播专家，获国家人事部特殊贡献待遇，享受国务院特殊津贴。从医四十余年，长期以来承担着结核病专业的临床、预防、科研及教学工作。社会兼职有中华医学会第十四届结核病学分会主任委员、中国医促会第一届结核病防治分会创建主任委员、上海市医学会第一届结核病学专科分会主任委员、上海防痨协会荣誉理事长、《中国防痨杂志》前主编和《中华结核和呼吸杂志》副总编。

口述日期：2021 年 4 月 27 日

Q 您大学刚毕业就响应国家号召主动报名支援西藏，当时最大的动力是什么？

肖和平：1973 年，国务院下发文件，向西藏派出医疗队，帮助西藏各地开展医疗、科研、教学工作。1973 年至 1983 年的 10 年间，国家先后派出 5 批、近 2000 名进藏医疗队员。1976 年，我刚从上海第一医学院毕业，为响应国家号召，报名援藏。当时大家都年轻气盛，想要为国家医疗建设做出一番事业，我记得母校有 34 个人报名援藏，但因为种种原因，最后到了火车站，就剩下我一个人了。

当时我患有病毒性心肌炎，正在治疗中，按规定可以不列入援藏人选。但是支援边疆一直是我的理想，再加上自己当时为了去西藏，对高原病做了不少功课，于是主动要求上级允许自己加入援藏队伍行列。

去西藏的第二年，我在医院诊疗中遇到一个病人，一直咯血。我一看片子，这不就是肺结核吗？进入病房工作后，我发现肺结核病患者比比皆是，是西藏的常见病。于是我立志投身于西藏的结核病防治事业。当时学

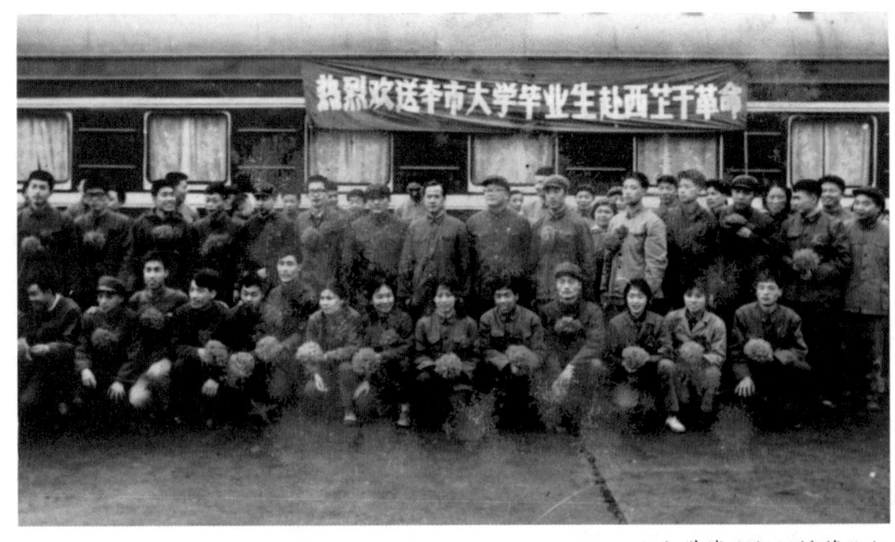

大学毕业加入援藏队伍

校冯光书记知道我心脏不好，可能难以适应长期的高原环境，于是写信给我，要我回母校工作。学校同时也派出孔主任来西藏自治区卫生厅洽谈将我接回学校工作的事宜。我均一一婉拒，表示要把西藏的结核病搞出个名堂后再回母校。可以说，支援西藏，做好西藏的结核病防治工作就是我当时最大的动力。

Q 您先后主持西藏自治区结核病防治研究所和西藏自治区卫生防疫站的行政和业务工作，足迹遍及西藏东南西北中广大牧区和农村，一手创建了西藏结核病防治体系，援藏经历步伐艰辛，在西藏的这21年，您是怎么度过的？

肖和平：20世纪70年代后期，研究提示成年人移居高原（海拔3658米）后的最佳适应期为10年左右。国务院要求援藏大学生在藏工作年限为8年。而我这一待就是21年，想想那段时光真的非常难忘，21年的西藏岁月犹在昨天。

体验初次进藏和那宝石般的蓝天与晶莹剔透的雪山，以及后来送医送药下乡时尝试青稞酒，品味酥油茶，戈壁荒漠上与小牛般大的独狼对峙，沼泽、沙窝、雪地陷车，遭遇山洪、泥石流、车祸时的惊心动魄，困境中感受藏族乡亲和人民子弟兵的赤热真情……多少往事，至今历历在目，令人魂牵梦绕，我真的十分眷恋祖国的那片土地。

西藏自治区结核病病情严重，由于地广人稀，援藏过程中非常艰辛。当年基础设施落后，很多村镇都没有公路。有一次为了及时给乡下的牧民看病，我们搭乘了汽车，结果不小心陷进一片沼泽地里，周围杳无人烟，身上又没有带干粮，所有人又冷又饿地过了一夜，到第二天才找到了一支解放军部队，帮助拉出汽车，我们才重新踏上征途。其实这些都不算什么，对我们团队而言，最大的问题就是经费来源。为此，我到处奔走，当时获得了政府和国际友好组织的大力支持。经过团队不懈努力，自治区以县为单位获得了日常工作所需的痰液检测设备，采用以公路沿线，因症筛查、痰检与胸部X线检查同步

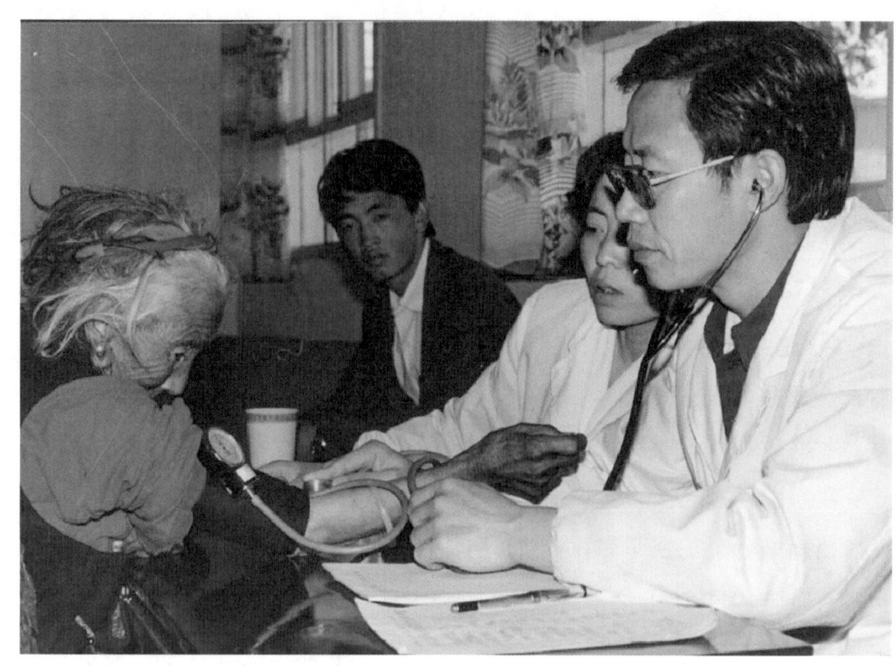

在西藏为年迈老人看病

开展以及偏僻、无胸部 X 线检查条件地区仅行痰检的策略，有效、快速地发现传染源，遏制结核病的传播。

其间有一件让我记忆深刻的事情，就是在承担国际结核病项目的时候，我有一次去北京，直接向中央领导汇报有关情况，得到了肯定和支持。

在西藏工作的这 21 年，就是靠党和政府的关心、团队的齐心协力和当地人民群众的大力支持度过来的。其间有痛苦，但更多的是成功后的喜悦。尤其是被评为全国“最美防痨人”，心中感到十分激动。

党的十八大以来，习近平总书记和党中央十分关心西藏医疗卫生事业和各族群众的健康，在医疗服务、制度建设、人才培养等方面给予西藏特殊的支持政策，部署实施了医疗人才组团式援藏，为推动西藏医疗卫生事业发展注入了强大动力。光阴似箭，弹指间我从西藏回到上海已有 25 个年头了，在我心脏病彻底爆发以前，我每年都要去那里看看，看到西藏医疗事业发展得越来越好，我深感欣慰。

Q 您把西藏的卫生防疫和医院系统都纳入到结核病防治工作中，而这一结核病防治体系，与国家“十三五”结核病发展规划提出的综合防治策略不谋而合，在这个过程中，您具体做了哪些事情？

肖和平：就主要谈谈西藏结核病防治机构的建设吧。20 世纪 70 年代末的西藏结核病防治几乎是一片空白，基层的医疗卫生还相当薄弱。我刚到西藏那会儿，当地不仅结核病发病率高，而且大部分民众缺乏基本的预防概念。一次我们去乡下给牧民看病，发现整个村患有结核病的人相当多，甚至有些家庭全家人都患有结核病。更令人惊讶的是，我们竟在结核病人的床底下发现了成箱的抗结核药品，这是当年医疗队下乡时发给病人的，他们服药 2 ~ 3 月后感觉没症状了，人也胖了，就认为病好了而自行停药，结果又被打回原形，而且更难治疗。

这样的治疗明显缺乏管理，医院的医务人员往往没有这种管理意识，卫生防疫站的工作人员可以管理，但又缺乏临床知识，而且二者往往缺乏沟通，谁也管不了谁，造成了医防脱节，病人不经意中受到了伤害。

如何解决这个问题？体制管人，我们需要一个体制将医院的临床工作和卫生防疫站的预防、管理工作有机地结合起来。于是，我们在 1985 年成立了西藏自治区结核病防治研究所（西藏自治区结核病控制中心，TTCC），下设西藏自治区结核病临床部（附设在西藏自治区第二人民医院）和 8 个分中心（附设在各地市的卫生局）以及 8 个分中心临床部和防疫部（附设在各地市人民医院和卫生防疫站），各分中心再在此基础上设立县级结核病临床和预防的专管人员。至此，整个西藏自治区结核病的防治构架基本形成，卫生防疫和医院系统都纳入到了结核病防治工作中，防治结合是其最大特点。基于各级卫生局的管理权限和医院与防疫站的业务能力，配合多层面的人员培训，后来的西藏结核病防治项目工作进行得相当顺畅。

《“十三五”全国结核病防治规划》提出的综合防治策略中提到，到 2020 年，政府领导、部门合作、全社会协同、大众参与的结核病防治机制进一步完善。

疾病预防控制机构、结核病定点医疗机构、基层医疗卫生机构分工明确，协调配合的服务体系进一步健全，结核病防治服务能力不断提高，实现及早发现并全程规范治疗，人民群众享有公平可及、系统连续的预防、治疗、康复等防治服务。医疗保障政策逐步完善，患者疾病负担进一步减轻。肺结核发病和死亡人数进一步减少，全国肺结核发病率下降到 58/10 万以下，疫情偏高地区肺结核发病率较 2015 年下降 20%。推进防治结合，各地区要完善结核病分级诊疗和综合防治服务模式，健全疾病预防控制机构、结核病定点医疗机构、基层医疗卫生机构分工明确、协调配合的服务体系。进一步强化结核病报告和登记管理制度。各级各类医疗卫生机构发现肺结核患者和疑似患者要按照传染病报告要求进行网络直报，并将其转诊至当地定点医疗机构。定点医疗机构负责对肺结核患者进行诊断、治疗、登记、定期复诊检查和健康教育等，要具备结核病痰涂片检测、痰培养检测及结核病分子生物学诊断能力，地市级定点医疗机构还要具备药敏试验、菌种鉴定能力。基层医疗卫生机构负责转诊、追踪肺结核患者或疑似患者及有可疑症状的密切接触者，并根据定点医疗机构制订的治疗方案，对患者居家治疗期间进行督导管理，对患者及其家属进行健康教育等。疾病预防控制机构负责结核病疫情监测与处置，组织开展肺结核患者密切接触者流行病学调查和筛查，开展信息收集与分析，组织落实转诊追踪和患者治疗期间的规范管理，组织开展结核病高发和重点行业人群的防治工作，开展结核病防治宣传教育、技术指导及实验室质量控制等工作。

我国在结核病基础研究、诊断技术、治疗方案和管理技术领域的科学研究和应用取得了长足的发展。现在看下来，“十三五”提出的一些方针战略和我当时的一些想法与举措有很多相似之处。

Q 回到上海，您继续投身呼吸道传染病防治工作，为上海市的 SARS 防控做出了极大贡献，奋战在第一线，并获得全国抗“非典”优秀科技工作者称号，在这期间您具体做了哪些工作？

肖和平：2003年，在突如其来的非典型肺炎侵袭这样沉重的阴影下，作为一个拥有近1700万常住人口、开放度高、流动量大的特大型城市，上海所受到的关注非同一般。在上海市党政部门的指挥下，“非典”防治条块结合、以块为主，实行属地化管理。从最基层的社区卫生服务点到定点收治机构，从市、区疾病预防控制中心到综合性医院、专科医院、部队医院，无一不是高度戒备。上海“二级政府、三级管理、四级网络”的管理体系发挥横向到边、纵向到底的优势，就整个系统而言，“非典”防治可以覆盖所有的上海人和所有的来访者。

作为当时抗击“非典”的排头兵，上海市传染病医院、上海市肺科医院、复旦大学附属儿科医院、上海市儿童医学中心等4所“非典”定点收治医院充分发挥党组织核心作用、堡垒作用，积极开展“为党旗争辉，作群众表率”活动，出色地带领广大医务人员战斗在第一线，我作为上海市抗击“非典”专家组成员，身临其境，自然也深有体会。

2003年4月24日，应上海市人民政府的邀请，WHO（世界卫生组织）专家组一行6人来沪考察上海非典型肺炎预防和控制的情况。WHO专家在我们医院看到我们这里同时收治着两位疑似病人，一位是美籍华人，一位是在沪打工的民工，医院没有因病人身份差异而采取不同的手段，我院医生确保每一位病人都能得到同样的治疗。我对前来考察的WHO专家说：“我们工作的重点就是绝不放过一个非典可疑者，争取早筛查、早发现、早隔离！”

当时还有一件鲜为人知的小插曲：一位市民从已发生疫情的某地回沪，家里担心他可能携带病毒殃及更多家人，不让他回家，他无处归宿，只得在马路上走来走去。就是这样一个在都市汹涌人潮中略显异样的人，也没“逃”过防范“非典”网络的眼睛，医院立即将他收下了，予以排除性诊查。“严是爱、松是害”，这一向来为世人笃信的警语，在这场防范“非典”战役中成为千万市民和医务人员的共识。

在那段非常时期，我们上海“非典”专家组的专家们几乎天天穿着厚重的防护服在一线来回穿梭，在病房反复查看可疑者，生怕漏掉一个病人。不少一线医务工作者更是舍弃自己的小家，在医院加班加点，未见有丝毫怨言。在这场没有硝烟的战争中，上海各行各业守望相助，临危受命的医护人员更是表现出令人称赞的勇气和良好的职业道德。

Q 在您的主持下，您和团队先后完成上海市科委重点科技攻关项目“耐多药肺结核的规范化治疗”“含氟喹诺酮类药物复治化疗方案的研究”“结核病院内感染研究”等等，使上海市肺科医院的结核病治疗水平保持全国领先。在持续的创新研究中，您最大的感触是什么？

肖和平：我有许多感触。首先是在学术上要注意发挥集体的力量。2011年1月，经上海市疾病控制中心与上海市几所三甲医院商榷，决定对全市的耐多药结核病患者实施集体定诊、集体制定治疗原则和统一管理的策略。符合条件的患者可享受到上海市政府提供的免费检查和治疗（包括手术费）政策，各级疾病控制中心对这些病人实施强有力的治疗管理，从而将治疗真正落到了实处，有效地缓解了上海耐多药结核病的压力。在这方面上海走在了全国的前列。

第二，规范路径，分类治疗，合理用药。2011年1月我提出的结核病分类治疗流程获得了上海市疾病控制中心的认可，按照这一流程，通过集体讨论、定诊、定治，在2011—2014年间，上海有37%（120/324）的初治耐多药肺结核患者采用一线抗结核药物获得治疗成功，避免了昂贵的二线抗结核药物和耐多药

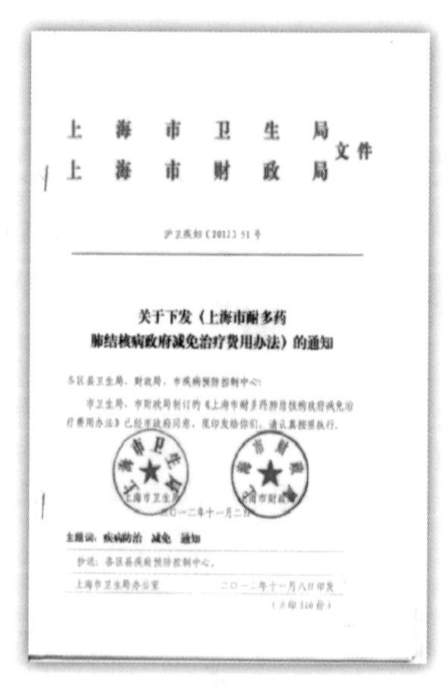
上海市卫生局
上海市财政局 文件

沪卫疾妇〔2012〕51号

关于下发《上海市耐多药肺结核病政府减免治疗费用办法》的通知

各区县卫生局、财政局，市疾病预防控制中心：

市卫生局、市财政局制订的《上海市耐多药肺结核病政府减免治疗费用办法》已经市政府同意，现印发给你们，请认真按照执行。

二〇一二年十一月二日

主题词：疾病防治 减免 通知

抄送：各区县疾病预防控制中心。

上海市卫生局办公室 二〇一二年十一月八日印发

2012年发布《上海市耐多药肺结核病政府减免治疗费用办法》的通知

结核病化学治疗方案的滥用。

复治结核病患者是产生耐多药结核病的主要群体。经过多年的临床实践，我提出了具有自主知识产权的治疗复治结核病的创新性研究方案，入选了国家科技部传染病重大专项。新方案治疗复治结核病，治疗效果提高了 13.1%，疗程缩短了 3 个月，5 年复发率减少 11.7%，获得了上海科技成果二等奖。

Q 您与结核病菌打交道四十余年。可以说，您是上海市肺科医院结核病临床研究的“灵魂人物”之一。对于上海乃至全国的结核病防治工作，您有怎样的认识和期许？

肖和平：我院的结核科是中国最早的结核病预防、治疗和研究基地，也是中国防痨协会、中国医疗保健国际交流促进会结核病防治分会的发源地。多年以来，在全国结核病专科各类榜单的排名始终名列前茅。其丰富的临床积累，使得各地的结核病患者在当地无力治疗后，仍然抱着一丝希望来此求医。

我们结核科每年收治的住院患者达 12000 余人次，门诊患者每年也接近 20 万人次。我们医院结核科不仅仅是上海市公共卫生重点学科，也是上海市重中之重临床重点学科。上海市感染性疾病（结核）临床医学中心，不断有新的诊断方法、治疗手段以及诊治的规范从这里起步，逐渐推向全国。一花独放不是春，百花齐放春满园。我们应该继续发扬光大，与各兄弟省市一道，共同努力，争取如期实现结核病防控的阶段性目标。

在这里，我对年轻的临床医生有两点建议：第一是警觉意识，要提高对传染源的高度警觉；第二是规范诊疗，这也是最重要的，结核病诊治不是说技术有多高深，而是更强调规范。我们搞流行病学调查的时候发现，有的病人耽误了好几个月，到肺都烂掉了才被发现，这对病人本身是一种伤害，而且在这几个月当中，他到处传播，对社会也是危害。按照国家要求，早发现早诊断早治疗，才能最大限度地减少传播的危害性。

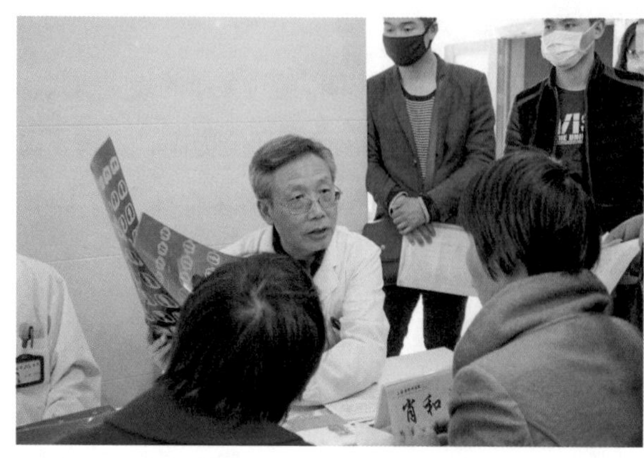

肖和平教授在社区参加义诊活动

我对结核病防控的最大体会就是要紧紧抓住结核病传染源。有三点措施可以帮助我们：一是大力宣传教育，让结核病传染源患者能够自觉居家隔离（注意千万不要歧视他们，要多赋予爱心）；二是集中治疗管理，在有条件的地方将传染源集中治疗、管理，直至其传染性消除；三是防治紧密结合。如果我们能够做到这三点，结核病的控制就有希望了。

2021 年是开启“十四五”规划的第一年，距离实现联合国“2030 年可持续发展议程”结核病控制目标和“2035 年终止结核病流行”目标，只剩下 10 年和 15 年的时间，也将是结核病防治迈上新台阶的一年。党中央、国务院高度重视结核病防治工作，将结核病防治战略写入了 2016 年中共中央、国务院印发的《健康中国 2030 规划纲要》，这是我国履行对联合国“2030 可持续发展议程”承诺的重要举措。“可持续发展”是实现“2030 年可持续发展议程”结核病控制目标和“2035 年终止结核病流行”目标的前提保障。在这里，我理解的可持续发展主要体现在“三个全面”上：一是结核病防治措施得到“全面”落实；二是“三位一体”体系“全面”融合发展；三是结核病防治“全面”融入所有政策保障体系。展望“十四五”，我国的结核病防治事业前景光明，这也是构建与确立可持续发展长效机制的最佳时期。

传染病诊治：有作为就有地位

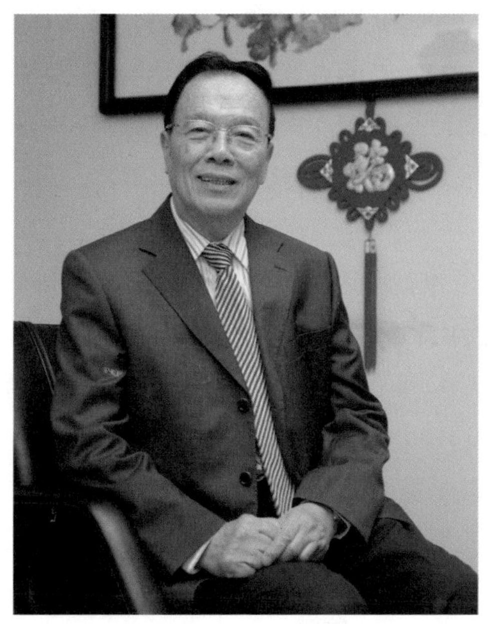

口述人：

巫善明，1937 年 9 月出生，原上海市传染病医院院长，主任医师，资深教授，著名传染病学和肝病学专家。1983 年 12 月加入中国共产党。先后参与 1988 年奋战甲肝、1994 年应对急性肠道传染病、2003 年抗击非典等重大抗疫工作，捍卫了上海城市公共卫生安全。他创建了全国首家产科肝病监护中心、长江三角洲地区传染病医院协作中心和上海市（区）县传染病协作网。从医任教 60 年，先后获首届上海市优秀院长、全国卫生系统先进工作者、党和国家领导人保健优秀奖、全国中西医结合贡献奖、全国卫生系统抗击非典先进个人、全国五一劳动奖章获得者、上海市劳动模范等荣誉。

口述日期：2021 年 4 月 3 日

Q 回顾您从医 60 载，厚实辉煌，有太多的问题希望得到您的启迪。首先想请教您，作为传染病专业的医学大家，您是怎样认知传染病这个专业的？

巫善明：在我刚开始从事传染病专业的那个年代，传染病的发病率很高，像麻疹、痢疾、伤寒，通常社会的底层老百姓容易得这类传染病。我毕业前在瑞金医院传染科实习过两周，让我印象最深刻的是，这些患者不仅要严格隔离，而且患者本身很自卑。所以，我始终觉得医者仁心很重要，要给这样的患者更多关爱。此外，当时一些脑膜炎患者送到医院时病情危重，如果抢救得当，24 小时之内就可以转危为安，相比于其他内科疾病，传染病的救治只要诊断无误、用药到位，救治效果往往可以立竿见影。每当把患者从死亡线上拉回来，我就特别有成就感，不仅家属和患者高兴，作为医生的喜悦也是溢于言表。记得 1965 年和 1966 年，医院每年收治 1400 ~ 1500 个流行性脑膜炎患者，来的时候往往是昏迷状态，经过系统抢救和治疗，病人就能康复出院。当时，我父母也很支持我从医。母亲身体常年不好，我深切体会到病人被疾病折磨的痛苦，所以从小就立志长大要做一个能治病救人的好医生。

大学毕业后，前两年我在其他单位工作，第三年来到当时的上海市传染病医院做住院医师。那时候，医院明确规定，有两年工作经验的医生不用每天住在医院宿舍。但我还是喜欢晚上住在医院里，这样能有更多的时间学习临床业务，一旦病房有紧急的救治也可以马上去帮忙，这是非常难得的学习实践机会。

我清楚地记得，那时患麻疹的患者很多，其中小儿麻疹传染性很强，因为儿科床位有限，就收治在成人病房。收治高峰时，每个病床往往要睡两个小病人。有一天参与科室查房，科主任问我小儿心衰使用药物的剂量，因为没时间好好看书，我无法回答这么专业的问题。心里愧疚的我下班之后赶紧去查阅资料，并养成了不断学习的好习惯，这要归功于上级医生严格的工作态度。后来领导决定把一个收治重症患者的病房交给我管理，这不仅是对我的信任，更是一个让我锻炼自己的机会。在管理病房的时候，我只要有时间，还会帮助年轻护士打静脉针。一些患儿的头皮静脉很细，要花很长时间才能找到进针的位置。经过不断实践，当时我不仅会看病，还能做好静脉注射，心里充满了成就感。此外，我还经常跟随上级医生参与外院急会诊，这些经历提高了我对病例分析、诊断、鉴别的能力。为了顺应当时的发展需要，上级医生还会主动教我们医学英语，亦师亦友的工作生活场景至今历历在目。

Q 1984 年，您担任院长的当年，就开始筹建孕妇肝病科，直到 1993 年 6 月正式成立上海市产科肝病监护中心，据说是全国第一家，当时上海市卫生局领导也莅临了成立大会。请您谈谈初建的理念，历时 9 年的过程，以及它对于医院的意义。

巫善明：20 世纪 80 年代初，我就发现孕肝病人在就医时的苦恼，她们往往会成为一般医院产科与传染科之间推诿的对象，时常引起医患矛盾。所以我在担任上海传染病医院院长之初，先在肝炎科里抽出两个科室，开设为孕肝病房，并委派几名骨干护士去国际和平妇幼保健院、上海市第一妇婴保健院学习助产士技术，同时还从外院聘请了专家、医生和麻醉师。当时医院条件艰苦，对于我们来说是白手起家，后来又从别的医院引进了学科带头人和硕士研究生，所有人一起奋斗。上海市卫生局也很支持我们的学科建设，资助我们科研基金开展课题研究。

筹建孕妇肝病科在当时看来是一个创新举措，而且作为一个特色科室，在开设过程中遇到了很多困难挫折，需要所有人充满信心，朝着确定目标努力。当时每一名成员都相信，只要大家努力，心往一处想，劲往一处使，我们就一定会成功。

1988 年年初，上海甲肝大暴发，我们的孕肝病房就经受了一次大考验。当时，医院收了近 200 名甲肝孕妇，全部救治成功，《文汇报》专门报道了这件事，多年的努力终于被社会肯定。不过最让大家高兴的，还是孕肝产妇有专门科室收治了，患者得到了实惠。孕肝收治也被当时市委市政府肯定为一件惠民实事。这样不仅帮助兄弟医院解决收治孕肝的困难，还进一步提升了医院的临床业务特色。

后来，医院进一步加大人才引进力度，慢慢上至科主任，下至助产士，人员梯队都配齐了，经过不懈努力，终于发展成了一个初具规模的科室。在上级部门的规划下，人力、财力、物力各方面给予充分支持，医院成立了上海市产科肝病监护中心。该中心的成立为医院树了一个品牌，不仅是全国首家，更具有重大的社会价值。后来，该中心收治了不少从江、浙等省市慕名而来的孕肝危重患者，成功抢救了很多的垂危孕产妇及其新生儿，为上海医疗事业赢得了荣誉和口碑。

Q 当年长三角传染病医院协作网的建立，是由市传染病医院牵头发起的。请谈谈您当时的初衷。医院龙头老大的地位是如何打造的？它的精神所在？

巫善明：1986 年，长三角协作网只有上海、苏州、无锡、常州、杭州、宁波和南通等 7 家传染病医院。长三角处在东南沿海，是经济、医学等比较发达的地区，我们应该顺应改革开放的时代潮流，树立医疗行业的标杆。而我们这 7 家医院不但有共同的专业，而且有相同的管理、规章制度、发展面临的机遇和困难，容易达成共识。我先后通过电话联系、上门拜访，获得了所有医院对我提议的赞同，大家纷纷表示，长三角的医院应该勇挑重担、共谋发展。经过协调准备，积极争取上级部门的重视与支持，协作网应运而生。当时，它只是一个民间组织， 我们是组长单位，第一届成立大会在我们市传染病医院举行，当时市领导和卫生局局长都到场祝贺支持。

建立这样一个协作网，就是为了加强长三角地区传染病医院之间的紧密合作交流，互通有无，取长补短，共同进步，形成合力，加强传染科的建设和发展。当时正值改革开放初期，学术氛围并不浓郁，抓住时机搭建这个学术交流平台其实是顺势而为。虽然过去传染病专业在医疗行业里不被重视，但我们要创新变革，有作为才能有地位。一年一度的长三角传染病协作网会议，全面促进和提升了本地区传染病专业的水平和地位，如今协作网运作三十多年了，深受本地区同专业人员的欢迎，我很欣慰。现在长三角地区的范围扩大了，多了好几个城市，后来不少省和地区也都搞了类似形式的合作模式，在一定程度上我们起到了领头羊的作用。

Q 1988 年，战甲肝全院总动员，您一定记忆犹新。请您介绍一下，作为院长，您全局指挥的方略。

巫善明：当时我搞传染病已经二十几年了，当院长也有 4 年多时间了。1988 年元旦前，当门诊护士长向我汇报，有护士家属两人同时发生甲肝以及门诊连日收治多例甲肝病人时，出于职业的敏感性，我从流行病学与传染病的角度思考与分析，预感可能甲肝要暴发流行。此时，上级文件中也提到了市民进食毛蚶引起甲肝的多起病例。早在 1982 年，本市有过一次万人以上的甲肝流行，当时专家曾分析它可能是食用毛蚶引起，但因没有充分证据，所以毛蚶一直继续被市民食用。

我们发现 1988 年发生甲肝暴发流行的病人，共同点在于绝大多数患者一个月前食用过毛蚶，那时毛蚶里也检测出了病毒。我们预计这次发病人数一定会比较多。结果上海有 30 多万人感染，江浙也有 10 多万人染疾。当时在上海市战甲肝领导小组的统一指挥下，上海许多医院都收治甲肝，市卫生局指定我们医院专门收治老人、小孩、孕妇、有合并症以及重症并发症的病人。

当时我们医院收治了近 5000 例甲肝病例，医院只有 290 张床位，救治压力很大。我们不断地挖掘自身收治潜力，医院的会议室、大礼堂、车库都开辟成临时病房。在政府部门的支持下，借学校和刚建成的中学设立临时病房，

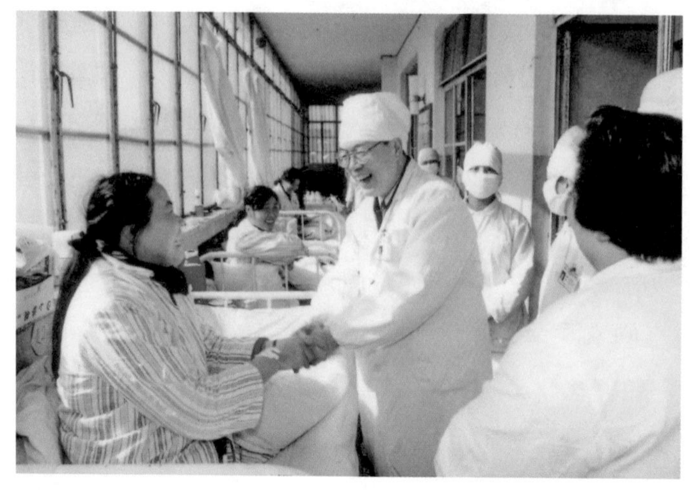

1988年甲肝疫情暴发后，巫善明带领医生开展查房。

又增加了1000张床位，相当于方舱医院的雏形。我作为院长，紧急命令全院职工取消休假，包括进修医生在内一律不准请假休息，行政管理干部全部投入一线应战甲肝。春节期间，三十多个进修医生不能回家，我就和大家一起吃年夜饭，初一一大早带领班子成员到每个病房拜年。我自己坚持查房和会诊，院领导全部投入一线指挥。“疫情就是命令”一直是市传染病医院的好传统。我们在每个疾病流行季节之前，比如乙脑、流脑，都要开全院战斗动员会。应对传染病是我们医院的优秀传统和天职。当时没有一个人提出调离岗位或者医院的要求，即使SARS期间也没有人提出调离，医院文化就是这样代代相传下来的。

奋战甲肝时期，由于管理临时床位较多，我们医院相当于管理着四五家医院规模的床位数。虽然很辛苦，但是我没有伸手向上级领导多要一个人，是全体职工顶着压力扛下来的。当时战甲肝指挥部的市领导曾一个月内来我们医院两次，视察工作并慰问大家，在看望甲肝患者时，一位患者面对市领导喊出了“医生万岁”四个字。随后这四个字通过媒体传遍大江南北，至今还激励着我们。当时我们的职工就像一支军队，一声号令，全院动员，还有几个外地职工原本要过年回家结婚的，都毫不犹豫取消了，真正体现了舍小家为大家的精神。

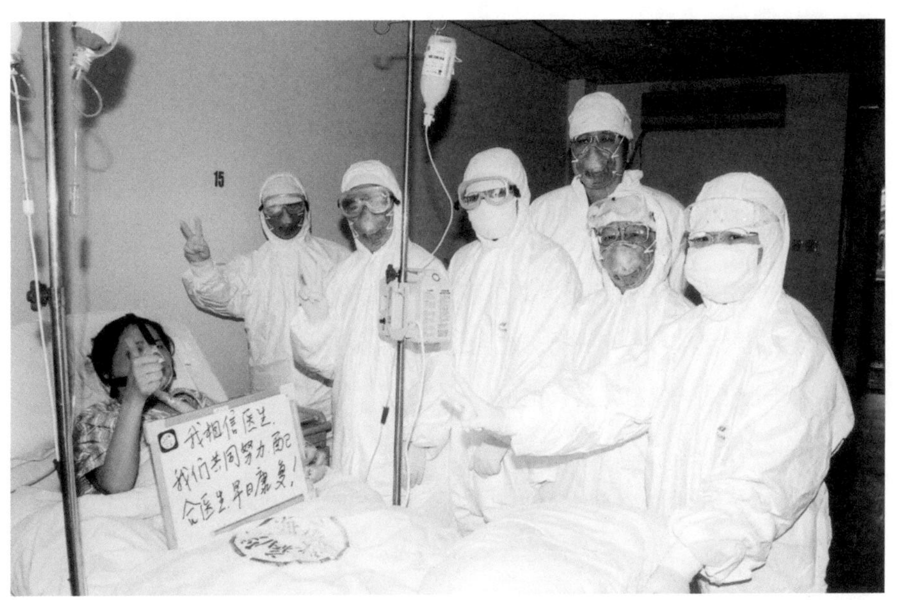

2003 年抗击“非典”期间，巫善明带领医护安抚患者。

Q 大家努力，出色完成了这次史无前例的艰巨任务，它对于医院有什么深远意义？

巫善明：在我的印象中，尤其是新中国成立以后，医护人员赢得社会敬重的次数很多，除了以往的战乙脑、战流脑、战霍乱等急性传染病外，我印象最深的是奋战甲肝、应对二号病、抗击 SARS，还有这次阻击新冠肺炎疫情。每次面对不同的疫情，我们的决心、信心、斗志一直在传承，守卫上海城市公共卫生安全已经作为使命和担当，刻进了每一位职工的骨子里。每次成功战胜疫情，归功于全院每一位职工的奋力拼搏，是大家坚守自己的岗位的结果，充分说明了有作为才能有地位。

以前老百姓看见传染病医院都是避而远之。只要看见救护车开进医院，出租车、修理车等都不肯进医院大门，一些群众远远看到医院大门，就害怕得要戴口罩。在我担任院长的最初几年，不少外地的传染病医院因为这个原因把医院名字都改了，像苏州五院、佑安医院、杭州六院等等。我们也有不少职工要求改名，但是战胜甲肝后，大家又不肯改了，因为上级领导、媒体、患者、同行、社会都对我们市传染病医院大加肯定，大家觉得市传染病医院在外名声和名气越来越高，就没人再提改名的事了。

之后，我们上下一致，齐心协力顺利通过上海市三甲专科医院评审，总分排在十多家专科医院之首。我们还曾被评为卫生部文明医院，这些成绩的取得非常不容易。全院干部职工在传染病救治战线上辛苦奋斗了很多年，获得了领导的肯定、同行的赞扬、社会的尊重。这些事情都让大家切身体会到：我们传染病医院有作为就会有地位！

Q 今年是中国共产党成立 100 周年，市公卫中心也会迎来建院 107 周年，在这个历史时刻，作为“老传总”人，您内心有什么话想说？

巫善明：可以这么说，在过去 100 年，正是有了中国共产党的正确领导，才有了我们医院当前的地位和知名度。这次抗击新冠疫情，我们能成为上海抗疫的主战场、主阵地，离不开党的领导。而且今年是“十四五”的开局之年，我对当前的发展规划和现状感到十分满意和高兴，过去我也有过这样的想法，但由于种种历史原因，没有成行。烈性传染病的暴发流行对公卫中心来说，是一个千载难逢的机遇，只要把它抓住了，医院发展就能再上一个台阶。我们拿艾滋病来讲，很多艾滋病患者会合并各种疾病，在这个领域别人没有触碰，我们不但要研究，而且已经发展出不少特色。尤其在肝病领域，我们一定要加强学科建设和人才队伍培养，我们过去的优势学科必须要进一步发扬光大。比如急性肝炎、慢性肝炎、重症肝炎、妊娠肝炎、小儿肝炎、肝硬化及药物性肝炎等，都可以展示我们的肝病救治特色。现在有研究型医生和临床医生，临床和科研要优势互补，加强合作，让更多的科研成果可以实现转化，从而造福临床患者。

上海市公共卫生临床中心的建立，对提升传染病的综合防治能力具有重要的里程碑意义。作为一名见证公卫中心发展的老公卫人，我有四点希望：

第一希望医生进一步贴近患者，让患者享受到高质量的医疗服务；第二要引进高水平、有真才实学的领军人才，这样的人才不仅要有知名度，还要能够为患者切实解决问题；第三医院要进一步巩固在肝病治疗上的优势，肝病在过去是医院的一张名片，一定要传承下去并发扬提高；第四希望有更多的科研成果向临床转化，让患者受益。现在国际交流越来越频繁，对新发传染病和输入性传染病千万不能放松警惕，我们要花精力收集情报，加强基础医学和转化医学研究，我们医院才会越来越有地位。

医院迁址金山已有17年之久，医院的医、教、研、防都取得了丰硕成果。硬件与软件建设同步发展，特色专科建设不断增强，并已引进了多名具有影响力的学科领军人才，相关临床科室和医技研究科室不断夯实，国内外合作交流项目也在不断扩大，科研成果和论文之多、质量之高更是前所未有，可以说，我们交出了一份亮眼的成绩单。

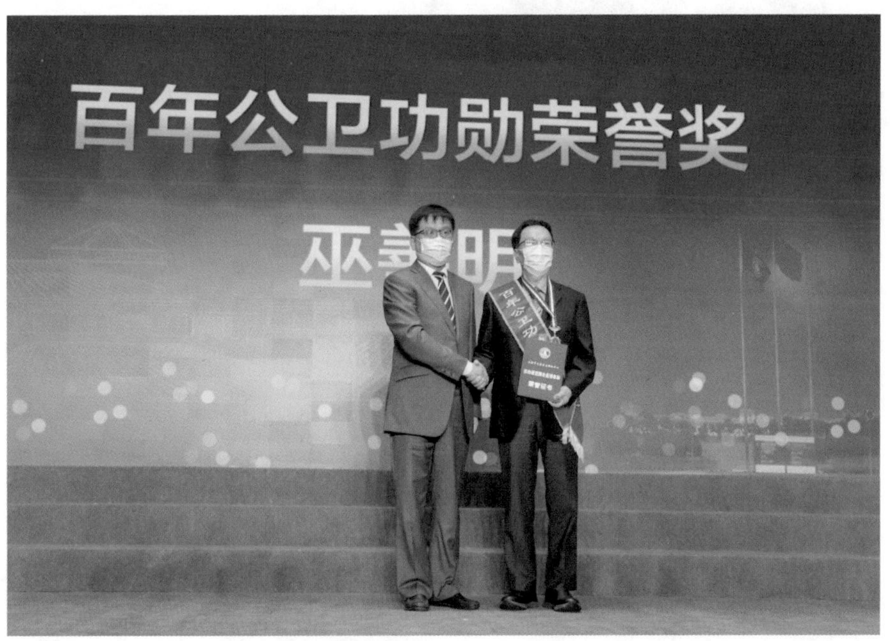

2020年11月16日，在抗击新冠肺炎疫情表彰大会暨公卫中心建院106周年庆祝大会上，市政府副秘书长顾洪辉为巫善明颁发百年公卫功勋荣誉奖。

把精神卫生融入大健康

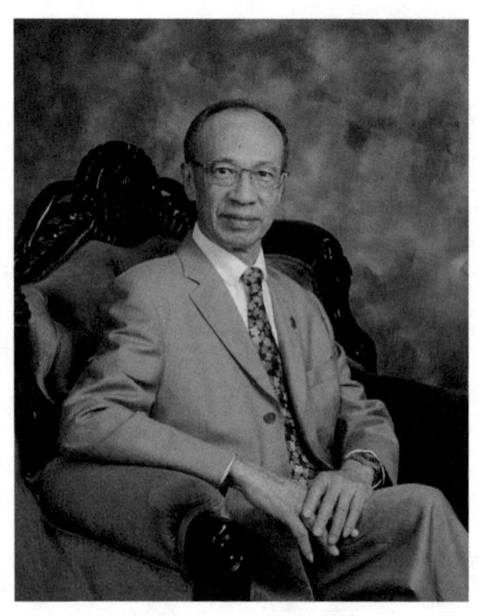

口述人：

王祖承，1941 年 3 月出生，1964 年毕业于上海第二医科大学（现上海交通大学医学院）。1989 年 12 月加入中国共产党。曾担任上海第二医科大学精神医学教研室教授，一直在上海市精神卫生中心工作，1998—2002 年担任上海市精神卫生中心院长。从事精神卫生工作 50 年，亲历新中国成立至今精神卫生事业发展的药物治疗时代、生物—社会防治时代、生物—心理—社会时代、神经医学—预防全程服务时代。致力于精神科临床的研究及教学工作，尤其是精神药物的临床治疗、心理咨询、心理治疗和精神医学跨文化的临床研究。擅长东方的森田和内观等心理治疗。在国内首先提出精神药物的时点调查法、精神药物所致心肌损害等不良反应的系列研究和处理，并引进和推广《内观疗法》和《森田疗法》，是中国精神卫生内观疗法的奠基者和开创者。

口述日期： 2021 年 3 月 10 日

Q 当初您为什么选择精神卫生专业机构和精神科这样一个相对较为偏门的专业？

王祖承：这是一种缘分。法国大作家雨果有句名言："世界上最宽广的是海洋，比海洋更宽广的是天空，比天空更宽广的是人心。"我也喜欢探索人的心灵。

我是1964年毕业于上海第二医科大学医疗系的。1962年，我到上海市精神病防治院实习，也就是上海市精神卫生中心的前身。首次进病房的时候，碰到一位病人，是一位电影剧本的作者，非常聪明，话很多，容易激动和兴奋。我和他交流，发现精神疾病的症状很广泛，不仅涉及医学方面的内容，而且和人文、社会关系密切。

"世界上有成千上万的男女在痛苦的深渊中生活着，他们能听见别人所听不到的声音，能看到别人眼睛所看不到的形象，他们更有许多超乎情理的离奇思想。他们有时表面上露着笑容，可是内心却蕴藏着痛苦，他们有时表面上缄默镇静，但内在的思想却似万马奔腾……他们整个的生活已脱离了现实的规范，进入不可控制的幻想中去了。这些人便是世界上最不幸的精神病患者，更不幸的是人们一向给他们一个可怕的名称：疯子。"我国精神医学权威夏镇夷教授的这番话，一直留在我的记忆里。

1964年，我们毕业分配就业时，有两个学科是没有人报名的：一是麻风病科，那时麻风病很可怕，非常容易被感染，很多人害怕；二是精神科，没有人愿意做，原因是怕被打，大部分人都不敢选择。那时，我被研究人的心理问题深深吸引，自愿要求进入精神科。

Q 上海精神卫生事业是如何发展的，作为亲历者和见证者的您能大致介绍一下吗？

王祖承：我国精神科伴随着新中国的成立而逐渐步入正轨。1953年，上

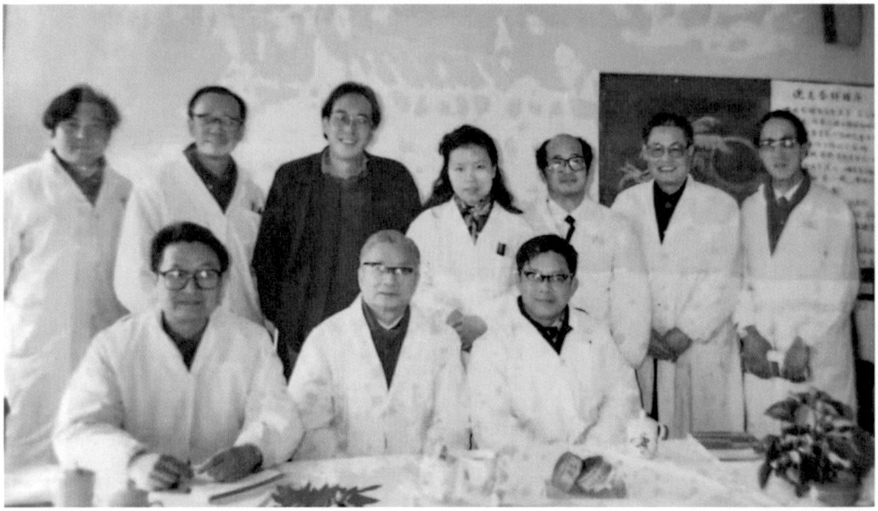

组织专家开展疑难病例讨论

海筹组首届神经精神科师资进修班。1958 年，在我国精神医学创始人之一粟宗华教授的倡导下，上海精神科人才会聚，来了一次史无前例的“大联合”，筹建了上海市精神病防治院。以前我们精神科的力量是分散的，成立医院以后，上海精神卫生事业从此走上快速发展的轨道。很快，上海市精神病防治院就成为上海市精神科的医疗、教学和科研中心，在 20 世纪 60 年代成为全国精神科最有影响的单位之一。

我特别要提的是“三级防治网络”。在临床中发现，精神病人病情反复，有一个漫长的康复过程，必须巩固治疗。仅靠我们医院的力量是不够的，要解决精神病人的住院难，必须建立一个覆盖全市的三级工作网络，让更多患者得到有效治疗，让他们“有家可归”。因此，上海创建了具有中国特色的精神病社区防治网：在各区县培训精神医学人才，在每个区设立一个精神病防治站，然后在各个区的各个地段设置精神病康复站，平均每个区有十几个康复站，当时全市共有 10 个区县防治站与 100 多个康复站，形成一张纵横上海的社区精神病防治网络。

20 世纪 80 年代，世界卫生组织来上海参观时，对这一网络给予充分肯定，并称之为“上海模式”——上海在全国最早建立这样的精神卫生工作模式，代表着上海精神卫生事业的起步之快，因此也获得当时卫生部的表扬。

之后的几十年，在市精神卫生中心和各区精神卫生中心的共同努力下，上海市精神卫生的医疗、教学、科研、预防、康复、心理咨询、治疗及对外学术交流等各个领域取得了长足的发展，成为全国精神医学的领头羊。

Q 在推进全社会对精神卫生认识的过程中，您有什么深切的感受？

王祖承： 20 世纪 80 年代末至 90 年代初，上海市精神病防治管理领导小组办公室组织全市各郊县精神病防治院，对当时被“关锁”在家中的精神病患者进行了一次调查。结果共发现被“关锁”患者达 129 人，主要分布于金山、崇明、奉贤、南汇等远郊县，他们大多为精神分裂症。对医学知识的缺乏加上无法承担医疗费用等原因，导致这些精神病患者的家属“出此下策”，以防患者自伤与伤人。

早在 20 世纪五六十年代，抗精神病药物被引入我国，但当时国内对这类药物的作用特点和疗效尚不完全清楚。上海率先开展精神药物的临床毒理研究，进行动物实验和病理解剖，并发表了一系列高质量的实验论文。面对“关锁”病人的沉重问题，当时的上海市精神病防治管理领导小组办公室主任严和骎教授找到西安杨森制药有限公司，与之共同开展“上海市九县一区使用长效安定剂——安度利可治疗慢性关锁精神病人”的科研工作。由西安杨森免费提供药物，经过两年时间的治疗，129 位患者的病情全部得到有效控制，他们身上的锁链终于被解开了。

1991 年 11 月，《氟哌啶醇葵酸酯治疗精神分裂症难治病例》的论文报告在全国精神药理会议上获得一等奖。而这样一个“解锁工程”更是在社会上引起强烈的反响。我记得严教授说过，当他们再次前往这些郊区县随访时，每到一处病家，那里的患者或家人都会在门口鞠躬作揖，热泪盈眶。

正如很多人并不真正了解精神分裂症的含义，整个社会也很少给予精神病患者家属以真正的关注和理解。“解锁工程”告一段落，却没有结束。看得见的铁链可以打开，但看不见的心结如何解开？在临床治疗中，不止一次听到患者家属的心声，有抱怨有失望甚至绝望，而更多的是无休止的悲痛。能不能为这些家属提供一个“家园”呢？毕竟，他们的支持才是患者康复的最大动力。1992 年，时任上海市精神病防治院院长的严和骎教授在全国率先成立上海市心理康复协会，成员包括专科医生、心理学家、护士，当然还有患者家属。粟宗华教授在延庆路上的故居成为协会所在，虽只有 60 平方米，却很快成为患者家属们的第二个家。精神疾病治疗，不能局限于医院内，更要拓展到医院之外，要发动全社会的力量来给予这类特殊人群以最大帮助。在这一点上，上海又一次走在全国的前头。

长期以来，我们一直呼吁全社会消除对精神疾病、精神障碍患者的歧视。当然，随着社会的进步，精神文明发展到新高度，推动着人们对精神心理越来越重视。但是我们还是会看到社会上的歧视存在，比如，患者的上学问题、就业问题，甚至很多人生了病，出现了心理问题，也不敢向专业人士求助，怕戴上“帽子”……所以，消除对精神疾病和精神障碍患者的歧视，我们在路上，这需要全社会的共同努力——努力达成共识，努力营造和谐的、持续性的环境。这是一个任重而道远的任务。

Q 您是国内第一位从日本引进内观疗法的专家，请问您是怎么关注到内观疗法的？包括引进的过程您能介绍一下吗？

王祖承：1985 年到 1986 年，在领导的关心下，通过日语考试后，我前往日本的浅井病院进行为期一年的进修学习。那是一家民营的精神病医院，规模很大，医疗质量很好，我学了很多知识。

在日本进修期间，我发现他们在精神治疗方法中有一种心理治疗方法，也就是内观疗法。从那时开始，我深入了解内观疗法，并收集相关资料。回来以后，根据进修期间的学习，我写了一篇文章发表于我们的精神科杂志上，

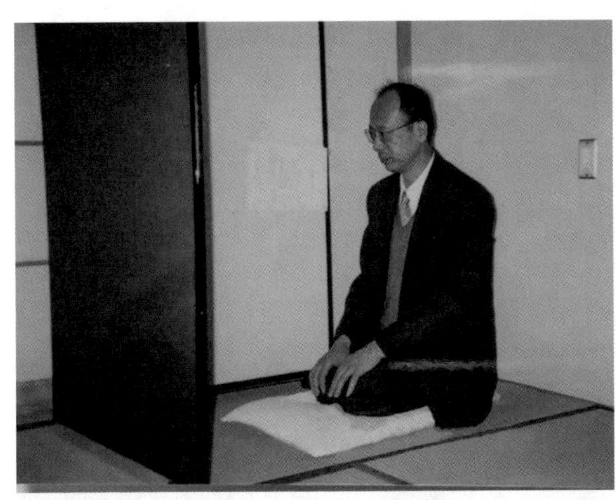

王祖承教授体验内观治疗

随后就开始推广这种疗法。引进内观疗法对于心理以及精神疾病的治疗是一种革命性的改进。内观疗法的治疗效果非常好，首先在病房中对患者的疗效很明显，然后我们深入研究，并且互相交流，请日本专家来讲课，进一步完善和改进。我们自己每年开展一次学习讲座，加强交流，随后一点点发展，达成共识，最后把这种疗法向全国推广。到 2000 年，内观疗法在国内开展得很不错。2005 年，我们举办国际内观疗法大会，前来参加的人非常多，日本专家是重头，韩国、美国、菲律宾以及其他国家也都有专家来参与。

然后，我们开始申报内观疗法作为一种规范性疗法，可以医疗收费，紧接着通过了上海市批准，随后国家卫生部门也批准，在病房里面能正式开展这项治疗。其实，在病房里开展有一个好处，内观疗法对普通人也好，对精神病人也好，都适用，因为它从本质上来讲，是一种感恩教育，对很多人都非常有用。当时病房里很多病人，经过长期住院以后，对家人的亲切感会明显降低，甚至没有了。我们在病房里开展内观疗法后，发现病人对家属感觉非常亲切，家属也很感动，他们经常问我们用什么方法让病人的变化那么大。实际上，我们是让他反思从小到大，父母怎么关心他，他又应当怎么回报父母？通过这样的系统回顾，帮助病人进行分析——内观疗法就是这样的一种心理治疗。

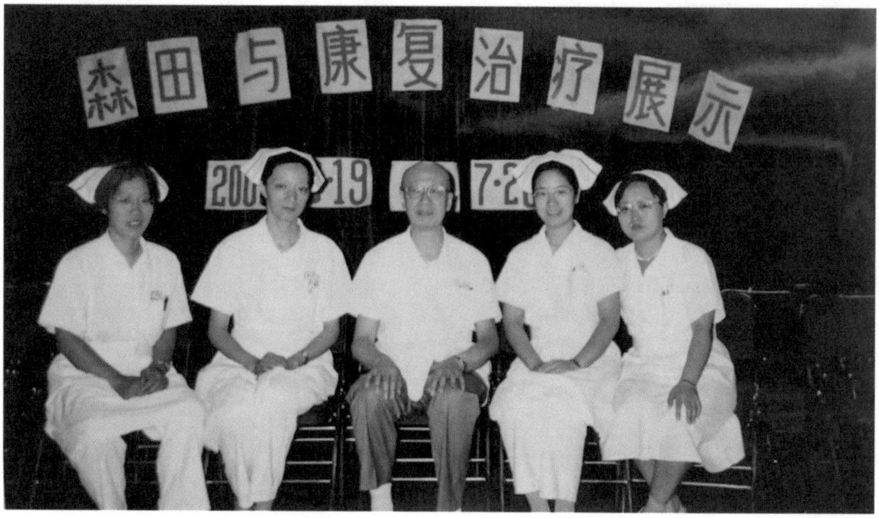

内观（森田）疗法的中国之路

Q 精神科医生是一项高危的职业，随时随地面临不可预知的突发情况，面对的患者又比较特殊，您会不会觉得选择这个领域很苦？

王祖承：精神病患者治疗过程确实有些危险因素存在，但我们医生早已习惯了。其实相比我们医生，病人不是更苦吗？他们本身有疾病，但又和其他疾病患者不同，他们会遭受很多歧视——连我们这行的医生都会被人侧目，更别说病人了。所以，我只是想，我们工作做得更细致一些，就可以让病人好受一些。以己度人，经常想想病人。比如换季的时候，自己家里用席子或换被子了，就自然会想到病人是否也已经换了？对于有疾病的人，我们整个社会都应该给予多些关心。

我们各种千奇百怪的事情都遇到过，不仅要给病人看精神疾病，还要在其他医院的医生不肯给精神病患者看病时，兼职做其他专业领域的医生。有病人呼吸困难，我们立即为病人做人工呼吸达二十多分钟，终于把病人救了回来；有病人半夜里突发肠麻痹，我们赶紧召集医生一起为病人灌肠、肛管通气、按摩等，土法用尽，为病人缓解疼痛；有病人无论如何打不进针，我们又为病人切开静脉……“十八般武艺，样样精通”，如果碰到“武病人”，少不得练几下“擒拿手”。

我知道一个人的力量有限，要从最大程度上动员一切可以动员的力量，才能做成事。尤其是做精神科医生，自己有天大的才能也没用，必须要合作，大家一起来解决问题。不要以自我为中心，突出自己的后果就是一事无成。

Q 如今的心理健康越来越受到社会关注，上海在这方面的贡献如何？

王祖承： 精神科医生不能把目光狭隘地盯在治疗上，更多工夫其实在临床之外——倡导医学模式转变，即以生物、心理、社会模式取代传统生物医学模式。“心理门诊”这一概念的最早提出，也是基于这样的理念。

精神分裂症发病率为 1%，但心理障碍等心身疾病的发病率为 10% ~ 20%，这类人就不需要治疗了吗？我们医院不能仅仅治疗精神病患者，而要为所有人的心理健康服务。从 20 世纪 60 年代起，我们就开展心理治疗研究，老院长严和骎教授在 20 世纪 80 年代初出版的《医学心理学概论》，成为我国第一本医学心理学专著，对推动和发展具有我国特色的医学心理学做出了开拓性的贡献。

20 世纪 70 年代，我们中心在我国首先提出“心理咨询门诊”这一概念，并在医院开设这一门诊，后来成为上海市心理咨询中心。之所以称“心理咨询”，是因为担心一些有心理问题的人怕别人说他去“看精神病”，有心理负担而不敢来，所以将两者区分开，让更多人能主动寻找医生解决问题。此外，我们联合高校与综合性医疗机构，使心理咨询“遍地开花”。不仅高校里的心理咨询中心受到学生们的欢迎，在综合性医疗机构中设立的精神科或心身科，也有力推动了心理障碍诊断治疗、老年器质性精神疾病诊断治疗及慢性精神分裂症康复治疗等方面的发展。

Q 作为一名精神科医生，作为一名党员，您对自己的评价如何？

王祖承：我们那一代人，深受当时的教育和思想风气的影响，一切行为习惯都认为工作是高于一切的，家庭永远都放在第二位，直到现在也难以改变。那么多年都是这样，医院有事，我总是想也不想就往那里跑，有时候甚至跟家里人招呼也不打。我觉得对家人很抱歉，也很感激，因为我的爱人、我的家人永远都是那么支持我。

还是以我研究的领域来说吧：内观疗法的宗旨就是感恩教育，结合我们国家的文化背景，就是我们对党的领导、对党的组织、对党的恩情，要回报。怎么回报？不能只是口头上说说，我们应该仔细思考一下：为什么个人不能服从集体的利益？为什么局部的利益不能服从全局的利益？现在社会上有很多人强调个人利益，这种情况其实从心理治疗方面去考虑的话，就是感恩方面没有做好。所以我发现内观疗法不单单需要在精神科推广，也可以在社会中进行相关的推广和应用。

我从来都没有要求自己做出一番惊天动地的大事，我只是觉得有多少力量就做多少事。只要能为人民做点什么，我心里就觉得踏实了。用今天的话来说就是，我经常问自己：初心还在吗？使命还记得吗？答案是肯定，我就觉得安心了，我对得起自己，对得起党和国家，对得起所有把希望寄托于我们的病家。

Q **《上海市精神卫生体系建设发展规划（2020—2030年）》（简称《规划》）已经印发。围绕进一步健全精神卫生体系、大力拓展精神卫生服务内涵、全面提升精神卫生服务能力这三方面，规划提出建设精神卫生体系的14项主要任务及17个具体指标。结合规划，您对上海精神卫生工作的发展怎么看？**

王祖承：我想，首先是明确目标，做好统筹。《规划》明确提出，上海精神卫生工作理念需要从“以精神疾病防治为中心”向“以心理健康为中心”转变，建成与社会主义国际化大都市、亚洲医学中心城市相匹配，与公众身心健康需求相适应的国际一流水平的精神卫生体系。以此为目标，《规划》

确定 2025 年和 2030 年“两步走”的实施战略，是上海精神卫生事业发展的时间表和任务书。

其次是优化资源。《规划》集中优势资源，将心理健康服务网、精神疾病综合防治网和社区精神康复网合一，在全市布局一张“医防高度融合、资源优化统筹、能级合理有序、功能错位互补、市区联动协同、服务优质高效”的“无缝衔接的全健康网”，并且不断提升这张网的服务能级。

再次是规范行业。《规划》明确，规范心理健康服务机构的设置登记与行业管理，支持培育专业化心理健康服务机构。建立上海市心理咨询专业技术人员培训、实习考核、登记、注册管理等制度。制定行业技术标准、工作规范和伦理规范，组织开展服务质量评价和督导，实施心理健康机构分类管理，推进优质服务示范机构建设。

第四是全民协力。《规划》明确，积极开展心理健康教育和健康促进，加强心理相关疾病预防、治疗、护理、康复等核心知识及相关法律法规的宣传教育，引导公众正确认识和应对心理行为问题和精神障碍，倡导“每个人是自己心理健康第一责任人”理念，引导形成“社会共同参与、个人自主管理”氛围。

最后要做好培养梯队。《规划》着力提升临床、老年、成瘾、儿少精神医学等传统优势学科的国际国内学术影响力，推动预防、康复、中医神志病、心身医学和心理危机干预等学科建设与发展，建设一批精神医学重点学科，加大对精神卫生人才培养的支持力度，各类人才计划对精神卫生人才提供优先支持的倾斜政策，培养学科发展骨干人才和具有国际影响力的领军人才。

通过这五步筑造和打造精神卫生的“上海体系升级版”。对此，我很激动，也很欣慰，仿佛可以看到上海精神卫生的美好未来，在“健康融入万策”的时代，精神卫生也是大健康领域不可缺少的重要基石，希望更多人为此砥砺前行，希望全社会越来越关注、理解、支持精神卫生事业，人人行动、人人参与、人人受益，共同创造高品质的健康生活，携手为上海建设卓越的全球城市奠定健康之基。

探索和创新社区精神卫生三级服务网络

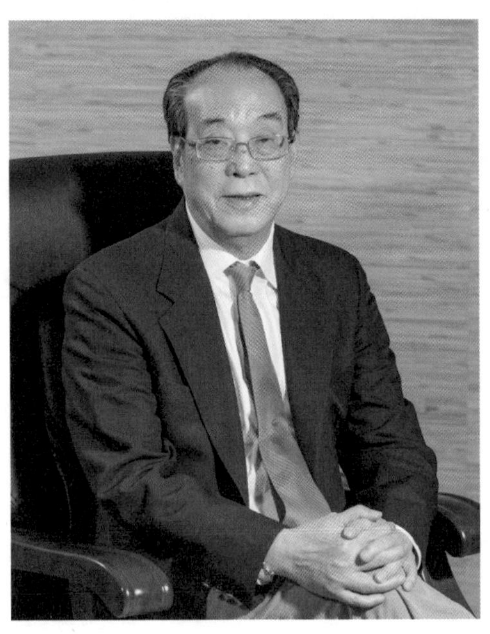

口述人：

张明园，上海市精神卫生中心主任医师，上海交通大学医学院教授，现任海峡两岸医药卫生交流协会精神卫生和精神病学专委会名誉主任委员，曾担任中国残联主席团副主席、中国残疾人康复协会副理事长等职。先后获得卫生部先进工作者、上海医学百年发展终身成就奖、上海市优秀专业技术人才、全国残疾人康复优秀工作者等。长期从事预防精神医学研究和实践工作，见证并参与了上海社区精神卫生服务体系的萌芽、发展和成熟。

口述日期：2021 年 3 月 10 日

Q 上海是我国第一个建立完整社区精神卫生服务网络的城市，它的建立肯定不是一蹴而就的。作为上海社区精神卫生服务体系建立的见证者和参与者，能给大家说说它的发展历经了怎样的过程或者阶段吗？

张明园：党和国家始终尊重和保障人权，长期以来，我国坚持把人权的普遍性原则同中国实际相结合，不断增进人民福祉，促进社会公平正义，加强人权法治保障。新中国成立后，在党和国家的领导下，上海积极探索和建立健全社区精神卫生服务体系，加强精神障碍患者救治救助，走出了一条独具特色的精神障碍患者保障道路，这也是我们建立社区精神卫生服务网络的初心。

上海市社区精神卫生服务体系的发展历经漫长的阶段，从1956年到现在，可以划分成如下三个阶段：第一阶段是流行病学调查阶段，目的是了解本市精神疾病的发病及患病情况；第二阶段是全市范围内建立三级服务网点阶段，目的是便利病人就医；第三阶段为有重点地进行社区精神病学研究，开展“精神病人解锁工程”，并逐步建立起市—区（县）—街道（乡镇）三级精神病

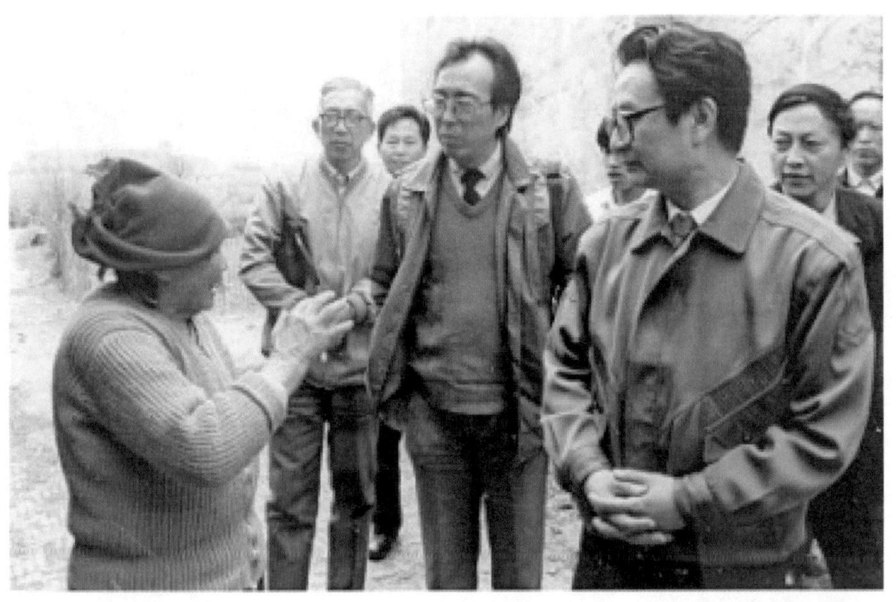

严和骎、张明园教授率队开展全市“解锁工程”。

防治网络。

Q 您刚刚提到了，1956 年可以作为上海探索建立社区精神卫生服务体系的起点。您能具体说下为什么是这个时间？

张明园： 精神卫生问题不只是重大的公共卫生问题，也是突出的社会问题，需要多部门协同合作、群防群治。早在 20 世纪 50 年代，众多精神卫生工作者就意识到了这个问题，并且呼吁建立多部门协同合作的工作机制，共同开展患者救治救助等工作。1956 年，在上海市人民政府的领导和支持下，市卫生、民政、公安共同建立了精神病人管理小组，以协调全市精神病防治管理工作。

1978 年 9 月，为了进一步加强全市精神病防治工作，遵照市领导的指示，恢复了市精神病防治管理领导小组，上海市精神病防治管理领导小组下设办公室，挂靠于上海市精神卫生中心。精防办的主要职能是担负全市精神病防治的规划、协调、组织、指导、培训和监督检查等工作，并就本市的精防工作收集资料，供有关部门参考决策。

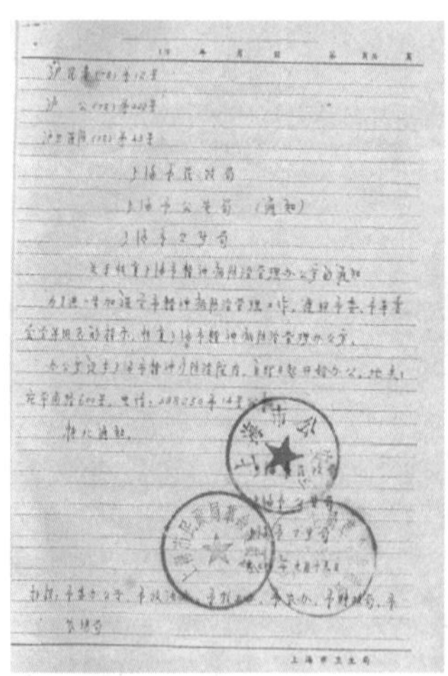

上海市民政局
上海市公安局（通知）
上海市卫生局
关于恢复上海市精神病防治管理办公室的通知

上海市卫生局

1978 年，上海市公安局、上海市民政局、上海市卫生局联合签发的《关于恢复上海市精神病防治管理办公室的通知》。

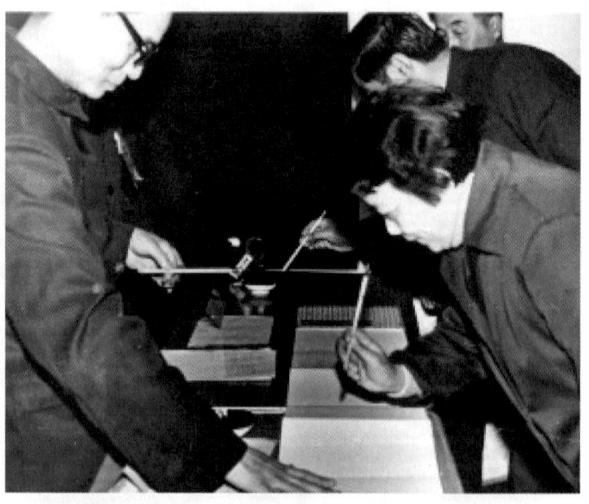

时任上海市卫生局党委书记何巧娟（右 1）参加精神病防治工作会议。

Q “文革”期间，上海市社区精神卫生工作是一种完全停滞的状态吗？

张明园：“文革”期间，医卫系统也受到冲击，被搞乱了。但社区精神卫生工作还是有若干进展的，主要可以概括为两个方面：

一是上海发展了社区精神病患者工疗站。据说起因是中美交流，大概是1972—1973年期间，美方为做好领导人访华前期筹备工作，先期派代表团来沪。代表团在中苏友好大厦（现在的上海展览馆）前拍团体照的时候，一个花枝招展的女人闯入了镜头，后来确认那是一个精神病患者。因为中美要建交，外事活动增多，政府十分重视此事。有一个民警想到把病人组织在一起，像上班下班一样，白天一起活动，找了两个退休人员帮助管理，并请精神病防治院定期派医生帮病人调整药物。这个做法在静安区重点涉外区域得到推广，为在全市推广积累了经验。

二是在农村开展精神卫生服务。1965年6月26日，毛主席提出要把医疗卫生工作的重点放到农村去。为了贯彻“626”指示，各医院纷纷派出医疗队去农村。柳介丘医生（上海市精神病防治院）当时随综合医疗队下到松江县叶榭公社，他看好了几个癔症病人，并在当地开展流行病学调查。当时主管工作的工宣队认为医生去农村，经过思想改造有成绩，为农民服务做调查，把经验在医院里做介绍，也推到卫生局去介绍。当时卫生局就决定让精神科独立组织专业医疗队下乡，每年派两个队。医疗队下去后，每个公社卫生院抽一名卫生员，集中起来接受7～10天的精神科知识培训，培训结束之后请他们报告病人线索，然后医疗队去复核，这些卫生员接着做随访。后来在社区精神卫生服务模式做推广的时候，这些接受过培训的卫生员发挥了很大的作用。

Q 回顾当年上海社区精神卫生服务的起步，您认为主要是哪些因素为后期社区精神卫生服务模式的发展奠定了基础？

张明园：回顾当年上海社区精神卫生服务模式的起步和发展，我认为主要有以下三点：

一是医务人员始终铭记初心使命。作为医务人员，心里想做点事是成就社区精神卫生服务模式发展的动力。比如殷国宝医生，他在任市精神病防治院防治科科长期间做了大量工作，一直与社区保持联系，借防治科的平台推广社区精神卫生服务模式。

二是有伯乐善于发现工作实践中好的做法，在治理体系中加以推广。王昌华医生让我记忆深刻，他曾亲自兼防治科科长。他带领导参观工疗站，组织康复后的住院患者去市委大礼堂文艺演出。看到社区精神卫生服务的效果后，行政主管部门开始研究制订有关政策，要求每个街道至少要建立 1 个工疗站，每个地段医院（乡镇卫生院）至少要有 1 个医生经过半年培训后担任专职或兼职精神科医生。这才有了行政体系和技术体系。

三是精神病防治管理领导小组的成立。最初成立的是由公安、卫生和民政部门组成的三人小组，之后又加入教育、劳动、财政、残联等部门。组长由市政府分管卫生的副秘书长担任，成员是每个局分管的副局长。领导小组积极发挥组织、领导作用，有力推动了本市精神疾病防治管理工作的发展。

Q 刚刚听您多次提到了“精神病防治管理领导小组”，可以看出来，这个机构作为管理机构在推进建立本市社区精神卫生服务模式的过程中发挥了重要作用。从开始建立到现在已经有几十年了，不知道现在这个机构还存在吗？和之前相比是否发生了变化？

张明园：2000 年 2 月，为了适应本市社会经济的发展以及市民精神卫生的需求，拓展精神卫生服务，加强全市精神卫生工作的领导，原上海市精神病防治管理领导小组更名为上海市精神卫生工作领导小组，组长由市政府的分管领导担任，成员包括卫生、民政、公安、财政、教委、司法、劳动和社会保障、残联等。

2010 年 6 月，根据工作需要，经市政府研究，将上海市精神卫生工作领导小组更名为上海市精神卫生工作联席会议。

2019 年，根据《上海市人民政府办公厅关于建立上海市公共卫生工作联席会议制度的通知》[沪府办（2019）55 号]，上海市精神卫生工作联席会议并入上海市公共卫生工作联席会议，由分管副市长作为第一召集人，由本市 37 家成员单位组成。市公共卫生联席会议成员单位每半年召开 1 次会议，共同研究制定辖区精神卫生政策和相关制度，统筹做好综合管理、救治救助、人才培养、机构运行、保障等工作。

Q 从实施网络建立的角度看，您认为大约是在什么时间上海市社区精神卫生服务体系基本上算是成型了？

张明园：1964 年，上海全市有 10 个区和 1 个县建立了临时管理点，收容对社会秩序有影响的重性精神病人，当时医疗任务由市精神病医院承担。对取得良好社会效果的临时管理点，具备相应条件后，经上级批准改为精神病管理站，以后又改名为精神病防治站。1972 年后，区防治站逐步扩大，先后改名为精神病防治院，各县也都建立了县精神病防治院，在市精神病防治院的指导下，负责本辖区的精神病防治工作。我认为那时上海市的市—区、县—基层三级精神病防治网络应该算是基本成型了。

Q 刚刚听您分享了社区精神卫生服务体系建立的过程，从最初的萌芽，到后来不断发展成型，作为上海社区精神卫生服务体系建立的见证者和参与者，在我市社区精神卫生服务模式的发展过程中，有没有可以称得上里程碑的重要事件或成就？

张明园：可以称得上里程碑的事件，我认为应该是上海市疾病预防控制精神卫生分中心的成立。2002—2003 年，为贯彻落实《上海市精神卫生条例》，

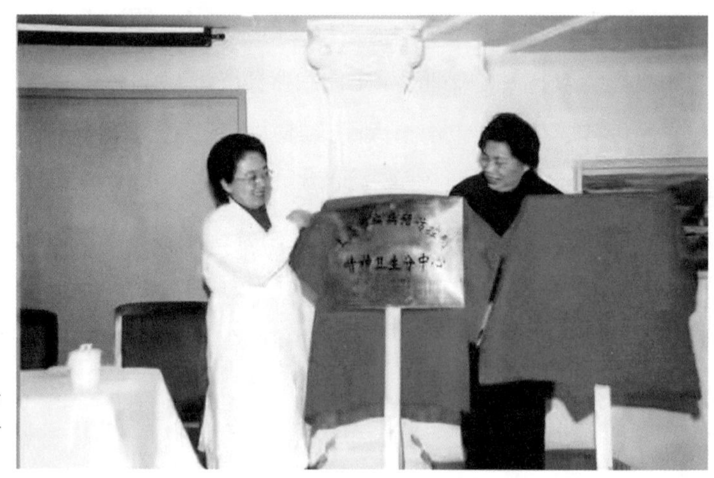

上海市疾病预防控制精神卫生分中心揭牌仪式

落实“预防为主，防治结合”的精神卫生工作原则，加强本市精神疾病预防控制网络建设，提高精神卫生工作的整体水平，在原有的市、区（县）精神卫生中心防治科的基础上组建了市、区（县）疾病预防控制精神卫生分中心。至 2004 年，全市所有区县相继组建区（县）疾控精神卫生分中心。

疾病预防控制精神卫生分中心的功能和职责主要是承担本市精神疾病防治业务工作，拟订工作计划和相关技术规范；质量控制和效果评价；流行病学监测；定期分析监测结果；对精神障碍突发事件进行调查处理；培训和技术指导；开展精神卫生知识的普及宣传；精神障碍防治信息的管理、预测、预报；为预防控制决策提供科学依据；为政府制定相应的政策提供技术咨询和技术决策等。

上海社区精神卫生服务模式获得了社会各界的一致认可。1987 年上海市社区精神病防治模式获上海市科学技术进步一等奖，1988 年上海市社区精神病防治模式获卫生部科学技术进步二等奖，1992 年社区精神病防治系统功能的评价项目获上海市卫生局科技进步三等奖，2007 年社区精神卫生服务预防模式系列研究获中华预防医学会科学技术三等奖，2019 年严重精神障碍患者社区风险防控模式与综合干预技术研究获中华预防医学会科学技术三等奖。

妇幼卫生发展的探索者、先行者、见证者、践行者

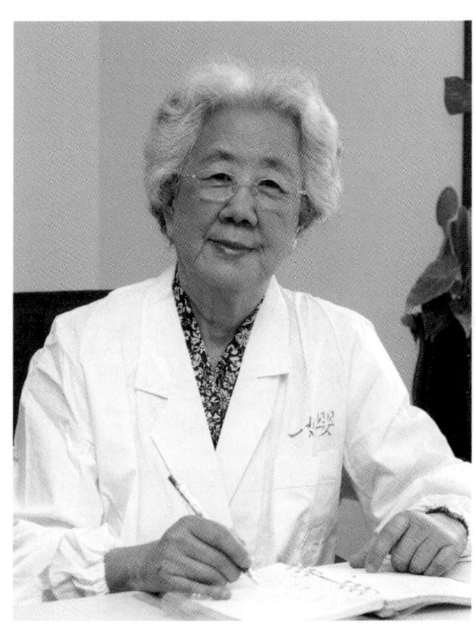

口述人：

华嘉增，1924 年出生，我国妇女保健学科带头人。1949 年毕业于上海圣约翰医学院，获医学博士学位。1953 年加入中国共产党。原上海市第一妇婴保健院副院长、原上海市计划生育委员会办公室副主任、原上海市卫生局妇儿卫生处处长。1986 年任全国妇幼卫生专家咨询委员会委员。1987—1997 年担任世界卫生组织妇幼卫生专家组成员。1991 年起享受国务院政府特殊津贴。

口述日期：2021 年 3 月

我 1950 年进入上海市第一妇婴保健院，至今 71 年，一直致力于妇幼保健工作的开拓创新。从普及新法接生到推广住院分娩，再到首创孕产妇系统保健和管理，从以医疗为中心的服务模式到以保护母婴安全为中心的转变，从建上海市三级妇幼保健网到规范妇幼保健制度与体系建设等，都是通过探索研究、先行实践、形成制度、全面推广，奠定了我国妇幼保健事业的基础。

Q 新中国成立初期，一妇婴是如何从普及新法接生开始，探索发展全国妇幼保健事业的？

华嘉增：我从医学院毕业，刚参加工作的时候，恰逢新中国成立，当时全国孕产妇死亡率高达 1500/10 万。即使是上海这样的大城市，科学的产科服务也未普及，由新法接生处理的产妇仅占 50% 多，1949 年的孕产妇死亡率也高达 320/10 万，新生儿死亡率为 20.7‰～40.5‰。民间甚至将妇女生孩子比作“一只脚在棺材里，一只脚在棺材外”。

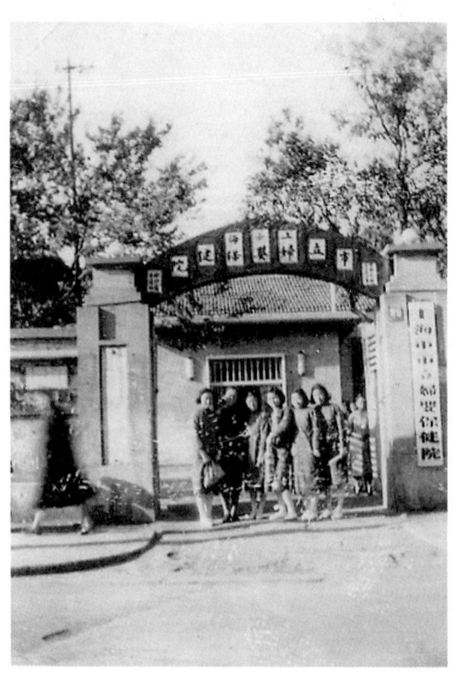

位于海宁路 96 号的上海市立妇婴保健院，为全国最早成立的省市级妇幼保健院之一。

我院前身是上海市立妇婴保健院，成立于 1947 年，为全国最早成立的 3 个省市级妇幼保健院之一。它是由我国妇幼卫生事业的创始人杨崇瑞博士亲手协助上海市卫生局建立的，是全市仅有的一家妇幼保健院。它设在海宁路 96 号，是一幢二层楼的砖木结构建筑，从一楼到二楼的楼梯架在天井里，当两个工友抬着产妇上下楼时，楼梯不但会发出嘎吱响的声音，还会有点摇晃。

当时全市的主要任务是普及新法接生。所谓新法接生，是针对不科学的旧法接生致使产妇和婴儿死亡率高的情况而提出来的。其内容可以概括为“一躺三消毒”，即产妇要躺着分娩，接生人员的手、产妇的外阴和接生用的器具特别是断脐带的器具要清洁干净、消毒。

当时，上海市划分为 30 个区，在市卫生局妇幼处的策划和领导下，先将区内的开业助产士组织起来成立联合妇幼保健站，然后每个区都成立了区妇幼保健所。我院的主要工作是普及新法接生，加强对区内联合妇幼保健站的业务培训和指导。妇女生孩子由区里联合妇幼保健站负责接生，发生难产和问题时，都由区妇幼保健所负责转到我院处理。

那时，每天都有十几辆救护车从各区送来需要急救的孕产妇，有不少是胎盘稽留大出血休克而濒临死亡的；有胎儿身体已娩出而胎头出不来的；有胎头已娩出而身体出不来的；还有胎盘早剥、子宫破裂、全身抽搐口吐白沫的子痫病人……产科教科书上描述的各种难产和产科并发症几乎都能遇到。

令我至今印象深刻的是，有一天已经接收处理完 20 辆救护车送来的急诊，大家都已精疲力竭，没有想到第 21 辆救护车铃声再度响起，所有人立即投入新的战斗。当时，我们全院 28 人，从院长到工友全部住在宿舍里，像个大家庭。平日里分工明确，有急诊或抢救都能随叫随到，大家虽然忙得不可开交，但没有人计较上下班时间，更没有人考虑补休调休，那时候真的不知疲倦。

普及新法接生后，提倡产妇应住院生孩子。上海的住院分娩到 1956 年达到了普及。当时引起产妇死亡的主要原因是产后大出血和产褥感染等新问题。加强消毒隔离、预防感染和产科出血，迫在眉睫。

1956 年 3 月，我参加了卫生部在北京天坛举办的妇幼卫生行政干部训练班，历时两个月。当时，卫生部部长李德全女士、妇幼卫生局局长杨崇瑞博士不仅亲自授课，还邀请了苏联专家列勃辛斯卡娅前来讲学。学员都是各省市选派去的，上海共去了 4 人，来自市卫生局妇幼处、市妇婴保健院、市儿童医院和区妇幼保健所。

在这个训练班上，苏联专家强调了产时的无菌操作，包括住院分娩、医院消毒隔离、预防交叉感染等措施。我回上海后，在市卫生局的统一部署下，向全市卫生健康系统做了传达，一妇婴带头建立了一套严密的消毒隔离制度。

产妇临产入院时，需要清洗沐浴，将自身衣物更换成医院的清洁衣，再进入待产室、产房。家属不准进院，只能在医院大门口等待。产后，家属每天只能在规定的时间内对产妇进行一次探望，婴儿室的婴儿不准探望。医生进待产室和产房时，必须全副武装：穿隔离衣、戴口罩和帽子等，并洗净双手。

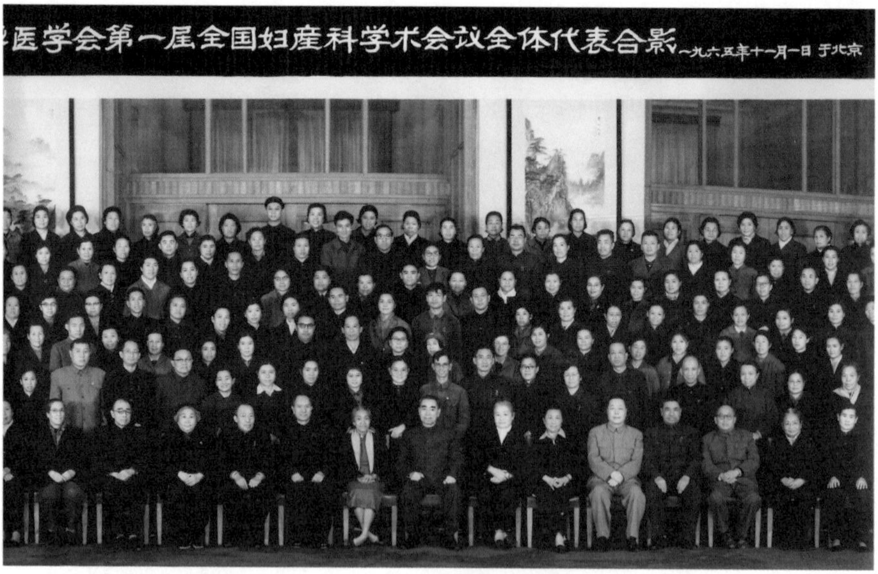

1965 年 11 月 1 日，华嘉增教授在北京参加中华预防医学会第一届全国妇产科学术会议，受到周恩来总理的接见。

这些做法明显降低了产科的感染率，却引出了另一个问题——产程延长，即“滞产”。“滞产”不仅影响产妇的健康，也威胁到胎儿的安危。“防滞产”被列为产科五防之一。

我们对产程延长问题进行了不断研究，采用了一些措施，如破膜、注射催产素等刺激宫缩。在这个过程中，我们意识到，产妇的精神因素对分娩起重要影响。住院分娩时产妇远离家人，始终处于恐惧、紧张状态，破坏了分娩的正常性和自然性。20 世纪 60 年代初，我院曾使用对讲电话，让待产妇与守候在大门口的丈夫通话，谁知两头都哭得更厉害。进入 70 年代，保健院开始试行康乐待产，在产程早期让丈夫陪伴在同一室，室内有电视、音乐和供阅读的书报等，成效初显。

1981 年，我认识了一名叫克劳斯（Dr. M. Klaus）的美国医生。在长期临床工作中，他发现新生儿许多疾病与产程长短、产程处理相关，着手开展“导乐”陪伴研究。1995 年，克劳斯医生来中国，送给我 *Mothering the mothers* 一书，该书总结了他 1978—1993 年的研究成果。书名起得很有意义，形象地说明了妇女在分娩过程中是需要帮助的。

20 世纪 90 年代，“以人为本”的理念已逐步深入人心。我第一时间组织力量，将该书翻译成中文，认真学习，并于 1996 年在一妇婴推行人性化产科服务，引进“导乐”陪伴分娩，将产时服务模式从以医疗为中心转回到以产妇为中心的轨道上。

尊重产妇，确信产妇和胎儿有能力和智慧、能相互配合完成分娩。我们根据产妇需求提供服务，以方便舒适为前提来布置环境，安排工作。

此后，一妇婴逐步开展家庭化分娩；产科的设置以“三合一”替代过去流水作业式的分设待产室、产房和休养室，家人和导乐能始终陪伴在旁，帮助产妇拥有一个更短、更容易、更健康的分娩过程。

Q 从上海市立妇婴保健院到上海市第一妇婴保健院，“保健”二字贯穿医院发展的始终。一妇婴在发展中如何做实保健工作的？

华嘉增：一妇婴第一任院长凌筱瑛是北京协和毕业、留美归来的妇产科医生，从建院开始就秉承杨崇瑞博士提出的保健院办院宗旨：以保健为中心，临床和保健相结合。在提供孕产期保健服务中，一妇婴始终不改初心，将卫

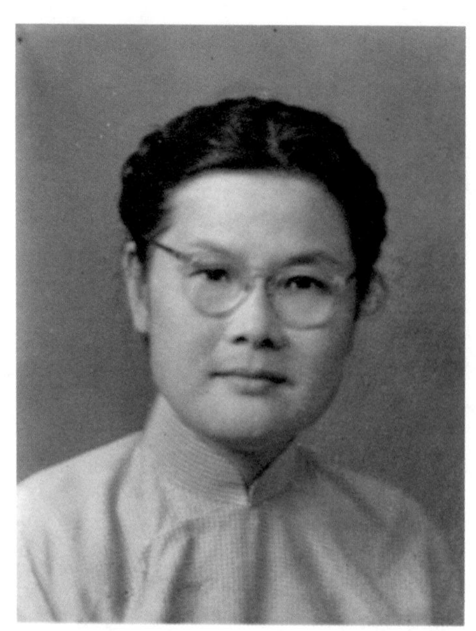

凌筱瑛（1900—1983），女，广东宝安人。1928 年毕业于北京协和医学院，留任附属医院。后历任苏州博习医院、湖南沅陵宏恩医院妇产科主任，湖南省立产院院长等职。1947 年任上海市卫生局专员，其间赴美国考察妇幼卫生工作，历时半年。回国后，受命筹办上海市立妇婴保健院及上海市助产学校，任院长及校长。新中国成立后任上海市第一妇婴保健院院长。

生宣传放在重要位置。当时，医院会定期组织妈妈会、儿童会；在门诊、病房等处张贴宣传墙报，进行孕产期保健宣教；每位孕妇产前检查结束后，都会有针对性的咨询指导。我们做这些事的目的，就是要改变群众中流传的封建迷信思想和不卫生不科学的习惯，从而主动接受科学的医疗服务和指导。

那时，全国著名妇产科专家、时任上海第一医学院附属妇产科医院院长王淑贞来我院参观后由衷赞扬，保健院突出以保健为中心，和产院就是不一样。

于我而言，重视预防保健，其实还深受父亲影响。1920 年，我的父亲留学日本研读细菌学，归国后，在中国首先制造牛痘苗及霍乱、伤寒疫苗，为当时防止疫病流行做出了贡献。

当我看到广大城市贫民、农村和边远地区妇女由于缺医少药，得不到基本的妇幼保健服务而丧失生命，孕产妇和婴儿死亡率不能迅速下降时，我深感责任重大，逐渐加深了对党中央提出的“面向基层”“预防为主”方针的理解，开始从埋头临床治疗转向关注群体保健。我曾参加过各种医疗队，下农村、进工厂、下里弄……为的就是将先进的妇幼保健知识传播得更广更远。

1978 年，我调到上海市卫生局妇儿处任处长。当时，我做的最重要的一件事就是重建上海市三级妇幼保健网，建立了孕产妇保健的各项常规制度。

怀孕是个连贯的过程，要想保护母亲和孩子，必须全过程加以监督。我们在全国率先提出“孕产妇系统保健”概念，创立了孕产妇联系卡（后改为孕产妇健康手册），以上海为试点形成规范化孕产妇系统管理制度，后又推广至全国，使孕产妇和围产儿死亡率明显下降。

1982—1997 年，我连续 15 年担任世界卫生组织妇幼卫生专家咨询委员会委员和妇幼卫生专家组成员，在 WHO 的讲坛上介绍我国妇幼卫生的成功经验，也了解了国际妇幼卫生的最新动态。其间先后参加了二十多次国际性的妇幼卫生会议，访问了瑞士、英、美、日等十多个国家。我如饥如渴地吸收国外新鲜经验，引进围产保健适宜技术，如高危管理、孕产妇及围产儿死亡评审及母乳喂养等，及时把国际妇女保健方面的最新信息在全国范围内进行传递，并在上海的实际工作中推广运用。

20 世纪 90 年代起，我致力于产科服务模式的转变，引进“导乐（DOULA）”陪伴分娩，倡导产科人性化服务。在生殖健康新理念提出后，扩大妇女保健服务领域，推动了更年期妇女和少女保健的开展。

21 世纪，积极加强全覆盖的孕产妇系统保健管理，拓展社区“网底”功能，创建了“妊娠风险预警制度”，大力建设上海市危重孕产妇抢救中心及网络，完善了危重孕产妇报告、抢救和评审制度，推广导乐陪伴分娩等人性化助产适宜技术，有效保障了母婴安全。经过全市妇幼工作者的共同努力，上海市孕产妇死亡率已达到国际发达国家平均水平。

与此同时，妇幼保健工作从生育安全向更多疾病预防工作辐射。持续推进农村妇女“两癌”筛查项目、增补叶酸预防神经管缺陷项目、免费孕前优生健康检查项目、新生儿疾病筛查项目等，对于降低孕产妇死亡率、防治妇女儿童重大疾病、提高出生人口素质发挥了重要作用。

如今，提出的新理念——全生命周期健康管理，是对个体或群体从生命孕育、发育、成长、衰老到死亡全过程的健康管理，这项光荣的使命要交给年轻一代去完成了。

Q *在妇幼卫生工作推进过程中，早产儿、新生儿救治备受关注，一妇婴有哪些卓有成效的做法？又如何在国际上发出中国声音？*

华嘉增：1950 年，我刚进一妇婴时遇到一件难忘的新鲜事：婴儿室有一组出生 4 个月的三胞胎姐妹，她们的妈妈就住在我们宿舍。

家中一下添了 3 个孩子是件喜事，但要抚育 3 个未成熟的早产儿却是件难事。早产儿护理，母乳喂养是重点，保暖是难点。请三胞胎的妈妈住在职工宿舍里，是为了让她能及时给小宝宝喂母乳。

那时还没有现在常用的早产儿暖箱，保暖主要靠毛毯和热水袋，可热水袋的保温作用不稳定。护理人员就动脑筋，仿效北方的暖炕，自己动手做土暖箱。用木料先做一个大的有脚的木箱，用木条将箱分隔成两层，下层的四壁装上多个可接电灯泡的插座，上层铺好床垫让婴儿睡在上面，依靠灯泡产生的热量来提高上层的温度，温度可由开启灯泡的数量来调节。

也是那时，一妇婴启动了早产儿护理研究，比如率先在院内为早产儿收集母乳、建立母乳库等，逐步积累了丰富的经验，在 20 世纪 50 年代中期就受卫生部委托，举办了全国性的第一期早产儿护理培训班。

此外，我院还开展了新生儿窒息复苏的研究。石树中医生被誉为“新生儿窒息之父”，他成功研制出新生儿喉镜，并将新生儿气管插管技术推广应用，使得新生儿窒息复苏成功率大幅度提升。一妇婴建院 60 周年时，他还推出创新型单手操作新生儿复苏器。

1982 年 6 月，我受世界卫生组织邀请，赴日内瓦参加世界卫生组织妇幼卫生项目咨询委员会的第一次会议。这次会议重点讨论了保护母婴安全、降低产妇和新生儿死亡率问题。

破伤风是引起新生儿夭折的主要原因。新生儿娩出后，由于割断脐带时处理不当而感染破伤风，导致新生儿在出生后 4 ~ 6 天时出现抽搐，两周内死亡。

会上，不少委员介绍并讨论了对孕妇注射破伤风疫苗预防新生儿破伤风的效果和经验，认为抓住这个环节不仅可以预防新生儿破伤风，还可以接触到孕妇，为她做一次产前检查，对保护母亲健康和安全也能起到作用。

当时我听了，认为这个方法在思路上有点问题。注射破伤风疫苗是通过提高孕妇和胎儿的免疫力来抵御破伤风感染，是被动的、不够积极的。我国的做法是，普及新法接生，用煮过的剪刀切断脐带，用去除破伤风感染途径来消灭新生儿破伤风感染，是主动的、积极的。

WHO REGIONAL SEMINAR ON INDICATORS RELEVANT TO MATERNAL AND CHILD HEALTH—HELD AT WHO BLDG, MANILA — 13-19 DEC. 1978

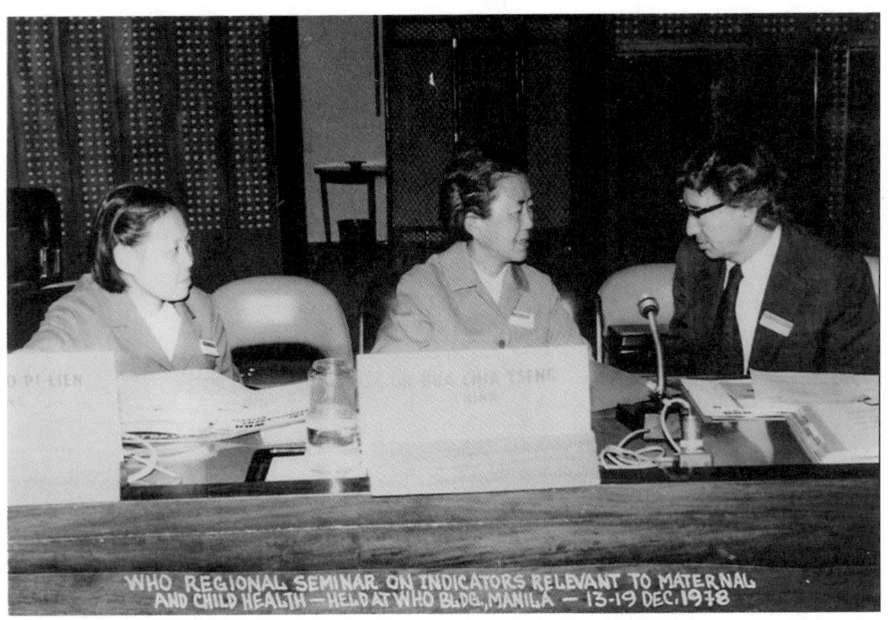

1978 年 12 月，华嘉增教授第一次出国，参加世界卫生组织区域研讨会。

我在会上发言，介绍了中国的做法，也宣传了中国"预防为主"的卫生工作方针。没想到我的发言引起轰动，与会委员认为，这是不同思路的另一种做法，更适合在发展中国家推广和使用。后来，邀我撰写的相关论文发表在 1985 年 1 月 11 日世界卫生组织的流行病学周报上。

1978—1995 年间，我先后参加了二十多次国际性的妇幼卫生会议，访问了瑞士、英、美、日等十多个国家。曾经，我们作为代表参加国际会议，总归是多听少说，我希望后辈们，以后在国际论坛上能多多发出中国强有力的声音，向全世界展示我国妇幼工作的卓越成果。

Q *在历史的浪潮中，妇幼卫生历经了起起落落，为什么说提升妇幼卫生专业学科建设至关重要?*

华嘉增：回顾我的职业生涯，新中国成立之初，医疗、防疫、妇幼被列为卫生工作的三大支柱，妇幼卫生工作轰轰烈烈地开展：建立全国三级妇幼保健网；训练老法接生婆，普及新法接生，推广住院分娩……孕产妇死亡率和婴儿死亡率迅速下降，成绩斐然。

可惜，受历史原因的影响，在 1978 年前我经历了妇幼卫生的起起落落。20 世纪 80 年代初，卫生部在总结预防医学的历史经验时，我认真追究原因，认为与学科的发展有关。

妇幼卫生是一个具有自身规律和专业特色的独立专业体系，符合我国新生专业必需的四个条件：有服务岗位、有主干课程、有独立课程体系、其他专业不能代替或覆盖。妇幼卫生工作虽然面向的是占人口 2/3 的妇女儿童，但服务的队伍中以初、中级人员为主，不善于及时总结经验、上升到理论并进一步指导实践，不能很好地适应社会发展的需要，这是应当吸取的历史教训。

卫生部经过反复论证，决定在医学院设立妇幼卫生系，1989 年被列入国家教委目录。1991 年，我国第一个高等医学院妇幼卫生系在同济医科大学成立。此后，北京医科大学、上海医科大学、华西医科大学、白求恩医科大学、西安医科大学等相继建立了妇幼卫生系。一些省属医学院创办了妇幼卫生大专班，许多地方开展了中专在职教育，提高妇幼卫生专业队伍的整体素质。

我认为学科建设必须加速，这不仅是妇女保健事业持续发展的需要，而且能更好巩固和发挥各级妇幼保健机构的职能，亦能为培养和发展专业队伍、确立职称系列等奠定基础。

我把学科建设看作自己义不容辞的责任。1981 年，我开始编写妇女保健

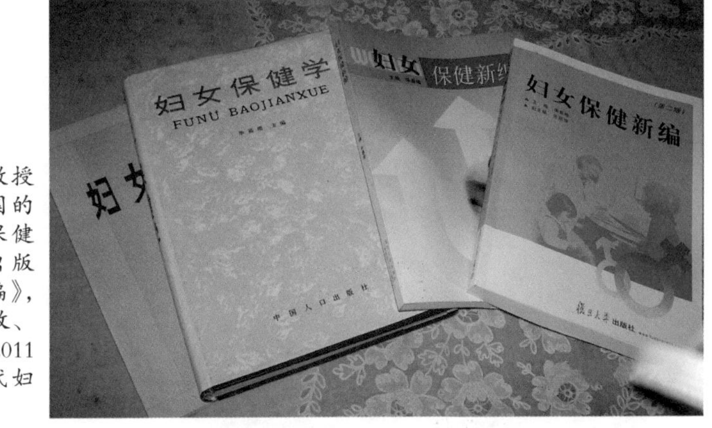

1991 年华嘉增教授主编出版了我国的第一本《妇女保健学》；2001 年出版了《妇女保健新编》，2005 年再次修改、补充、重版；2011 年出版了《现代妇女保健学》。

方面的书籍，1991 年，出版了第一本《妇女保健学》；2001 年和 2006 年，我编写了《妇女保健新编》的第一版和第二版；2010 年，与时任一妇婴副院长朱丽萍共同主编《现代妇女保健学》，全书共 104 万字。尽管那时我已经 80 多岁，但我主动承担了该书多个章节的编写工作，还多次对全书 100 多万字的文稿进行校正和修改。我将自己毕生从事妇幼保健工作的经验和心血都毫无保留地倾注到了这本书里。

推动妇女保健事业的发展，专业队伍的培训和提高同样不能忽视。在卫生部的支持下，以一妇婴为基地，我亲自参加、不断组织全国性的各种妇女保健培训活动。1983 年，一妇婴被命名为 WHO 妇幼保健培训及研究中心，1984 年又被列为 UNICEF 的妇幼保健培训中心。几十年累计下来，培养了一批手上有活、心中有爱的专业技术人才。

从“上海大摇篮”到“善良医院”

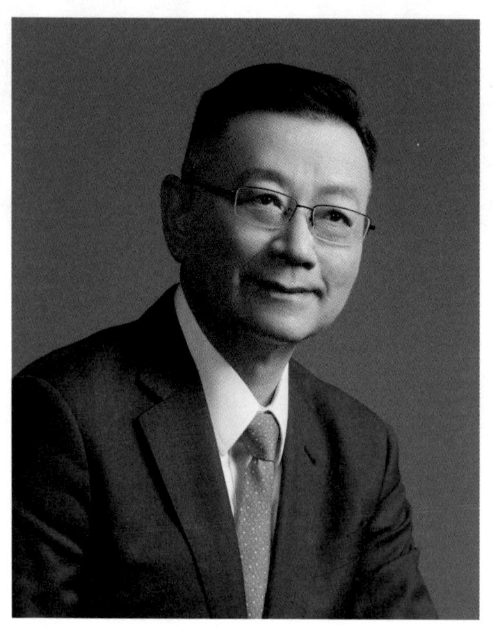

口述人：

万小平，1961 年出生，1997 年 11 月 8 日入党，现任同济大学附属第一妇婴保健院院长、党委副书记、主任医师、博士研究生导师。上海市母胎医学重点实验室主任，上海市母胎医学与妇科肿瘤研究所所长。国务院特殊津贴专家，上海市领军人才、上海市优秀学科带头人。现为中华医学会妇科肿瘤学分会常委、上海市医学会妇科肿瘤分会主任委员。获得包括上海市科技进步一等奖（第一完成人）在内的多个奖项，首创或探索重要妇科手术 8 项。先后获得中国医师奖、上海市五一劳动奖章、上海工匠、上海市首届医德楷模、敬佑生命·荣耀医者——专科精英奖、仁心医者·上海市仁心医师奖等荣誉称号。

口述日期：2021 年 3 月 28 日

走过林荫小道，在法国梧桐的掩映下，坐落于长乐路 536 号上的一组古典主义建筑格外引人注目，这里便是上海市第一妇婴保健院的西院。一妇婴于 1947 年建院，1950 年迁入该院区，是我国成立最早的省市级妇幼保健院之一，也是沪上老百姓中有口皆碑的“上海大摇篮”。

2013 年，66 岁的一妇婴立足浦东，开启全新旅程，占地 60 亩的高科西路东院拔地而起。在 70 周年院庆之际，我院首次提出要打造 360 度关爱妇女儿童的有温度的“善良医院”的理念。

走过七十余年风雨历程，一妇婴取得了长足的进步：2020 年 1 月 10 日，由上海医药卫生行风建设促进会和复旦大学公共卫生学院共同开展的独立第三方“2019 年上海市公立医疗机构病人满意度调查”向社会发布了调查结果，一妇婴病人满意度连续两年位列市优秀专科医院之首；2020 年度国家自然科学基金申请评审结果公布，一妇婴共获批项目 33 项，创历年新高，第四次位列全国妇产科学科之首。

从“上海大摇篮”到“善良医院”，一妇婴在人才、设备、管理各方面，基本达到了国内一流医院的水平。

作为一名医院管理者，从 2013 年“扎根”一妇婴，扭转原产科“一家独大”的态势，这其中挑战与机遇并存，归根结底是一个不断钻研、不断思考、不断进步的过程。

Q 一妇婴是深为市民熟悉的“上海大摇篮”。近年来，一妇婴捷报频传：2020 年 12 月 12 日，东院妇科肿瘤临床诊疗中心及科教综合楼项目启动；2021 年 3 月 8 日，一妇婴放射治疗科正式运行，标志着一妇婴形成了完整的、一站式妇科肿瘤治疗链；2021 年金秋，一妇婴西院提档升级，全新正式启用……作为医院管理者，请您介绍一下，一妇婴是如何翻开高质量发展新篇章的？

万小平：长乐路 536 号是一妇婴西院所在地，1950 年迁入。院址建筑始建于 20 世纪 20 年代，由与邬达克齐名的著名法国建筑设计师赉安设计。对于一妇婴这家医院而言，静安是她的“摇篮”。我们“出生”在静安，后来又到浦东发展了“第二个家”。百年历史沉淀的长乐路西院和高科西路东院交相呼应，也寄托了很多上海人的情感。

2020 年，一妇婴迎来建院史上两个标志性时刻：10 月 16 日，修缮一新的西院住院楼重新开放；12 月 12 日，东院妇科肿瘤临床诊疗中心及科教综合楼项目启动。

这一年，对于许多医院管理者而言都是极为艰难的一年，突如其来的新冠肺炎疫情令人措手不及。作为妇产专科医院，围绕孕产妇特殊人群的应急服务能力建设是一个巨大考验。

直面新发烈性传染病，对我来说也是头一遭。好在上海市防控办、上海申康医院发展中心等上级部门的工作部署，给我们指明了方向。我和医院领导班子迅速研究、制定并落实了疫情防控措施，制定分诊流程和预案。

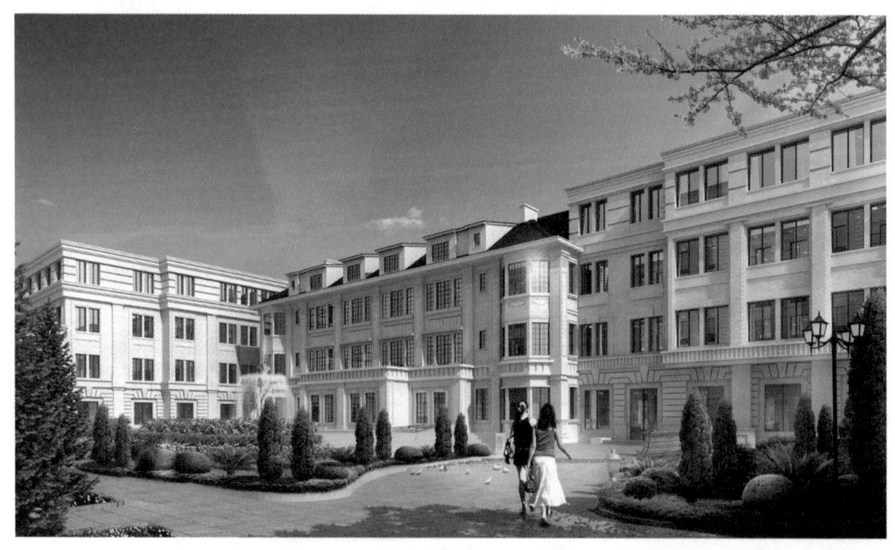

位于静安区长乐路 536 号的上海市第一妇婴保健院西院，已历经近百年风雨洗礼，2021 年金秋经大规模修缮后提档升级，以更好地服务市民百姓。

疫情当前，谁先上？党员先上！谁做表率？院领导当仁不让！我带着领导班子 24 小时在院内值守、在岗带班，保障在院孕产妇的安全。由于一妇婴不设发热门诊，因此在疫情防控期间，医院不断增派人员加强预检分诊筛查，严密监测在院患者发热情况。截至目前，我院实现了在院患者零感染、零漏诊和医务人员零感染的防控目标。

即便在如此艰难的时期，我们也没有停止一件事——修缮西院。由于西院建筑历史悠久，老化问题突出，为了给患者更好的体验，在申康医院发展中心与上海市财政的大力支持下，2017 年起，一妇婴西院一边坚持开诊，一面开始大规模的修缮，整体以“风貌延续、空间营造、功能梳理”为设计原则，在建筑外观上使用“修旧如旧”的修缮手法，力求恢复建筑原有的历史风貌。

第一期先修缮住院楼，第二期修缮门诊大楼、院区。2021 年的金秋，修缮后的住院楼、门诊大楼、院区等依次完成翻新，给患者带来了更舒适的就医体验和更便捷的诊疗服务。

即使在装修工期最紧、最困难的时候，我们产科也没有停诊。另外，我们坚持做不孕症的治疗，开设夜门诊，方便白天打卡上班的人晚上能来这里看病。

静安是我们的家，服务好静安，服务好上海市民，这是承诺也是责任。七十余年前的上海，全市的初产妇、难产孕妇和多胞胎都送到一妇婴，上海不少人家，两三代人都是在一妇婴出生的。根据目前的数据统计，上海每 5 ~ 6 名新生婴儿中，就有 1 个诞生在一妇婴，说是“上海大摇篮”，名副其实。对于一家妇产专科医院而言，守住“生门”，是必须牢牢扛在肩上的责任。如今，西院不仅环境优化了，其产科、妇科等众多学科集中了我院许多优秀专家，包括妇产科各个行业学会的全国委员，上海市主委、副主委都在这里开设门诊。

我们医院严格来说，是一家“母亲的医院”，如今每年有 3 万左右的分娩量。可对于一家研究型医院来说，光靠强势的产科支撑是不够的。进入新时代，医院如何发展、学科如何布局、人才如何培养、科研如何进行，均不可同日而语了。

一家研究型医院如何做强做大？我想，还是要调整学科结构，将妇科能级提升起来，打破大众印象里妇产科专科医院就是“母亲医院”的观念。在创新改革过程中，我重点推进母胎医学学科建设，带动妇科和生殖医学学科发展。建立生殖医学、母胎医学、妇科学相互联动；临床诊疗、转化研究、临床研究相互支撑的学科布局。

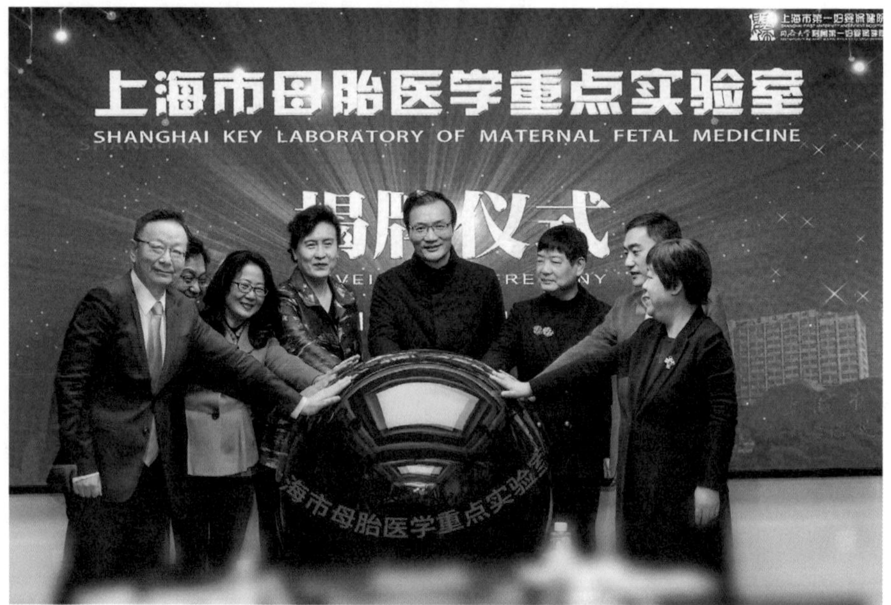

2021 年 2 月 25 日，上海市母胎医学重点实验室在上海市第一妇婴保健院（同济大学附属第一妇婴保健院）揭牌成立。

创新过程和成果表达离不开高效的平台和学科建设项目的支撑。“十三五”期间，一妇婴积极争取并获得上海市“重中之重”临床重点学科、国家孕产期保健特色专科、上海市母胎医学与妇科肿瘤研究所、上海市母胎医学重点实验室、上海市临床培训与实训中心等建设项目。

这一切成绩如何获得？归根结底靠的是两个字——人才。

Q 2013 年，一妇婴全院职工仅 600 余名，到 2021 年，这一数字增长至 1600 余人。一妇婴如何吸引人才，又为何鼓励医生做“网红”？

万小平：我自己在成为医院管理者后，始终在思考一个问题：院长是干什么的？我想很清楚的一点，院长是做服务的。就像我们服务病人一样，要看到我们在院职工、医务人员的需求，帮助他们完成梦想。

我刚来到一妇婴时，全院职工仅 600 余名，如今已经增长到 1600 余人。为何人才储备增长速度如此之快？因为人才是“请来”“留住”的。“引凤留凰”首先要转变的就是绩效考核这块“硬骨头”。根据申康医院发展中心的要求，上海市级医院应该围绕岗位工作量、服务质量、病种手术难易度、患者满意度、医药费用控制、成本控制、医德医风、临床科研产出和教学质量，也就是俗称的“八要素”进行考核，并将考核结果作为分配的参考标准。

紧紧抓住这根“指挥棒”，我首先做的就是切断医务人员收入与处方、检查、耗材等收入之间的直接挂钩关系。为什么很多中医妇科的医生都跑去开刀了？显而易见，开药不挣钱，号脉不挣钱。因此，我们在中医妇科引进领军人才时就承诺，医院会严格按照“八要素”提供薪酬。以前，医院里产科医生、妇科医生收入可能比新生儿科医生要高，绩效改革后，大家收入差距变小，积极性提高，新生儿科、中医妇科等科室都发展了起来。能让医务人员安心发展自己的学科，这是最重要的。

绩效改革是一，其二便是要改变人才评价观念，走双轨制。原先，大医院采取的评价标准都是硬指标，诸如职称、学历、SCI 论著、出国留学经历等。其实，医院里，除了要对学科能力强的人进行培养外，还要给经过线上磨炼成为“网红”的医生提供好的平台。

我们医院辅助生殖医学二科主任艾爱就是一个很典型的例子。当时，有人将艾爱医生推荐到一妇婴辅助生殖医学科，但她博士没有毕业，没有高分 SCI，也没有出国留学经历，与医院相应人才引进标准不符合。但艾爱医生在互联网诊疗平台上的访问量多达 2441 万。看到这条信息时，我眼睛一亮，原来她是“网红医生”！当即决定任命她做辅助生殖医学科副主任。这几年，一妇婴辅助生殖医学科的取卵周期徘徊在3600例左右，2018年猛增到5514例，增幅达53%。艾爱医生功不可没。她还主动在西院开设每周三次的夜门诊，在病人中口碑非常好。

我鼓励医生们成为“网红医生”，去拓展自己的品牌，打造自己的口碑。我愿意将他们称作“三好医生”：对病人好、对医生好、对医院好。为什么这么说？因为“网红医生”带来的另一个明显好处就是推进科研发展。在我们这样的三甲医院、科研型医院里，病人多了才好做研究，研究10个病人、100个病人、1000个病人，结果是全然不同的。我们医院还有一位医生叫鲍时华，擅长诊治习惯性流产，早在2008年，她就上在线诊疗平台为患者提供咨询服务，慢慢做出了品牌，慕名而来的患者非常多，她一个人一年的门诊量就有七八万。虽然辛苦，但我可以明显地感受到，随着病人增多，鲍时华的临床、科研水平也在不断提升，多项国家自然科学基金项目在研，三十几岁成了博导，是我们医院当时最年轻的博导。更重要的是，她个人的发展也带动了团队发展。有些医院免疫科只有一两个人，但在我们医院，生殖免疫单独设科，鲍时华是科主任。

打破了人才选聘框框的一妇婴，成就了百花齐放的态势。“十三五”期间，我们引进39名临床科研型人才，平均年龄36.9岁，其中24人担任临床和医技科室的正副主任。医院共计培养国家级人才5人，上海市或上海市卫生系统领军人才6名，上海市优秀学科带头人6名。2017—2021年，一妇婴获得的国家自然科学基金立项数均位居全国妇产科医疗机构之首。

我始终认为，只有医生自己去做科学研究，才能更好地培养自己的思维，训练头脑，提升能力。如此才能具备科研精神，不唯上、不唯书、只唯实，最终的受益者还是患者。

Q 2017年，一妇婴建院70周年之际，提出要建设“善良医院”这一概念，如何理解“善良”二字？

万小平：“善良”二字，是我们党和国家始终强调的，在核心价值观里有好几个词都与善良息息相关，也是我们建院的初心。我入党 24 年，受党员父亲的影响，深谙“全心全意为人民服务”的道理。

在一妇婴 70 周年院庆之际，医院首次提出要打造 360 度关爱妇女儿童的有温度的“善良医院”的理念，这也是我们在新时代，关乎善良和善意的公立医院的实践方案。为提高患者满意度、引导市级医院巩固完善公益性，申康医院发展中心一直倡导“改善服务、提高质量、控制费用、便民利民”。如何达成？当把“善良”这两个字放在第一位的时候，很多问题就迎刃而解了。

善良，首先是面对患者的善良。我时常会问自己：假如我是病人，假如我自己躺在病床上，是怎样的心情？会要求医生怎么做？ 18 年前，我遇到一个病人，至今难忘。当时她被确诊为卵巢癌晚期，得知结果的那一刻，她做的第一件事就是和读中学的女儿说了一番“临别之言”。她说：“你爸是医生，妈妈也在医院工作多年，很清楚自己的病情。妈妈不怕，只是很遗憾，看不到你高中毕业，看不到你上大学的那一天……”母女俩相拥而泣的画面让我决定不放弃一丝希望，放手一搏。第二天的手术整整持续了 7 个小时，我尽力了，切掉了肿瘤，剩下的就要看这位母亲与绝症殊死斗争了。先后接受了 21 次化疗、3 次手术后，这位坚强的母亲从死神手中抢过了时间。面对中位生存期仅 28 个月的“癌王”，她整整活了 9 年零 7 个月。她在离世前紧紧拉着我的手说：“谢谢你，万医生！这 9 年对我很重要，我做梦也想不到，还能有机会看见女儿走进婚姻殿堂。”患者最终走了，但她没有遗憾。这只是许多患者当中的一个小故事，但她们的存在，成了激励与鞭策我在“一丝希望”与“100% 成功”间博弈。

我也时常要求身边的医生和护士换位思考，设身处地为病人着想。你多做一点，病人就多舒适一点，他们会感受到我们的善与暖。我们的患者大多都是妈妈，我们的举动饱含对她们的善意，这会影响到她们将来对孩子、对社会的爱心和责任，这是在用“善”传递“善”。

对患者要善，对我们的医生当然也要善。除了为我们的医护做好服务工作，还有一份善意放在对下一代医生的培养上。在这里不得不提一下我的硕士研究生导师、知名妇产科专家王佩贞教授。王教授常年坚持每天凌晨三四点起床阅读、整理病案，85 岁高龄仍坚持每周门诊和查房，视学术为生命，视患者如亲人。老一辈人的言传身教对于我们这一辈人来说，是最好的榜样。在科学研究方面同样如此，医学知识的创造是善学，是为了社会，为了病人创造更大的价值而诞生的。所以，善可以把医学、教学、医疗、科研和对病人的服务连接在一起。

建院七十多年来，一妇婴人向善而生、循良而行，形成了对员工充满关爱、对患者细致入微的善良文化。我们的善良文化理念，就是要打造 360 度关爱妇女儿童的有温度的医院。我们也希望将这一切让社会看见，让我们接受社会和患者对我们的监督，从而达成更好的“善”。

近年来，医院不断加强公立医院党的建设，以创建全国文明单位为抓手，创新探索移动医疗服务模式，建立患者体验持续改善体系，极大地提升了患者满意度和社会美誉度。

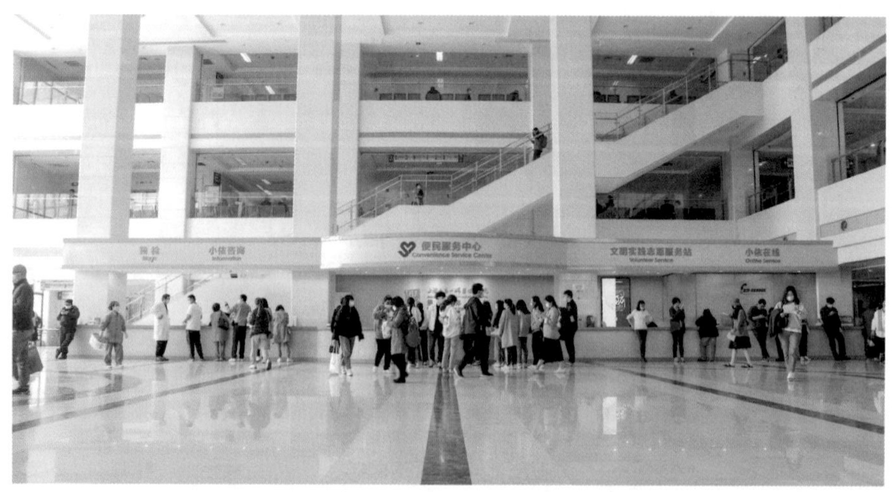

2014 年上海市第一妇婴保健院率先成立了患者体验部，2020 年 6 月患者体验部再次升级，持续推动患者体验优化。

Q 站在建党百年的重要历史节点，展望未来，一妇婴今后五年、十年甚至更长远，有着怎样的发展路径？

万小平： 在申康中心“建设研究型医院”目标指引下，“十三五”期间，一妇婴交出了一张令人满意的成绩单。我院紧密围绕学科建设的主要内涵，即人才培养、科学研究和社会服务效能三个维度，统一思想、正视差距、确立方向、树立信心、重点突破、以点带面，妇产科学科排名迈入国家第一方队。

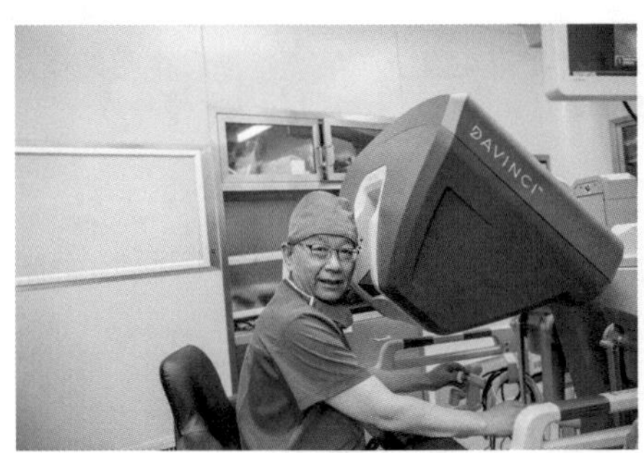

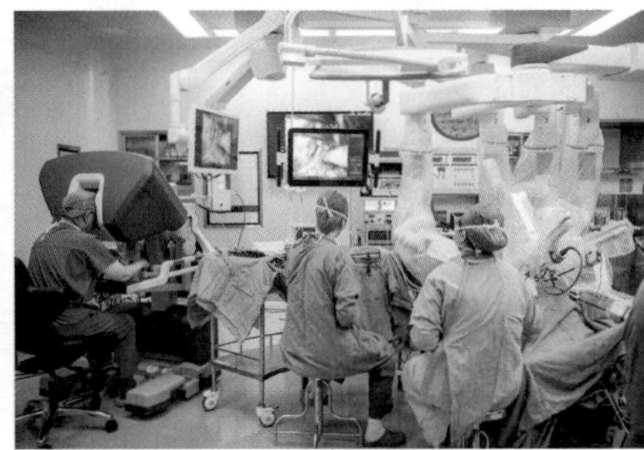

2020 年上海市第一妇婴保健院安装了世界最先进的手术机器人系统，并成功开展了一系列妇科肿瘤机器人手术。

如何随着学科建设的进展，同步提升医院临床诊疗能力？首先，服务体量要稳步增长。2019 年，医院的门急诊量、出院病人量、分娩量、手术量居上海妇产科专科医院首位。“十三五”期间，辅助生殖医学科取卵周期数增长 152%，在上海市生殖中心排名中由第 6 跻身前 3。

其次，医疗水平显著提升。辅助生殖医学科在世界上首次发现 ZP2、ZP3 双杂合突变导致受精障碍的致病机制，经过分子靶向治疗，患者成功受孕分娩，成果在世界顶级期刊《科学》等杂志发表。胎儿医学科完成我国多项首例宫内胎儿手术，并牵头制定一批重点技术规范和标准。

同时，学科影响力和医院声誉显著提升。医院的学科发展得到了社会和业界的肯定。中国医科院医院妇产科学科科研影响力排名中，一妇婴由 2016

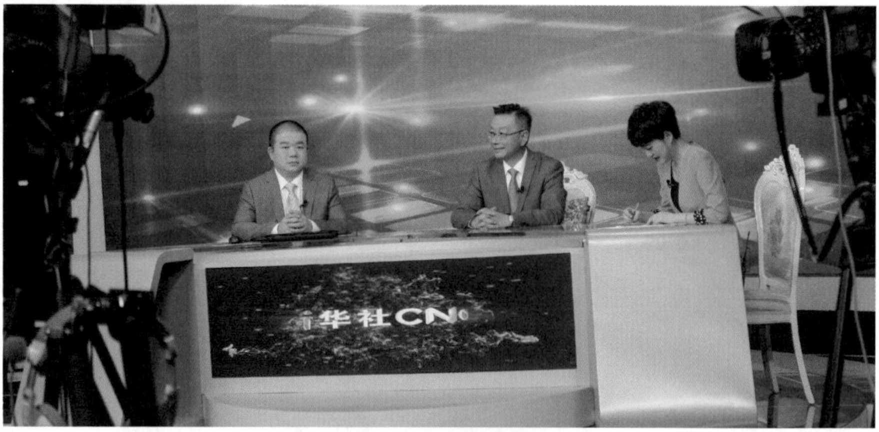

2019、2020 年，上海市第一妇婴保健院两度携手新华社新华网络电视台，万小平（居中者）院长带队，组团进行长达 120 小时的科普直播接力。

年的第 14 位，上升至 2020 年的第 5 位；复旦医院管理研究所中国医院妇产科学科排行榜，一妇婴从 2016 年的第 16 位，上升至第 8 位。其中的科技量值 20，是唯一的满分。

这都标志着一妇婴在创造全国一流妇产科专科医院和全国一流妇产科学科方面都迈上了新的台阶。与此同时，转变医疗机构的服务模式和服务重点，强化疾病预防和健康促进，同样重要。

2020 年 6 月，全国妇联、国家卫生健康委、国家体育总局联合启动了“健康中国母亲行动”。这个行动将持续 10 年，启动的第一棒是一妇婴接下的。我们全院医生为全国的母亲们提供免费的网上义诊。我院还连续两年携手新华社新华网络电视台，组团进行科普直播接力达 120 小时，全平台近 5000 万网友收听收看。同时，我们也积极响应参与申康中心主办的市民健康科普宣传周和医院开放日活动，以丰富的内容、多彩的形式给予走进医院的市民、学生代表以良好的体验，面向社会展示医者正能量。

“十四五”期间，一妇婴将更加深入研究学科发展的内在规律，探索学科建设与医疗服务深度融合的举措，团结和激发全院干部职工，坚定信心，奋发有为，为建设一流、美丽的“善良”妇产科医院而努力奋斗。

奋力奔跑在中国遗传医学发展最前沿

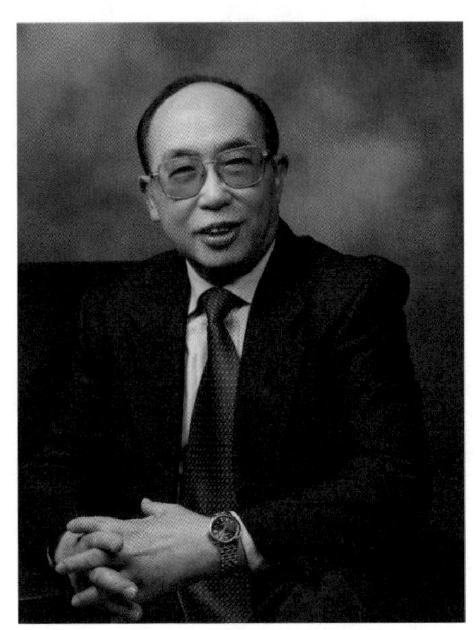

口述人：

曾溢滔，1939 年 5 月出生，上海交通大学讲席教授，上海医学遗传研究所创始人，1994 年当选中国工程院首批院士。长期从事医学遗传学和分子胚胎学的基础和应用研究，是我国基因诊断、血红蛋白疾病研究和胚胎工程技术的主要开拓者之一。在国际上首次克隆了牛类性别决定基因 SRY 的核心序列，成功地通过鉴定胚胎的 SRY 基因和胚胎移植来控制牛、羊等经济动物的性别。在转基因动物 / 生物反应器研究中，成功地研制出我国第一头乳汁中表达人凝血因子 IX 的转基因山羊和整合了人血清白蛋白基因的转基因牛。发表学术论文 400 多篇，主编了 6 部专著，5 次荣获国家级、20 多次获部委级和上海市科技进步奖，是第九、十届全国政协委员。

口述日期：2021 年 3 月 31 日

“浪奔浪流，万里滔滔江水永不休……”在上海市儿童医院建院80周年庆祝晚会上，我带领上海医学遗传研究所全体同仁高歌一曲《上海滩》。这句百转千回、气象万千的歌词恰好正是我国医学遗传学这段波澜壮阔、气势恢宏的历史真实写照。

作为我国遗传病基因诊断的主要奠基人和开拓者，我建立和发展了一整套遗传病基因诊断技术，率先攻克了我国主要代表性遗传病的基因诊断和/或产前基因诊断。在血红蛋白化学结构与功能研究的基础上，我和遗传所团队从α-地中海贫血基因诊断开始，在国内率先完成了多种遗传病的基因诊断和产前诊断，而我和夫人黄淑帧教授一手创建的上海医学遗传所从最初一间20平方米的小房间，至今发展成为有国际影响力的重点实验室，体现了党和国家对人民卫生事业和科学技术人才的高度重视。

Q 您的祖籍在广东，出生在中山，是什么缘由让您来到上海从事医学遗传学研究？上海医学遗传研究所又是如何起步的？

曾溢滔：我祖籍广东顺德，这里曾走出过天文学家、中国科学院院士、原上海天文台台长叶叔华院士，武汉大学文学院教授、博士生导师、中国当代文学学科重要开创者陈美兰，中国当代书画名家、中央文史馆馆员、中国美术学院中国画系客座教授吴静山等“文化大咖”，是“大师之乡”。所以我少年的时候就非常喜欢读书，老师和同学们称我是“那个读过图书馆每一本书的学生”。

1962年，我从复旦大学生物系本科毕业后考取了复旦大学遗传学研究所的研究生，攻读人类遗传学专业，因为时代波澜，一度被分配从事针刺麻醉工作。直到1978年，改革春风吹遍神州大地，我也迎来了自己的“春天的故事”。受上海市卫生局委托，我在上海市儿童医院筹办了一期医学遗传学习班，邀请了几位著名教授前来授课。为配合授课，在上海市儿童医院的烧伤病房临时布置了一个示教实验室，这就是后来的上海市儿童医院医学遗传研究室。

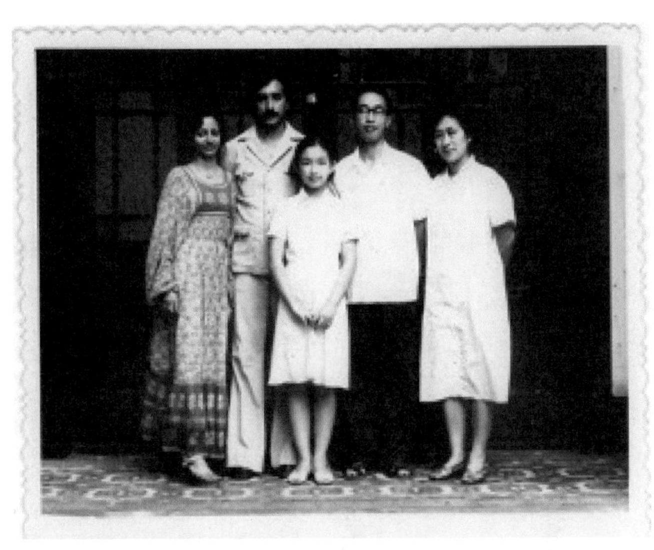

曾溢滔夫妇和女儿与患贫血病的外国女留学生合影。

研究室设备十分简陋，刚成立的第三天，我们就接待了一位贫血原因不明的外国女留学生。我和夫人黄淑帧带着年幼的女儿曾凡一吃住在实验室，靠着一台自己制作的高压电泳仪，完成了病人的血红蛋白一级结构分析，诊断她罹患的是一种新型地中海贫血。

我们通过自制的高压电泳仪对病人的血样进行高压电泳分析、血红蛋白肽链“指纹图谱”分析和氨基酸序列测定，终于诊断出该留学生患有 δβ+ 地中海贫血组合 HbS(镰状细胞贫血)病。这是我国完成的首例血红蛋白化学一级结构分析。该项工作被邀请在中国遗传学会成立大会上做大会报告。

这项成果还引起了国际同行的关注。由于我们在异常血红蛋白化学结构研究的贡献以及和全国七十多家兄弟单位合作的成果，1982 年我们获得了美国国立卫生研究院（NIH）的科学基金（RO1）。从此，我们这个小小的研究室走上了国际科技竞争的舞台。在血红蛋白化学结构与功能研究的基础上，研究室从 α－地中海贫血基因诊断开始，在国内率先完成了多种遗传病的基因诊断和产前诊断，奠定了在遗传病基因诊断领域的科学地位，后来，研究室也改制成为中国第一所医学遗传研究所——上海医学遗传研究所。

Q 您作为我国血红蛋白研究的权威，请谈谈您的工作对我国在血红蛋白研究领域的贡献？

曾溢滔：1978 年 10 月，中国遗传学会成立了全国血红蛋白研究协作组，我出任该协作组的副组长，与广西医学院梁徐教授等倡导和领导了世界上规模最大 (包括 29 个省、市、自治区，42 个民族，100 万人) 的异常血红蛋白病和地中海贫血症的普查 , 对于在普查中发现的大量异常血红蛋白，除了采用已有的常规血红蛋白分析技术鉴定外，还应用黄淑帧教授建立的双偶合微量氨基酸序列分析技术进行化学结构鉴定，阐明了这些疾病在我国的病种发病率和地理分布。1981 年 4 月，我接受国际血红蛋白研究权威 T.J.H.Huisman 教授邀请 , 以国际研究员的身份到美国佐治亚医学院国际血红蛋白研究中心进行合作研究，在美国的短短 8 个多月的时间里，发表了 13 篇有关血红蛋白研究的论文。1982 年初回国后，我领导的科研团队与全国 70 多家兄弟单位协作，完成了 131 个家系的异常血红蛋白化学结构分析工作，发现了 8 种

人类医学遗传学会全国血红蛋白病普查技术学习讨论班留念

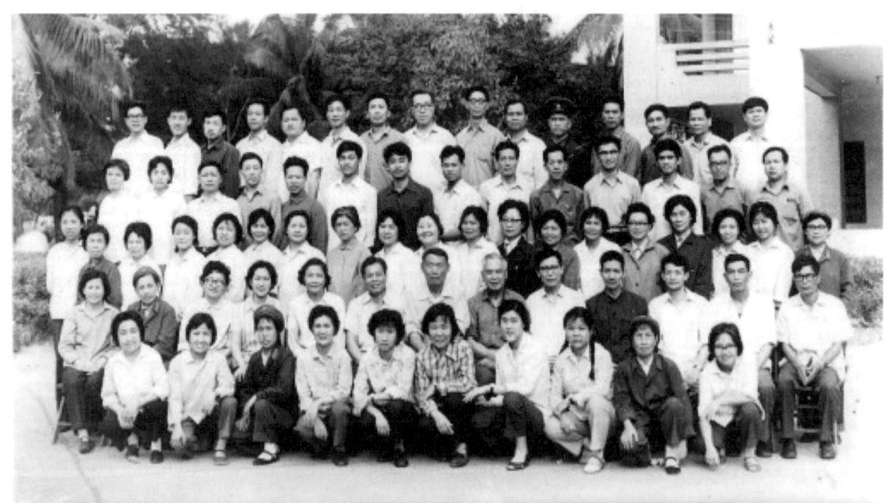

全国血红蛋白研究协作组

以中国地名命名的国际新型血红蛋白变种，填补了中国在世界异常血红蛋白分析版图上的空白。通过激烈的国际竞争，我担任首席科学家的“中国人血红蛋白病变异性研究”项目获得美国国立卫生研究院 (NIH) 科学基金 (RO1)，我也成为了第一位获此基金资助的中国科学家。其后，我继续以血红蛋白研究为题，连续三期获此资助。

血红蛋白疾病中对人类健康危害最严重的是地中海贫血（简称地贫）。目前，地贫还没有根治的手段，产前基因诊断仍是杜绝患儿出生的最好方法。由此，早在 20 世纪 80 年代初，我们遗传所就率先在国内完成了地贫等常见遗传疾病的基因诊断和产前诊断。当一个个健康活泼的孩子在这些家庭中诞生时，感激不尽的父母给医学遗传研究室寄来孩子的照片，感恩地为孩子取名为“谢上海”“向上海”……20 世纪 90 年代初，我和遗传所团队根据自己对基因调控研究的结果，尝试通过羟基脲调控血红蛋白基因的表达来治疗 β 地中海贫血，获得成功。

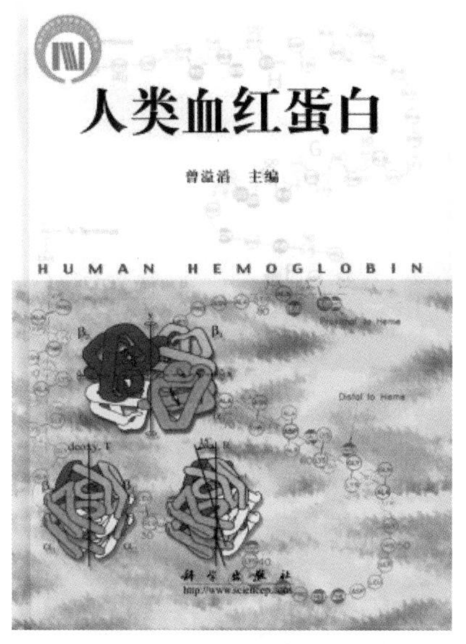

专著《人类血红蛋白》

2002 年，由我主编，联合国外多位血红蛋白领域权威专家集体撰写的《人类血红蛋白》一书由科学出版社出版，受到了学术界的广泛好评和欢迎，被评为科学出版社建社 50 年来出版的 100 本优秀著作之一。

1994 年中国工程院成立之初，我被推荐成为医药卫生学部首批院士。2019 年中国工程院在贺信中评价道：“您对发展我国医学遗传学做出了重大贡献，是推动我国医学遗传学走向世界的杰出领头人之一。”我也希望，有更多后人能够传承初心接力棒，担负时代新使命，为祖国的医学遗传事业做出新的贡献。

Q 作为我国著名的医学遗传学专家，您是如何想到从事胚胎工程研究的？何为乳腺生物反应器？您在研发过程中遇到过什么样的问题？

曾溢滔：20 世纪 80 年代中后期，国务院批准了《高技术研究发展计划（“863”计划）纲要》。作为中国高技术研究发展的一项战略性计划，863 计划有力地促进了中国高技术及其产业发展。它不仅是中国高技术发展的一面旗帜，而且也成为中国科学技术发展的一面旗帜。

在这个大背景下，我的学术生涯发生了一次重大的转折，我尝试将医学遗传学、分子生物学和胚胎工程技术嫁接到农牧业研究的新领域，开展转基因羊的研究，我和黄淑帧教授分析了经典的转基因动物技术路线上的缺陷，创建了以“整合胚移植”为技术基础的转基因羊的全新技术路线。

1986 年，北京农学院胡明信、吴学清教授夫妇看到关于我们遗传所应用分子生物学技术鉴定胎儿的性别对伴性遗传病基因产前诊断的报道，便找到了我和黄淑帧教授，希望合作研究奶牛性别控制技术。我们经过 4 年多的刻苦攻关，终于在 1990 年首次克隆了牛类性别决定基因 SRY 的核心序列，率先提出和实施通过检测奶牛胚胎的 SRY 基因来鉴定其性别的思路和技术方法，并与胡明信、吴学清教授等对 209 头奶牛胚胎进行性别鉴定和选择性地胚胎移植来控制奶牛的性别，为我国在这一领域走在国际前列做出了卓越的贡献。

1984 年，施履吉院士在国际上第一次提出了通过转基因动物制作乳腺生物反应器来表达外源基因的构想，然而这一原创性科研工作受当时客观条件所限，未能完全实现。1992 年，国外首例携带有药物蛋白的转基因羊出世。一个中国科学家的原创思想却首先在国外形成雏形，这令我感到十分痛心。我密切关注着国际这一领域的最新动向和发展态势，多次登门与施院士讨论，还实地考察了美国和日本等国的有关研究机构和企业，经过深思熟虑，下决心制订了一项长远的动物转基因制药研究规划。为了实现自己的理想，必须构建一个完全自主掌控的转基因大动物实验基地。1993 年初，在上级领导的支持下，我们以“农 – 科联合体”的形式果断地接收了一个濒于破产倒闭的养牛场，用了不到 3 年的时间就将它转亏为盈；还根据上海多雨、地潮等实际情况，亲自设计、建造了获得专利的羊棚，实行高架养羊；把养牛场逐渐改建成了一个能为转基因动物研发服务的大动物试验场。我们的第一个目标是开展转基因羊的研究，但是，转基因羊研究难度极大，成功率极低。我和黄淑帧教授分析了经典的转基因动物技术路线上的缺陷，创建了以“整合胚移植”为技术基础的转基因羊的全新技术路线：用体外受精（IVF）卵作外源目的基因的显微注射，寻找外源基因导入的最佳时间；对胚胎是否整合了外源基因作植入前的分子鉴定；以非剖腹手术的胚胎移植技术来提高动物妊娠率。运用这套技术路线，乳汁中具有人凝血因子 IX 活性的转基因山羊于 1998 年问世。

Q 转基因动物药品相比一般药物有何优势和特点？“动物药厂”的梦想能成真吗？

曾溢滔：1999 年 2 月 19 日，上海医学遗传研究所在上海市奉贤县奉新动

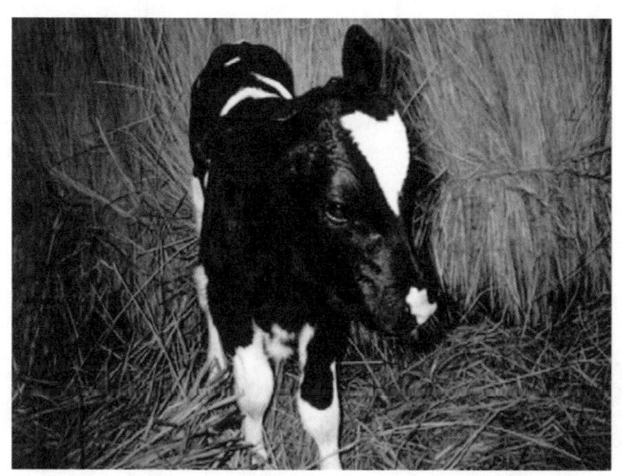

我国第一头携带人血清白蛋白基因的转基因试管牛“滔滔”

物试验场成功培育出我国第一头携带人血清白蛋白基因的转基因试管牛“滔滔”。通过转基因动物来生产药物是迄今人们所能想象得出最为有效、先进的系统。转基因动物就如一座“动物药厂”，其乳腺可以源源不断地分泌目的基因产物(药物蛋白)。不但产量高,而且表达的产物已经过充分修饰和加工,具有稳定的生物活性。作为生物反应器的转基因动物又可无限繁殖，具有成本低、周期短和效益好的优点。成果连续两年(1998、1999)被两院院士选为“中国十大科技进展”。

“滔滔”诞生后，在全国引起了巨大反响，有二十多家媒体进行了报道。其中《文汇报》以《动物药厂 梦想成真》为题进行了大篇幅的报道，认为以转基因牛或羊生产药物,将是人类制药业的一场革命。《上海科技报》也以《我国首例转基因试管牛在沪诞生》为题，详细介绍了“滔滔”的研制历程和重大意义。另外，杨澜也特别在凤凰卫视对黄淑帧教授做了专访和特别报道。这项研究被评为中国1999年十大科技进展—十大基础研究成果,并名列榜首。

对于市场需求量很大或生物学活性要求很高的产品，动物乳腺生物反应器是首选的生产体系。与传统的制药模式相比，转基因动物乳腺生物反应器制药具有生产成本低、效益高、产量高、稳定性好，而且产品可以进行正确的翻译后修饰等独特的优越性，有望成为本世纪最具有高额利润的新型生物产业。

我很欣慰，经过40多年的发展，医学遗传研究所后继有人、前途远大。2003年3月，上海市儿童医院上海医学遗传研究所进入上海交通大学，冠名为上海交通大学医学遗传研究所,这是医学遗传所发展史上的又一个里程碑。科研人员从建所初期的15人发展到今天的40多人，还从国内外引进了学有所成的教育部长江学者、国家杰青、学科带头人和学术骨干，其中包括从小在遗传研究室长大，在美国宾夕法尼亚大学医学院获得医学和理学双博士学位的我的女儿曾凡一教授。如今她已顺利接过了医学遗传研究的接力棒，正带领遗传所攀登新的科研高峰。

作为新中国培养出来的知识分子，我将自己的事业价值与祖国融合在一

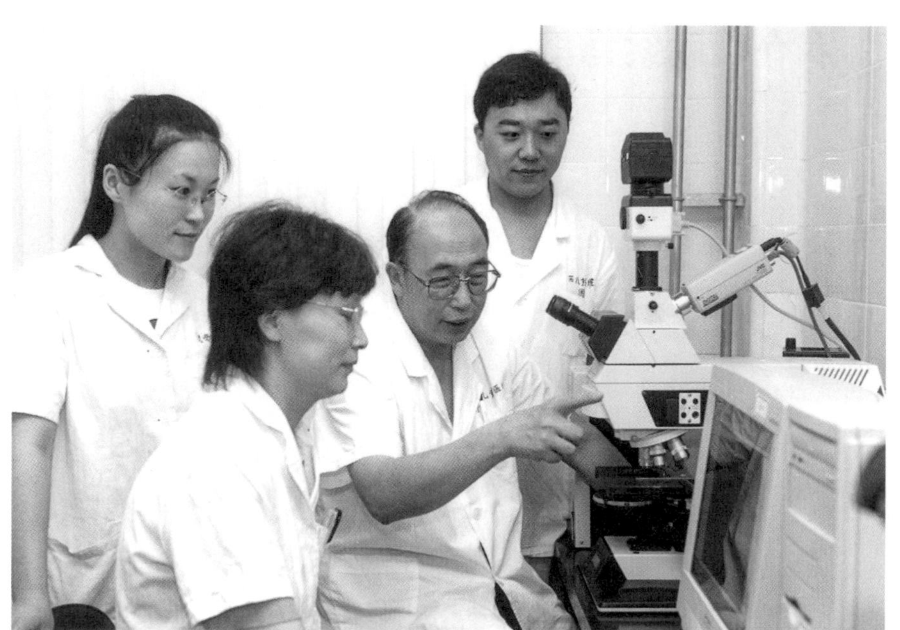

曾溢滔院士指导博士研究生

起，使得个人的研究成果有了大展身手的用武之地，并实现了自己科学报国的抱负。

风雨沧桑，壮志未休。上海医学遗传所从最初一间 20 平方米的小房间，至今发展成为有国际影响力的重点实验室，从中能感受到一种艰苦奋斗、自强不息、不甘人后、永争第一的精神。而这，正是在中国共产党的领导下，中国人民筚路蓝缕、勇往直前，书写下百年波澜壮阔历史的真实写照。值此中国共产党成立 100 周年之际，在中国共产党的坚强领导下，医学遗传事业必将后继有人、前途无量。我们谈不上创造了什么丰功伟绩和惊人创举，但正是我们这种对事业执着的追求和艰苦奋斗的精神，谱写了遗传所辉煌的历史。我相信，只要坚持这种精神，我们的未来一定会更加绚丽、更加辉煌。

我在援助索马里医疗队的岁月

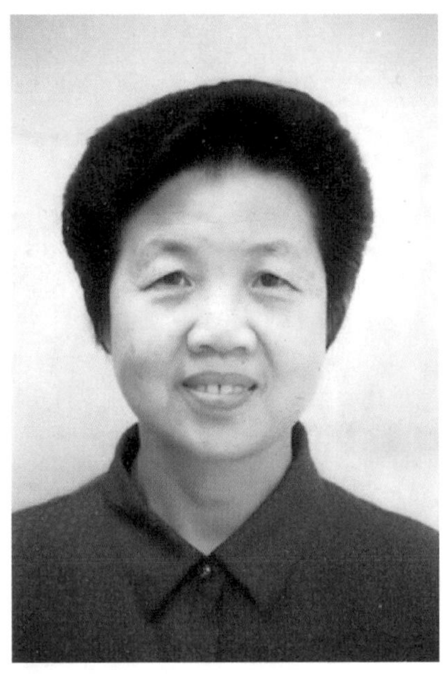

口述人：

陈秀玉，曾任上海市儿童医院党总支副书记、心血管科主任。1935 年出生于江苏江阴，1956 年考入上海第二医学院儿科系，1959 年加入中国共产党。1961 年 8 月大学毕业后进入上海市儿童医院工作。参与建立上海市儿童医院小儿心血管专科门诊及病房，从事小儿先心病和心律失常的诊治，开展心导管和心血管造影术、心脏电生理检查、与外科协作共同开展心脏手术及术后监护等。曾为援助索马里医疗队的一员，克服了生活条件、生活习惯、风俗差异等艰难困苦，完成了所担任的医疗任务，与当地工作人员团结协作，树立了良好的国家形象。

口述日期：2021 年 4 月 20 日

大洋挡不住，中非并肩行。今天，人们只要一提起索马里，首先跃入脑海的便是“海盗”。半个多世纪以来，战乱和贫穷长期困扰着这个有着“非洲之角”美誉的小国。20 世纪 60—80 年代，中国帮助索马里修建了许多重要的基础设施，并派出医疗队赴索马里开展援助工作。作为原上海市儿童医院党总支副书记、内科部主任、心血管科主任，我曾经有幸在中国援索马里医疗队工作和生活了两年多 (1967 年 10 月—1970 年 2 月)，亲身见证了中非友谊的根深叶茂。

时间回溯至 1962 年 7 月，北非国家阿尔及利亚脱离法国殖民统治而独立，外籍医务人员和医疗设备几乎全部撤走，境内缺医少药、疾病横行，民众求医无门，阿政府向世界发出医疗援助呼吁。彼时，我国第一个向世界宣布将派遣医疗队赴阿长期工作。1963 年，从北京、上海等地抽调组成的医疗队奔赴阿尔及利亚。后来，这个队伍不断扩大。从乞力马扎罗山到几内亚海湾，从尼罗河河畔到东非大裂谷，从茂密的丛林深处到广袤的非洲大草原，中国医疗队分布在非洲大地上，并向亚洲、拉丁美洲、欧洲和大洋洲的发展中国家继续延伸。我，就是其中的一员。蓦然回首，尽管五十多年过去了，但这段经历依然历历在目，终身难忘。

Q 援助索马里医疗队是在怎样的背景下应运而生的？当地的医疗和工作环境如何？

陈秀玉：1965 年周恩来总理访问非洲七国，总理代表我国政府与索马里政府签订了援索计划，派医疗队赴索马里是任务之一，为此我受上级委派参加援索医疗队的工作。曾参加过抗美援朝医疗队的吴明漪主任找我谈话，询问我是否愿意参加赴索马里医疗队。尽管任务艰巨，但我是医生，更是一名共产党员，向白求恩的国际主义精神学习是我们的职责，我义无反顾地接受了这一任务。

索马里曾是意大利、法国等国的殖民地，当时刚独立不久，百废待兴，

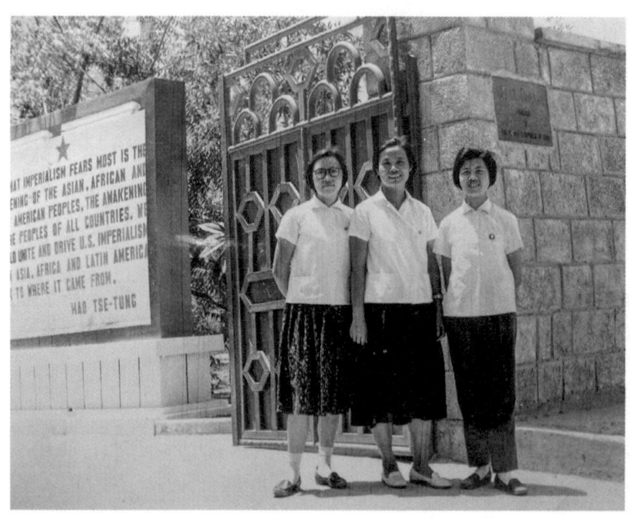

陈秀玉主任（右 1）与其他医疗队队员在中国驻索马里大使馆门外合影。

经济文化落后，政局动荡不定，索马里人民又遇上自然灾害，贫病交加下，传染病和寄生虫病肆虐横行。在索马里人民的生命正处于危难之际，中国政府及时派出了水文队、农业队、医疗队等队伍，向索马里人民进行了无私的援助。

我们医疗队在那里设有几个医疗点。我被分配在索马里摩加迪沙市的马蒂诺医院工作。那里设施简陋、缺医少药。他们没有自己的正规医生，我们医疗队的医生都单独负责一个病区。我负责儿科病区，也是这家医院唯一的儿科医生。儿科病区有 10 张床位，每天的工作除病房查房外，还要看门诊 60 ~ 70 人次，同时也要负责夜急诊危重病人的接诊工作。每周半天去牧区巡回医疗一次。尽管来之前已经做了充足的思想准备，但是初到索马里，当地条件之艰苦还是让我们始料未及。

首先就是气候炎热。索马里大部分陆地是沙漠，气候非常干燥炎热，白天地面温度经常达到四五十度。尽管面朝大海，但是当地淡水资源奇缺，医疗队的日常用水要靠同行的水文队帮助打井解决。当地没有蔬菜，医疗队平时要吃的菜全靠国内空运，一天只能吃到一个西红柿。偶尔从国内运来一个冬瓜，大家不舍得吃，每天只吃一点，一个冬瓜居然可以吃上一星期。比生

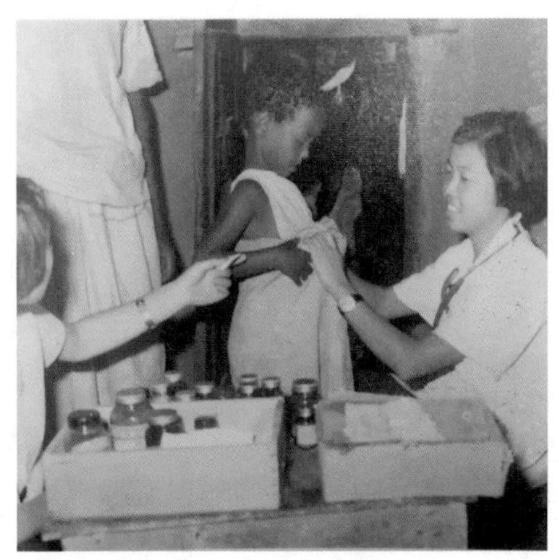
陈秀玉主任（右）在索马里为当地患儿诊疗。

活困难更难的是通信不便。现在即便相隔万里也能通过手机、微信联络，而在当年，与家人联系只能靠通信。“家书抵万金”，一封信从寄出到家中往往要一个多月。每个月会有信使把国内的信件带给我们，我们当天就要赶紧写好回信交给他带回国，不然就要错过整整一个月。在如此艰苦的环境下，而且还要儿科门诊、病房一肩挑，压力之大可想而知，但凭着为祖国争光的理想和发扬共产党员先锋模范的信念，我和其他医疗队员都坚持了下来。

为便于开展工作，我们向3名曾在中国纺织大学进修的当地大学生学习索马里当地语言，以便和当地人交流。面对疟疾、贫血、痢疾等长期困扰当地人的疾病，医疗队不但要“送医下乡”，同时赠送大量医疗设备和药品等，在当地医护人员配合下顺利地开展内、外、儿、妇医疗业务。儿科的静脉穿刺等治疗也由我亲自实施完成，这都是依靠在儿童医院打下的扎实的“三基”基础（基本知识、基本理论、基本操作），这一点我感到非常自豪，我曾抢救过一个因腹泻引起脱水休克的危重患儿，当时还被索马里当地报纸广为报道宣传。

Q 中国医生为何受到世界尊敬？

陈秀玉：中国医疗队的精湛医术和全心全意为病人服务的精神，赢得了当地政府和人民的高度赞赏。在索马里的重大节日活动中，如国庆节、过梆节等，我们中国医疗队都以贵宾的身份受邀参加，报纸上经常报道。我们医

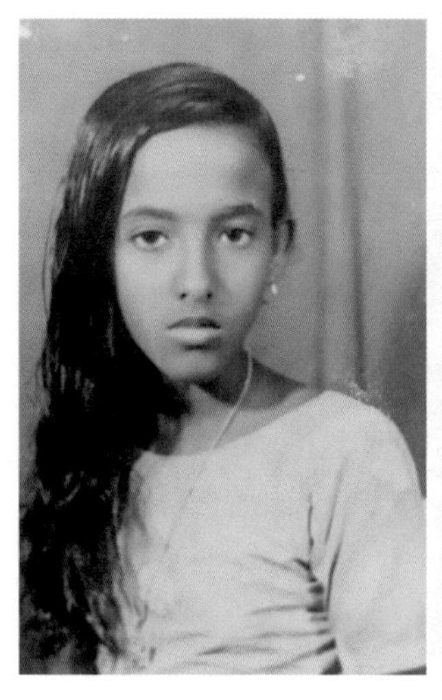

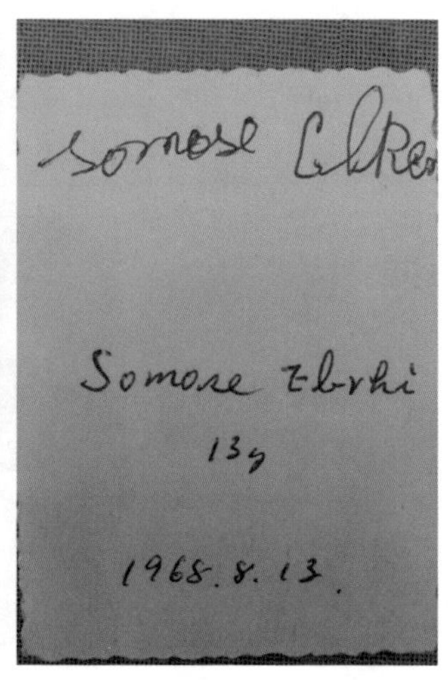

陈秀玉主任治愈的索马里儿童赠送给她的签名照片。

疗队所到之处，人们都竖起大拇指，亲切地称我们是索马里的好兄弟。两年的服务，我做出了自己应有的努力，同时也锻炼了我的独立工作能力，丰富了我的政治阅历，接受了一次生动的国际主义教育，体验了我国外交政策的影响力。我们中国人民不但要为中华民族的伟大复兴而奋斗，同时也要为世界人民做奉献，彰显人道主义关怀。

我看到过一篇《光明日报》的报道，从 1963 年至 2019 年，中国援外医疗队从第一批的 24 人累计到2.6 万人次，先后远赴亚、非、拉、欧和大洋洲的 71 个国家，不畏艰苦、甘于奉献，其中约 2000 人次获得受援国政府颁发的总统勋章等各种国家级荣誉，这就是获得世界广泛赞誉的中国援外医疗队。援外医疗，就是要救死扶伤，

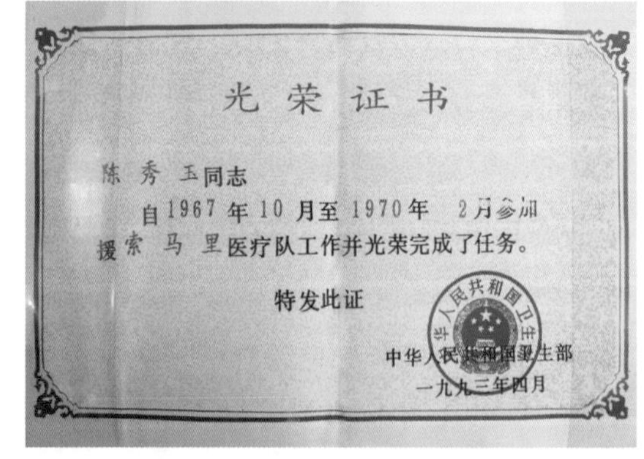
光荣证书

陈秀玉同志

自1967年10月至1970年2月参加援索马里医疗队工作并光荣完成了任务。

特发此证

中华人民共和国卫生部

一九九三年四月

获卫生部颁发的医疗援助光荣证书

把中国先进的技术和理念带给他们，以提升受援国的医疗水平，把中国医生的形象展示给世人。

2020年，在我国新冠肺炎疫情防控进入常态化、全球疫情蔓延仍未得到有效控制的情况下，援外医疗队员们毅然踏上征程，与非洲同行并肩作战，抗击疫情，成为最美逆行者、新时代最可爱的人。中国援外医疗队甘于奉献，增进了我国与广大发展中国家民心相通、民意相融，在构建人类命运共同体的过程中，传承着大爱无疆的人文情怀。

Q 从国外归来如何为小儿心血管事业付出毕生心血？

陈秀玉：我大学毕业后就进入上海市儿童医院工作，一直在儿内科，曾参加苏祖斐教授主编的《实用儿童营养学》，杨思源教授主编《小儿心脏病学》（第二版）以及《0～6岁育儿手册》的编写，从索马里回国后，我就投身小儿心血管事业，立志解除孩子们的“心病”。

1977年，为打造儿童医院特色专科，当时的医院内科建立专科门诊规范化制度，成立不同专科组，我和医院最早的心血管专家吴明漪教授等4人组成小儿心血管组。医院从内科、麻醉科、放射科、心电图等科室抽调了15位医生护士去胸科医院进修，两年后回院，开始筹建心内科和心外科，开展心导管术、左心造影术等，还开设了心血管专科门诊，每周两次。心内科起家非常简陋，但是我和同事因陋就简，克服重重困难，成立了心导管和心血管造影室，在艰苦的条件下，与放射科合作，通过快速人工换片，完成对一例先天性心脏病患儿的心血管造影，为外科进行手术提供了解剖学诊断及血液动力学的测定。

随着改革开放春风吹遍神州大地，医院的国内外交流活动越来越多。1985年12月，受当时的卫生部项目办委托，由国际儿童基金会资助，上海市儿童医院承办“全国小儿心血管疾病诊断与治疗”学习班，为期3周，学员62名，以全国各地儿科正副主任、主治医师为主。瑞士日内瓦大学儿童医院

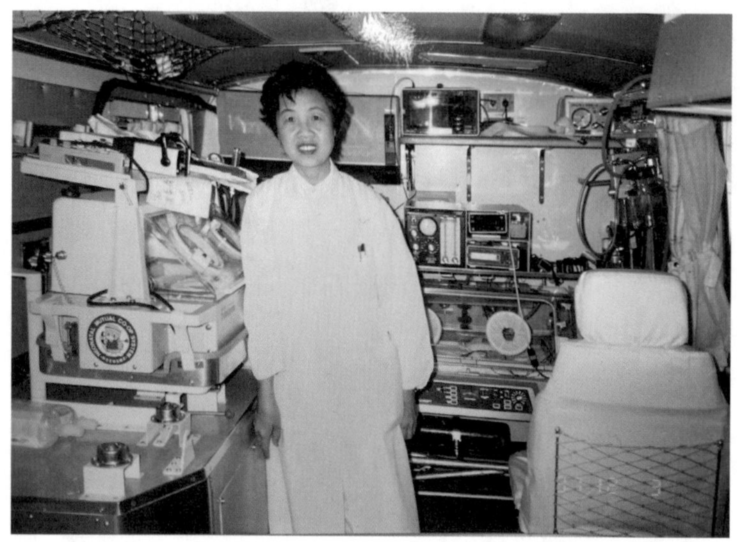

陈秀玉主任在日本进修心导管技术

Obhensli 博士讲课并下病房结合临床病例示教讨论，大量口译由杨思源主任兼任，上海以及儿童医院的多位专家也做了专题讲课。这种有内外宾讲课、专业性很强的学习班在国内是第一次。这次学习班，提高了国内医疗机构对小儿心血管疾病治疗新技术的认识，对推动小儿心脏介入治疗在全国各地的推广起到了显著的作用。

我自己也参与了多例小儿心脏介入手术。印象最深的是一名新生儿的生死抢救。这是一名出生仅 24 天的女婴，来院的时候全身青紫，经过全面检查，确诊患有罕见先天性心脏病完全性大动脉错位，必须及时手术，否则生命危在旦夕。经过研究我们为这名女婴做了“房间隔球囊撑开术”，手术大获成功，孩子的缺氧状况得到大大缓解，术中皮肤就由青紫转为红润。这是国内首例此类手术。

80 年代中期开始，儿童医院心内科还参与了多位爆发性心肌炎患儿的抢救。我至今还记得其中一位日本女孩，这是一名来华旅游的女孩，开始因为肚子疼，在外院诊断为腹泻，但很快家长发现孩子面色惨白，转到儿童医院后，孩子精神萎靡，肢体冰凉，心跳微弱，经检查确诊为极为凶险的爆发性心肌炎，随时可能有生命危险。起先，女孩家长不信任国内医疗条件，甚至还想包机回日本治疗，但病情凶险，无论是时间还是孩子的身体状况都不允许再经历长途跋涉。在全科室通力合作下，我们启用了临时起搏器，孩子最终抢救成功。经过一个月的住院治疗，终于痊愈出院。不久，医院总结经验，在全市开展了爆发性心肌炎抢救治疗的学术交流，并组织了上海各大医院对爆发性心肌炎的调查研究，形成文章发表在《中华儿科杂志》上，对爆发性心肌炎早期诊断与治疗起到了示范引领作用。

在医学领域，人类的心脏曾是"终极禁区"，在这条充满未知的探索道路上，我和医院心血管科的前辈一起不断创新技术，让很多险些停摆的生命得以延续。回顾新中国成立以来小儿心血管疾病诊治发展历程，在中国共产党的正确领导下，我留下了自己坚实的印记。能与孩子们在一起，让我感觉很温暖。能与祖国共成长，我很自豪。

勇当皮肤病性病学科“拓荒牛”

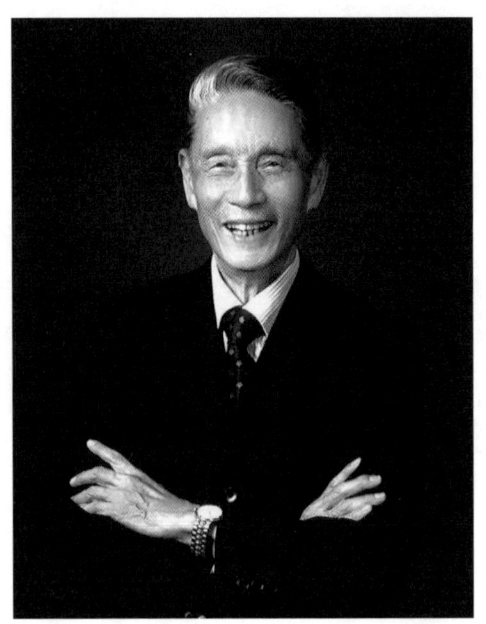

口述人：

乐嘉豫，1937 年 8 月生。1983 年 12 月加入中国共产党。同济大学皮肤性病学教授、硕士生导师，原上海第二医科大学预防医学系教授。曾任国家卫生部性病咨询专家委员会委员、中国卫生部—欧盟性病国家级培训中心负责人、中国性病艾滋病防治协会顾问，现任中国中西医结合学会皮肤性病专业委员会咨询顾问。1984 年任上海市皮肤病性病防治所副所长，1992 年任所长，1998 年任更名后的上海市皮肤病性病医院院长兼党总支书记，现为上海市皮肤病医院首席顾问。1993 年起享受国务院特殊津贴。2009 年获得中国医师协会皮肤科医师分会杰出贡献奖。

口述日期：2021 年 3 月 30 日

Q 上海市皮肤病医院自1945年建院，至今已经走过了76个年头。可以说，医院的成长史就是上海乃至全国皮肤性病疾病谱的发展史。能给大家讲讲医院的由来和发展历程吗？

乐嘉豫：解放前，中国梅毒患者人数曾高居各类性病之首，堪称第一性病。上海一度是我国性病高发流行地区。1945 年 12 月，原嵩山区防疫站（合肥路 360 号）划分出几间房间，上海市皮肤病医院的前身上海性病防治所就在这里成立了。当时，性病防治所只有 13 名工作人员，其中还有几位是兼职医师。

解放后，党和政府十分重视性病防治工作，大力加强性病防治机构建设。1955 年 9 月，上海性病防治所更名为“上海市皮肤病性病中心防治所”，工作人员从 13 名增加至 43 名，设立了门诊部、性病实验室、护理组、防治科、办公室等部门，并邀请了当时上海皮肤花柳科的著名教授杨国亮、朱仲刚、秦启贤、施守义等为顾问，帮助指导和培训性病防治专业知识，为积极开展全市性病防治工作打下了基础。

此次更名将皮肤病纳入医院的诊疗范畴。事实上，从原先“皮肤花柳科”就可以看出，意指性病的“花柳”一直是与皮肤科密不可分的。这是由于包括梅毒在内的很多性病主要侵犯皮肤与黏膜，很多症状都与皮肤病极为相似，需要专业的检验设备才能确诊。这些病人若是在别的科室接受诊治，很容易出现误诊、漏诊。以当时的诊疗水平和专业程度来看，性病患者的鉴别和诊断工作必须也只能由皮肤科医生来开展。

1984 年，独立建制的上海市皮肤病性病防治所成立。作为刚上任不久的业务副所长，我亲眼见证了医院在武夷路打下了第一根桩。上海市皮肤病性病防治所的规模在 1994 年达到了新的广度和高度。1994 年，当时上海市卫生局决定将上海市麻风病院并入上海市皮肤病性病防治所，我被任命为书记兼院长。

1994 年 10 月，我院进行专业整合转轨，与上海市遵义医院合并，在剥离部分防病职能后向专科医院方向发展，并于 1998 年 12 月更名为“上海市皮

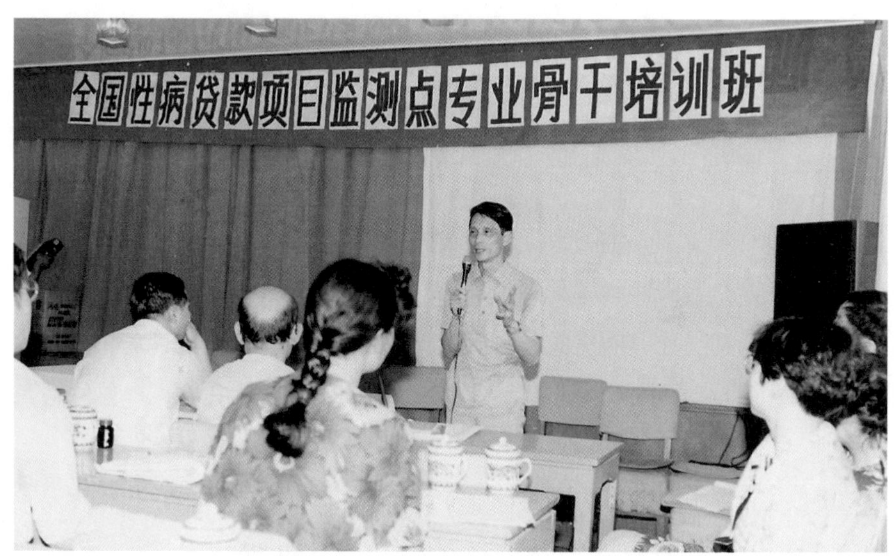

1996 年，在卫 VII 项目的资助下，乐嘉豫教授积极开展全国性病监测点专业骨干培训。

肤病性病医院”。

改革开放以后，我院的临床专业也从原有的皮肤科和性病科逐渐细分为皮肤内科、皮肤外科、皮肤综合科、中西结合皮肤科、性病科、治疗科、医学美容科等。正因如此，我院的原注册名“上海市皮肤病性病医院”中的“性病”二字明显影响了皮肤科病人的选择就诊。应病人及其家属的要求，以及社会各界的建议，我院于 2010 年更名为“上海市皮肤病医院”，并一直沿用至今。

目前，上海市皮肤病医院是本市唯一一家以皮肤病、性病为主要诊疗特色的公立三级专科医院，核定床位 260 张，在职员工 500 余人，年门诊量 100 余万人次。上海市皮肤病医院是国家卫生部指定的化妆品人体安全性与功效检验机构和化妆品皮肤病诊断机构、国家化妆品监测评价重点实验室成员单位之一、上海市性传播疾病专业技术服务平台、上海市性病治疗质量控制中心挂靠单位、上海市临床病理质量控制中心皮肤专科病理质控工作组组长单位、上海市首批获得互联网医院牌照的医疗机构之一。

Q 新中国成立之初，人口约为500万的上海市就有49万名梅毒患者。在采取有效的控制措施后，上海乃至全国在20世纪50年代至80年代基本不见了梅毒的踪影。上海市皮肤病医院建院的初衷就是为了做好梅毒患者的防治工作，能讲讲医院在这方面具体开展了哪些工作？

乐嘉豫：解放前，上海是我国性病高发流行地区。当时，上海的人口数约为500万左右，性病的患病率约占人口的10%。1950年，上海8个大医院皮肤花柳科检查了近20万人的统计数据显示，一般市民的梅毒患病率为6.3%，孕妇中高达15%。

梅毒是由梅毒螺旋体引起的危害极大的慢性全身性传染病，几乎可侵犯全身各器官，并出现各种症状和体征。患一期梅毒时若能及时接受规范治疗，基本上可以100%治愈。因此，梅毒患者尽早明确诊断，并予以及时、足量、规范的治疗，对该病的预后非常重要。

20世纪50年代中期前，梅毒的实验诊断方法是用华康氏试验，需要静脉抽血，且报告要在24小时后才能出具。对于庞大的梅毒患者人群来说，用该方法开展大规模检测有很大难度。1956年，上海市性病中心防治所化验室在学习苏联经验基础上，成功研制出“波氏快速试验法”，只要一滴鲜血，20分钟就能出报告，大大方便了梅毒的检测筛查。与华康氏对照，该检测方法的敏感性和特异性符合率都在92%以上。1956—1958年，上海市性病中心防治所就用波氏试验进行了约200万例的梅毒普查工作，发现阳性者再进行华康氏复查，明确诊断后规则治疗，为上海市在20世纪60年代在全国率先基本消灭性病起到很大的作用。1959年，国家卫生部要求防治所在全国宁都性病防治大会上做介绍。防治所也由此获得卫生部重大科技奖，并在1959年10月《中华皮肤科杂志》国庆10周年专刊中以杂志第一篇文章、第一作者发表。该方法在全国被逐步推广应用。

由于采取了有效控制措施，中国在20世纪50年代至80年代基本不见了梅毒的踪影。在经历了30年的沉寂后，梅毒于20世纪80年代重现。据全国

把医疗衛生工作的重点放到农村去
上海赴云、贵赣医疗小分队合影 1969.10.

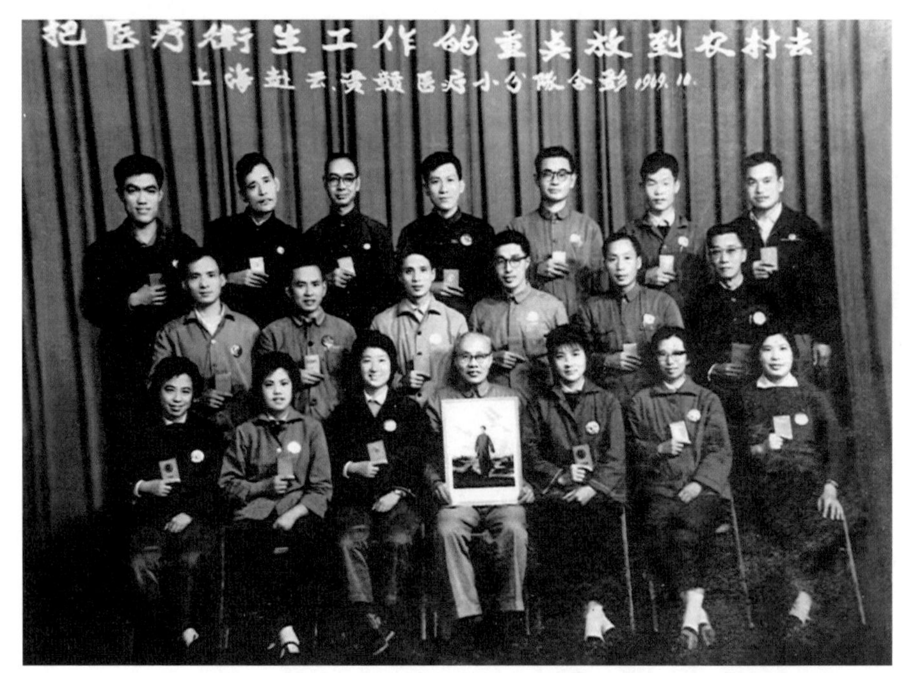

1969 年 10 月，乐嘉豫教授与我国皮肤科奠基人杨国亮教授一起到云南、贵州、江西巡回医疗后回沪受奖。

统计资料显示，1994 年中国报告梅毒发病人数仅 4500 余例，1999 年竟增至 8 万余例。然而，这“沉寂的 30 年”令中国性病医生出现了断层，老一批专家大多年事已高，年轻的医生却还没有成熟。此时，上海市皮肤病性病防治所站了出来，在上海市委市政府的领导下积极采取各项防治措施，尽力控制性病疫情的发展。1986 年 3 月，上海市皮肤病性病防治所与当时的闸北区卫生局和闸北区中心医院合作，建立了上海市性病三级防治网络并展开试点工作，使全市各级医疗机构都能承担性病防治任务，后将上海经验向全国推广，上海市皮肤病性病防治所因此成为“全国性病防治先进单位”。“沉寂的 30 年”也令波氏快速试验试剂在放置中失效了。1990 年，上海市皮肤病性病防治所与新疆流行病研究所开展合作，建立了家兔梅毒螺旋体传代株，为螺旋体抗体吸附荧光测定试剂（FTAABS）提供抗原。同年，我以并列第一作者的身份与中国医学科学院皮肤病研究所合作，成功研制国产化快速血浆反应素环状卡片试验（RPR）试剂，并在全国推广。1992年，上海市皮肤病性病防治所与中国医学科学院皮肤病研究所合作，从德国引进19S-IgM检测方法，并在上海及全国逐步推广。

1995—1997年，上海市皮肤病性病防治所成为卫生部—欧盟性病艾滋病国家级培训中心，3年内为全国培训了200多名皮肤病性病高年资临床和实验室骨干，这些人后来都成为全国性病艾滋病防治工作的中坚力量。

Q 在上海市麻风病院并入上海市皮肤病性病防治所后，您对麻风病防治工作进行了重大改革，把麻风病院从完全隔离的病房模式改变成对外开放的疗养院模式。是什么支撑您做出在当时看来如此“离经叛道”的决定？

乐嘉豫：说起麻风病，生活在21世纪的我们似乎觉得非常陌生，然而在新中国成立初期全国能统计到的麻风病人已超过50万人（当时全国人口约4亿），这样一个患病率是很惊人的。麻风是由麻风杆菌引起的一种慢性传染病，主要病变在皮肤和周围神经，临床表现为麻木性皮肤损害，神经粗大，由于严重者会肢端残废、面容损毁，望之令人生惧。在科学还不发达的过去，由于麻风病具有接触传染性，在许多地方的宗教或者文化中，麻风病人不是有病，而是触犯了神，所以受到惩罚，成了不可接触的恶灵。在缺少治疗和预防手段的情况下，隔离麻风病人成了控制麻风病的最佳手段。由于那时世界医学对麻风病的认识还很粗浅，所以“麻风村”都与世隔绝。然而，人是社会性的动物，阻断与外界的交流让生活在“麻风村”里的病人苦不堪言，再加上麻风病所导致的一些可怕畸残，麻风病人深受社会的排斥和歧视。

1949年，早已绝望的麻风病人看到了生的希望。中国政府拨出巨资在全国为麻风病人建立了1010所病院，数十万麻风病人悉数收治入院，开创了麻风病人享受政府免费医疗的先例。当时，上海市麻风病院也采用完全隔离的病房接收麻风病人。1994年，上海市卫生局决定将上海市麻风病院并入上海市皮肤病性病防治所，任命我担任书记兼院长。两院合并之初，共收治麻风病人 144 名，其中至少有一半是肢端残废、双眼失明的病人。然而，出于对麻风病的畏惧，医护人员普遍对为麻风病人换药、护理等工作表示抗拒，麻风病人只能彼此互相换药。为了打破这个局面，也能够更加全面、充分地了解这个疾病，医院决定前往江西省的“麻风村”考察。

传染病能够在人群中流行，必须同时具备传染源、传播途径和易感人群这三个基本环节，缺少其中任何一个环节，传染病就流行不起来。传染源，即能够散播病原体的人或动物；传播途径，即病原体离开传染源到达健康人所经过的途径；易感人群，即对某种传染病缺乏免疫力而容易感染该病的人群。在江西的调查中发现，麻风病同样符合这三个传染病流行的特点。也就是说，有麻风病遗传基因缺陷、免疫功能异常以及长期接触麻风病人的唾液、分泌物、血液、排泄物，这三个条件缺一不可才可能被感染。因此，医务人员在为麻风病人换药、护理等工作中，并不会感染麻风杆菌。带着这个令人振奋的消息，我回到了上海。

此后，上海市皮肤病性病防治所从观念和体制上对麻风病防治工作进行了重大改革，把麻风病院从完全隔离的病房模式改变成对外开放的疗养院模式，让麻风病人从恐惧、被歧视的状态转变为自由、自信的生活。为了打消医护人员的恐惧和抵触情绪，我就在全院职工大会上主动邀请麻风病人坐在自己的左右两侧，同他们热情地握手、交谈。这样一系列举动打消了医护人员的顾虑，大家渐渐接受了我的做法。

解放前，麻风病人的住院环境十分恶劣，不仅临近臭水沟，连电风扇这样的基本生活用品都没有。麻风病人的汗腺普遍被破坏，在夏天极容易中暑。我们只能先采购了大量的冰块在立式电风扇的配合下，为麻风病人降温。后来，在上海市政府、上海市红十字会、慈善基金会、残疾人联合会及社会各界的支持帮助下，麻风病人的医疗条件和生活水平得到了极大改善。

此外，上海市皮肤病性病防治所也关注着麻风病人的精神生活。我们组织麻风病人外出旅游参观，让他们走出长期与世隔绝的环境；鼓励有一定感情基础的 5 对麻风病人登记结婚，并给他们独立的住房，享受人生欢乐。这

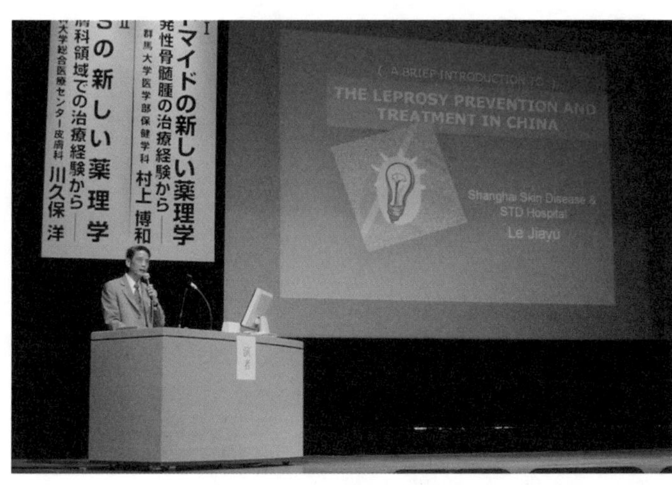

2004 年，乐嘉豫教授在第 77 届日本皮肤科学年会上交流中国麻风病防治有关情况。

些尝试对麻风病人的震动极大，也受到了国家卫生部以及国内、国际麻风组织的肯定。我还曾受日本红十字会的邀请，在日本皮肤科学年会上介绍经验，深受日本同道的欢迎。

Q 上海市皮肤病医院于 1995 年在全国率先成立皮肤与化妆品研究室，是怎样的契机让您萌生此意？

乐嘉豫：改革开放以来，我国居民的文化和物质生活水平逐渐提高，化妆品行业逐渐萌发并迅速发展，国外化妆品企业也十分看好中国市场，不断增加对中国的产品、技术和资金投入。然而，由于化妆品质量参差不齐，化妆品皮肤病日益增多。在工作中发现这一新的趋势后，上海市皮肤病性病防治中心就积极展开了这方面的研究工作，王学民医生是其中的佼佼者。

上海市皮肤病性病防治中心于 1995 年在全国率先成立皮肤与化妆品研究室。为了能让年轻人有更大的发展空间，我破格提拔年仅 33 岁的王学民担任研究室主任。

研究室一成立，我就同王学民医生前往美国与某化妆品公司洽谈合作，不仅拿回 4 万多美元的合作项目，而且购回了与美国化妆品实验室相同的主要仪器设备，开始与美国相关实验室保持同步，开展相同条件的化妆品产品安全性和效应性检测等科研工作，并由此逐步打开局面，陆续与宝洁、欧莱雅、薇姿、强生、联合利华等公司建立合作关系，使上海市皮肤病性病防治中心在这方面的工作走在全国前列，并被认定为原国家卫生和计划生育委员会指定的化妆品人体安全性与功效检验机构和化妆品皮肤病诊断机构，且一直延续至今。

皮肤病是人类最常见的疾病之一，就目前的报告来看就有近 2000 个病种，临床表现多种多样。除了系统性治疗，外用药物是皮肤病治疗的主要方法，合理选择相对应的皮肤病外用药，才能提高疗效。比如：在急性炎症的红斑期，要用粉剂和振荡洗剂；在渗液较多的急性炎症阶段，要以溶液湿敷为主；亚急性丘疱疹应用糊剂或水包油乳剂；慢性鳞屑性皮损时，应用油包水乳剂或软膏；局限性肥厚苔藓化皮肤应用膏或涂膜剂。反之，如在有大量渗液的皮损上使用软膏或涂膜剂，就有可能使皮损加重。

20 世纪 70 年代，我在复旦大学附属华山医院进修学习时，专门跟随药房老师学习，后将在进修时所汲取的理念和经验带回上海市皮肤病性病防治中心，扬长避短开发皮肤病外用药自制制剂。在皮肤与化妆品研究室的共同参与下，上海市皮肤病性病防治中心结合医院的实际情况，开发出了不同剂型的皮肤病外用药自制制剂。目前，上海市皮肤病医院拥有经上海市医疗机构制剂质量管理规范 (GPP) 认证生产的自制制剂达 80 余种，吸引了来自全国各地的皮肤病患者前来寻医问药。放眼全国，上海市皮肤病医院是拥有皮肤病外用药自制制剂品种最多、质量上乘的医院。

Q 自建院至今，上海市皮肤病医院堪称上海乃至全国性病和皮肤病领域的拓荒者、领路人，是学科典范。在这个百舸争流的年代，您认为医院该如何更好地向前发展？

乐嘉豫：的确，上海市皮肤病医院在性病、麻风病、化妆品检测和皮肤病外用药自制制剂等方面有很多成果，我们要保持这些优势，并继续发展、

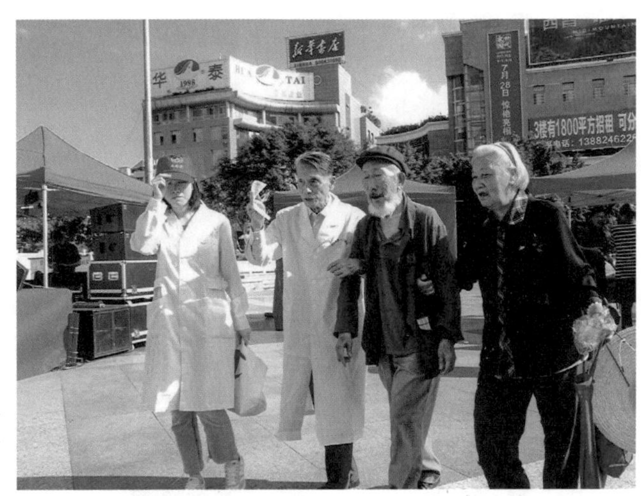

2018 年 8 月，81 岁的乐嘉豫教授带队到大凉山贫困山区为当地老百姓义诊和免费送药。

巩固，将这些正面效应不断扩大。

在皮肤病领域，上海市皮肤病医院要在党委领导下，与上海、全国，甚至国际皮肤科同道建立密切的协作关系，共同开展课题、项目研究，交八方才俊、融百家之长，共同为上海乃至全国皮肤病患者服务。在性病防治领域，上海市皮肤病医院应加强与市区两级疾病预防控制中心合作，做好全市的性病艾滋病管理工作。

随着社会经济的不断发展，人们对皮肤美容的需求呈现爆发式增长。作为国家卫生部指定的化妆品人体安全性与功效检验机构、化妆品皮肤病诊断机构和国家化妆品监测评价重点实验室成员单位之一，上海市皮肤病医院应与行政部门紧密联系，从科研、药物、产品、消费者反应等多个维度，进一步确保美容化妆品的安全性和有效性，推动该行业有序、良性发展。

传承红色基因，守护人民口腔健康

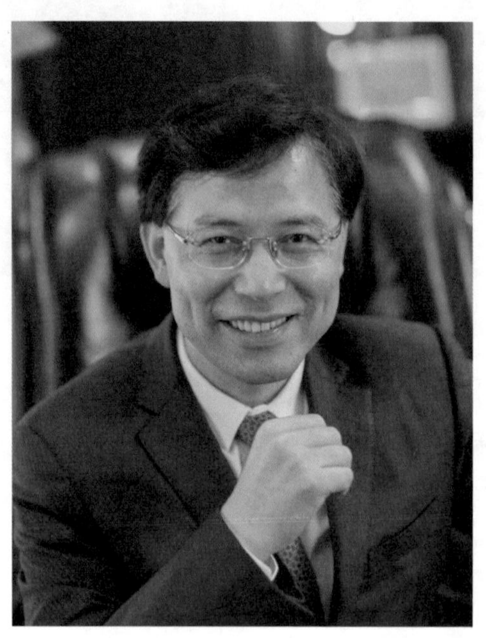

口述人：

刘月华，1964 年 8 月生，1996 年 3 月加入中国共产党。2002 年 6 月至 2015 年 2 月任同济大学口腔医学院、口腔医院医疗副院长，2015 年 2 月至今任上海市口腔医院（复旦大学附属口腔医院）院长，口腔正畸科主任医师，复旦大学教授，博士生导师，国家卫生健康委正畸临床重点专科建设项目负责人。

口述日期：2021 年 3 月 8 日

2020 年 8 月 25 日，上海市口腔医院迎来建院史上又一标志性时刻——闵行院区开工奠基。闵行院区是上海市级医院“十三五”基建规划中的一项重要工程，是贯彻健康中国战略、完善上海口腔医疗布局、便利群众就医的有力举措，更是“人民城市人民建，人民城市为人民”重要理念的有力实践。新院预计于 2023 年投入使用，建成后将成为全上海市单体体量最大的口腔医疗中心。

回溯往昔，从位于海宁路 96 号的上海市立牙病防治所起步，沐雨栉风、砥砺前行 75 载岁月，医院迄今已形成了北京东路（国华大楼）、复兴中路、浦锦 3 个院区，以及永嘉路门诊部和天津路科教中心的“一院五址”布局，体现了党和国家对人民口腔卫生事业的高度重视。

从解放前“一穷二白”的牙病防治工作，到如今高质量的口腔健康服务；从一方小小的牙病所，到如今集医教研防为一体，以医防融合为特色的三级口腔专科医院；从组建一个个防治小组下基层，到完善的三级口腔公共卫生

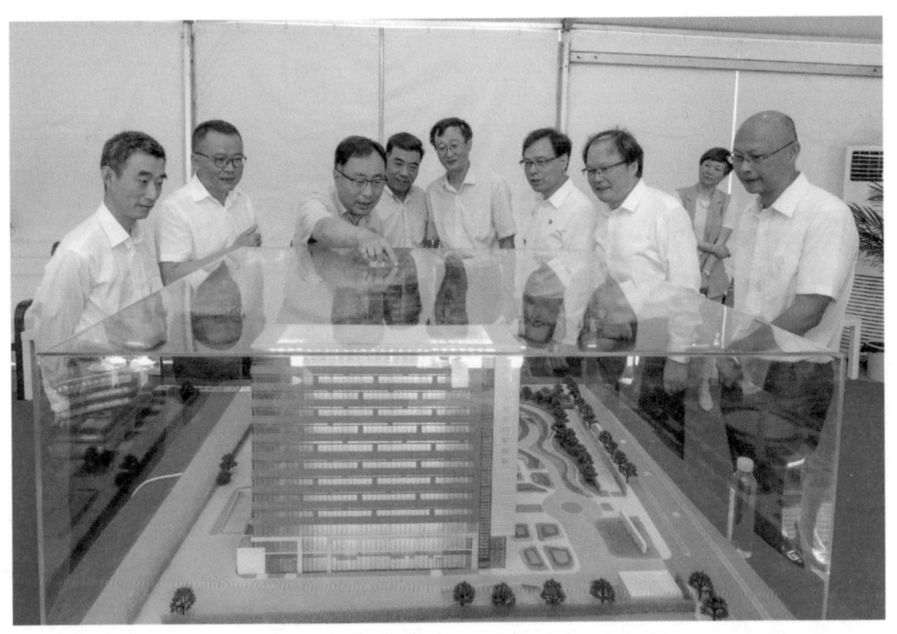

在各级领导关心下，上海市口腔医院闵行新院顺利开工。

服务体系，形成上海市口腔健康管理模式。窥一斑而知全豹，全市医疗事业正向着更高、更全面、更系统、更高质量的方向不断迈进。

值此建党百年之际，我作为上海市口腔医院现任院长，一名口腔专家，有幸来谈谈我眼中上海口腔病防治的百年历程。

Q 溯源上海口腔病防治历史，能否请您谈谈百年翻天覆地变化中的红色基因？

刘月华：上海口腔病专业防治经历了百余年历史。根据现有所见的零星资料，医院起源于 1934 年工部局在海宁路 96 号建立的华人隔离医院，隔离医院后改为民团医院。1945 年抗战胜利后，民团医院改组为上海市立第二传染病院，牙科位于医院大楼西侧。后因牙病就诊人数逐渐增多，医院即将牙科独立设置，并迁入院中一栋独立两层楼房。1946 年 6 月 1 日，上海市立牙病中心防治所成立，所址位于海宁路 96 号 A（现在的上海市第一人民医院北部院区），全所仅有齿科治疗设备 6 套、医师 6 人、护士 4 人。

说到上海牙病防治的红色基因，不能不提到 1941 年宁波籍进步牙医黄秉瑜先生在广西路 278 号创办的上海洁齿院。1943 年，在中国共产党的领导和影响下，曾在 1932 年和邹韬奋一起创办生活书店并出版马列主义著作和进步书刊的徐伯昕（解放后曾任中央人民政府出版总署发行管理局局长、新华书店总店总经理），从大后方秘密回到上海，按照中央指示，帮助沦落在上海“宁肯饿死，不当汉奸，不为敌伪的书刊写一个字”的文化人。他与上海地下党员陈其襄、张又新、王丰年等策划，成立了以“为群众谋福利”为宗旨的“利群公司”，开展支援进步文化人的工作。1945 年 1 月 1 日，利群公司入股洁齿院，占 50% 股权。

当时在洁齿院，除了面上进行牙病医疗外，更为重要的政治任务是掩护地下党活动，援助进步文人工作。当时医院职工经常看到股东们和一些不相识的人士进出阁楼，当时他们仅知道陈其襄等人思想进步，尚不知他们真实身份。

抗战胜利后，陈其襄等人的办公室挂起了马克思、恩格斯、列宁、斯大林和毛主席画像，又创办了《民主》周刊，马叙伦、周建人、许广平、柯灵、李平心、严景耀、傅雷等人经常在《民主》周刊上发表文章，到1946年10月被迫停刊，共出版54期。虽仅年余，但对揭露国民党的反动统治，宣传革命思想和共产党的正确主张，反映广大人民群众迫切要求和平民主、反对内战独裁的愿望，起到了很大的团结群众、鼓舞群众的作用。

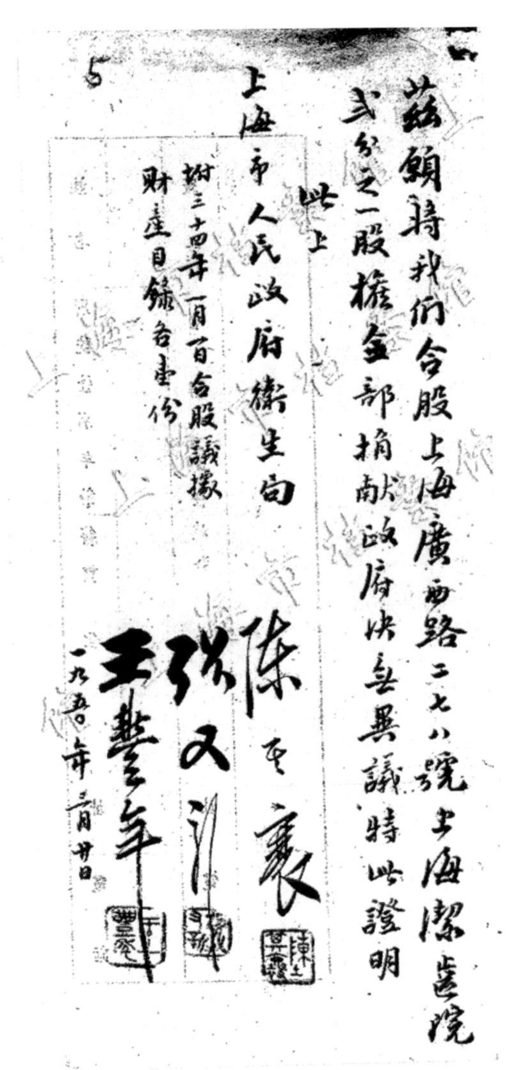
5

茲願將我們合股上海廣西路二七八號上海潔齒院
弍分之一股權全部捐献政府決無異議特此證明
此上
上海市人民政府衛生局
附三十四年一月日合股議據
財產目錄各壹份
陳其襄
張又新
王豐年
一九五〇年三月廿日

地下党员签名的捐赠书，将所持50%股权捐献给政府。

1949年5月上海解放，陈其襄、张又新等才公开了中共党员的身份。职工们才知道，阁楼上就是上海地下党和进步知识分子的活动场所，医院也是宣传生活书店进步书籍的重要场所，被列为了中国共产党解放前党办企业。

新中国成立后，在当时陈毅市长领导下的市卫生局组织下，陈其襄、张又新、王丰年将所占股份全部捐献给了政府。1951年12月，洁齿院正式并入上海市牙病中心防治所。两院合并后，复兴中路1258号为总所，广西北路

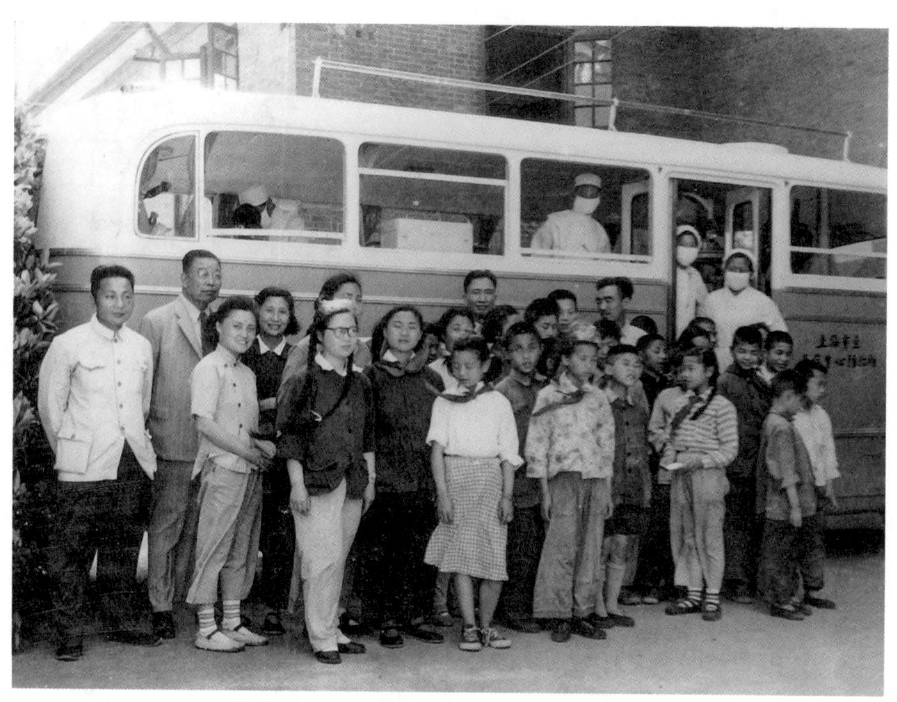

1956年前后，医院配备了一辆诊疗车，开出了车轮上的流动口腔科。

278号为第一分所。1956年，新设总所于北京东路356号国华大楼内，设分所于复兴中路1258号。

Q 如今口腔诊疗已成为大众习以为常的诊疗项目，较之以往有很大不同。这一情况是如何转变的？目前口腔诊疗又发展到哪一新阶段了？

刘月华：解放前，上海各医院牙科、私人开业的牙科诊所医疗收费都很昂贵。1951年，在我院协同市卫生局开展前期调研基础上，市卫生局统一私立诊所的收费标准，牙科收费才趋于合理。尽管如此，仍鲜有人主动走进牙科医院，四五十岁缺牙少牙非常普遍，他们有一个扎根于心的印象：牙病怎能算病？

如何破题？根据党和国家的部署，牙防人员要“面向工农兵，预防为主”。

牙防人积极响应国家卫生工作方针政策，既治病又宣教，预防工作有序开展起来，仅在20世纪50年代末到60年代初，全市就曾先后组织16批小分队下郊县农村开展牙病防治。组织了数百个下厂防治小组，先后为工厂职工查治牙病近百万人次。当时，由1～2位医生和1位护士组成一队，带着一箱牙科器械，包括镊子、口镜、探针、牙钳等下到工厂、农村、学校等巡回治疗。如果装备太多，就叫上一辆“黄鱼车”。一到目的地，大伙就先忙着用锅子煮沸水，给器械消毒。

1956年前后，我院配备了一辆诊疗车，开出了车轮上的流动口腔科。车子开到哪儿，牙病防治工作就做到哪儿。牙病治疗率上去了，预防牙病的理念也润物细无声地“潜入”寻常百姓家中。

在口腔预防工作大面积铺开的同时，又遇到一个新问题：来医院看牙的人太多了。我院在1961年门诊人次已经突破20万，日门诊量达1000人次左右。当时国华大楼是老百姓心中的一块金字招牌，凌晨四五点排队看牙是常事，镶牙预约要等上3～4个月。根据当时调研的数据，远超过北京口腔医院、华西口腔医院等全国几家主要的口腔医院，医院承受了较大压力。

党始终将人民的利益摆在至高无上的位置。1984年，国家卫生部发出通知，要求各地全面解决群众“看牙难，镶牙难”的难题。医院陆续推出挂号不限号、午间不停诊、晚上加开夜门诊等惠民服务举措，通过“中午连一连、晚上延一延”来逐步缓解患者看牙难。2020年，我院年均服务牙病患者达近70万人次，位居全市口腔专科医院第一。

如今的口腔诊疗早已不再是大众印象中简单的洗、拔、补、镶。经过几十年的发展，我院已经设有睡眠监测中心、儿童舒适化治疗中心等口腔特色诊疗中心，以及口呼吸、正畸正颌、颞颌关节病、咬合重建、冠根一体化、微创牙周手术加速牙移动、数字化口腔等专病诊疗中心，通过专业化及多学科联合治疗的理念，为口腔疾病患者制订最优的个性化诊疗方案。

例如，对于儿童及青少年患者来说，长期张口呼吸可引发一系列牙颌面畸形，并加重睡眠时呼吸障碍。在药物治疗效果不佳时，除了对明显肥大的扁桃体腺样体行切除术，还可以对因张口呼吸引起的牙颌面畸形进行正畸治疗，对口周软组织功能异常封唇呼吸等训练，“软硬兼施”获得长期稳定的综合治疗效果。我院开展的儿童睡眠呼吸障碍临床研究，在上海申康医院发展中心第一、二轮临床技能与临床创新三年行动计划中，连续获得重点专项资助。

党的十八大以来，我们按照习近平总书记的要求，加快建设数字中国，更好服务社会经济和人民生活改善，和上海市委、市政府全面推进城市数字化转型的规划，口腔医疗已逐渐迈入数字化精准诊疗阶段。

目前，大数据和 AI 医生已在口腔正畸、口腔外科等领域显示出独特作用。未来，我院闵行院区将实现口腔医学和智慧医疗的充分结合和应用，实施精准医疗，有效提升管理效率，更好地守护人民口腔健康，提高患者满意度和获得感。

Q 据第四次全国口腔健康流行病学调查数据显示，上海 12 岁儿童的龋患率和充填率均为全国最优水平，这证明本市牙病预防工作卓有成效，这是如何做到的？上海市口腔医院在其中又起到怎样的作用？

刘月华：“大医治未病”、预防为主，口腔健康同样如此。2021 年 3 月，上海市口腔病防治院第一冠名变更为上海市口腔医院，第二冠名为复旦大学附属口腔医院，加挂上海市口腔健康中心，既是职责更是使命。改善市民口腔健康状况，必须将预防关口前移。

党和国家历来十分关心人民健康和疾病防病工作。1957 年底，我院成立预防保健科，作为牙病防治总所担负起全市的牙病预防组织与推进工作。在我院推动下，全市陆续建成 11 个区县级牙病防治所。与此同时，在全市 82 个地段医院及 146 个乡镇卫生院设立了牙科门诊，从而初步形成了上海市牙病防治三级网。截至 2019 年，市、区、社区三级口腔病防治机构约有 767 位口腔工作人员从事口腔公共卫生工作，其中专职 240 人，兼职 527 人。

在全国，上海率先开展以小学生为主的牙病预防保健工作，坚持定期入校普查普治疗，积极推广应用氟素防龋，儿童龋齿率大为改观。如今，学校牙病巡回防治服务仍在延续，累计受益儿童约 2800 万人次。据市牙病中心防治所当时的统计，上海市中、小学生的患龋率逐年下降。2017 年第四次全国口腔健康流行病学调查数据显示，我国 12 岁儿童恒牙龋患率为 34.5%，上海为 17.7%，龋患率和充填率均为全国最优水平。

值得一提的是，我院是解放后最早开始氟化物防龋研究的单位。1974 年 10 月，我院与上海牙膏厂合作研制成了美加净特效牙膏。1978 年，全国科学大会在北京隆重召开，由我院、市九医院、第四军医大学合作的“光敏涂料封闭剂”科研项目荣获全国科学技术大会奖。

在牙病预防战线上，上海涌现出了一批热爱、忠诚、敬业的口腔预防工作的医护人员。出生于 1929 年的预防科党员赵克贰医师，长期从事口腔预防工作，1954 年曾随国际医防服务队第 27 队赴朝战斗。在一封信中他写道：“1975 年，在周恩来总理的关怀下，中央卫生部、轻工业部、商业部联合在北京召开会议，目的是改革不符合卫生要求的大头牙刷……根据卫生部及全国牙防工作要求‘为提高全民基本口腔保健水平，力争到 2010 年达到人人享有初级口腔卫生保健目标’，我们应该共同参与搞好宣传活动。”书信泛黄，真情犹在。

当时，大头牙刷非常流行，刷起来“带劲”，但极易造成牙龈萎缩、楔形损伤。为此，卫生部召集口防专家研制出一款保健牙刷，在全国推广。我院预防科老主任邱志芳也是专家组成员之一。保健牙刷的刷头小、刷毛软、刷毛顶端磨圆、刷柄便于持握。

起初大家不喜欢使用保健牙刷，原因很简单，刷起来不带劲。推广保健牙刷，需要开拓者。身为一名党员，赵克贰医生主动请缨，他陆续收集了百余支牙刷，制成一块块口腔卫生宣传品展板，背着录音机和幻灯机下基层宣讲，退休后仍不改初心，累计开展牙病预防讲课千余次，受益 20 万人次。

为了传承和弘扬老一辈的革命精神，2020 年 9 月中旬，我院 7 位党员组

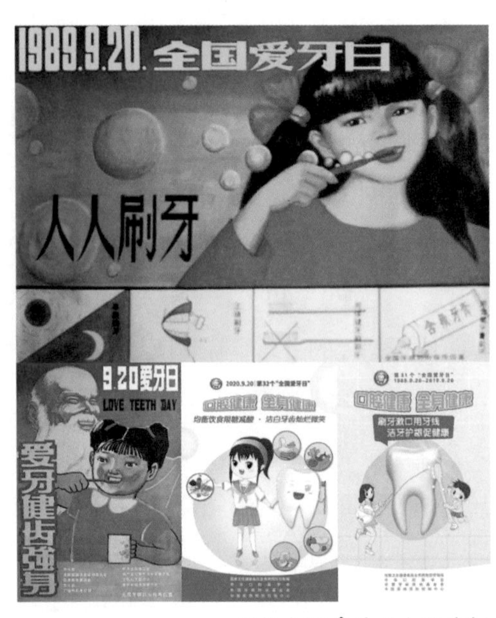

历届全国爱牙日主题海报

成了本市第一支口腔专科扶贫医疗队，前往平均海拔 4000 米的青海果洛，开展巡回医疗，克服高原缺氧等困难，为高原人民送去口腔健康知识。12 月 18 日，5 位果洛的唇腭裂患儿来院接受了公益手术，面容得到成功修复，语言功能有了很大改善。

1989 年，我国设立首个全国爱牙日。32 年来，我院一直坚持开展全市性的爱牙日主题活动。2020 年 9 月 20 日，在第 32 个全国爱牙日，第五轮上海市公共卫生三年行动计划《“一老一小”口腔健康服务模式优化》口腔惠民项目正式启动。

作为口腔专家，我想特别强调，口腔健康与全身健康紧密联系，是全身健康的一扇窗口。生命早期 1000 天是预防成年口腔疾病的重要窗口期，为一生的口腔健康打下良好基础。惠民项目将建立孕产妇和婴幼儿口腔健康管理模式，在全市推广和应用。此外研究发现，中老年牙周病与糖尿病存在明确的关系，但公众认知薄弱，项目将试点优化社区口腔健康服务模式。

2011 年“儿童口腔健康检查、龋齿早期充填、适龄儿童窝沟封闭”项目纳入本市基本公共卫生服务项目。每年全市口腔健康检查覆盖近 2000 所幼儿园和学校，3 ~ 18 岁儿童口腔健康检查近 70 万人，口腔综合防治措施干预学生人数逾 40 万人。

通过市政府《上海市加强公共卫生体系建设三年行动计划》口腔惠民项目第三轮（2011−2013 年）、第四轮（2015—2017 年）“上海贫困老年人全口义齿免费修复项目”“上海市 3 ~ 5 岁儿童免费涂氟防龋项目”“上海儿童乳牙早失干预项目”的实施，取得了很好的社会效益和百姓口碑。

进入新时代，党中央积极推进健康中国建设，将疾病预防控制体系作为保护人民健康的重要保障，口腔防治事业迈上了新的高度。2018 年 6 月，结合上海市实际情况，我院联合 16 家成员单位组成上海市口腔病防治联合体，以期促进市级优质口腔病防治资源下沉，提升各区及基层口腔病防治服务能级，推动建立合理有序的分级诊疗模式，完善本市口腔病综合防治服务体系，形成资源共享、分工协作的管理模式。

我体会，这些成绩的取得，与党和国家长期坚持政府主导的口腔疾病预防控制体系密不可分。没有防控体系和研究的创新，便没有真正高质量的预防；没有高质量的预防，便没有人民的口腔健康。

Q 2015 年 4 月，上海申康医院发展中心与复旦大学正式签约，合作共建复旦大学附属口腔医院。医院与大学强强联手，未来对医院的发展有何新展望？

刘月华：2015 年 4 月，上海申康医院发展中心与复旦大学签约，合作共建复旦大学附属口腔医院，以此为契机，逐步向医疗、预防、教学、科研为一体的市级口腔专科医院迈进。

就教学而言，我院有着良好的基础。建院初，我院部分医生先后承担国防医学院牙医系、震旦大学口腔系、上海牙医专科学校的教学课程，并先后成为国防医学院、震旦大学、上海第二医学院、同济大学的口腔实习基地。1959—1965 年间，我院举办三届学制 3 年的口腔专科学校和一届口腔医士班，为江浙沪地区输送了大批口腔医学人才。从 70 年代开始，教学工作逐渐恢复，为本院和各区县牙病防治所培养了一批医疗骨干力量。2020 年，由我院独立培养的首批 5 位研究生（2 名博士、3 名硕士）获颁学位，标志着我院高层次人才培养能力跃上一个新台阶；9 月，我院获批成为复旦大学临床医学（口腔方向）博士后科研流动站；10 月，成为全国住院医

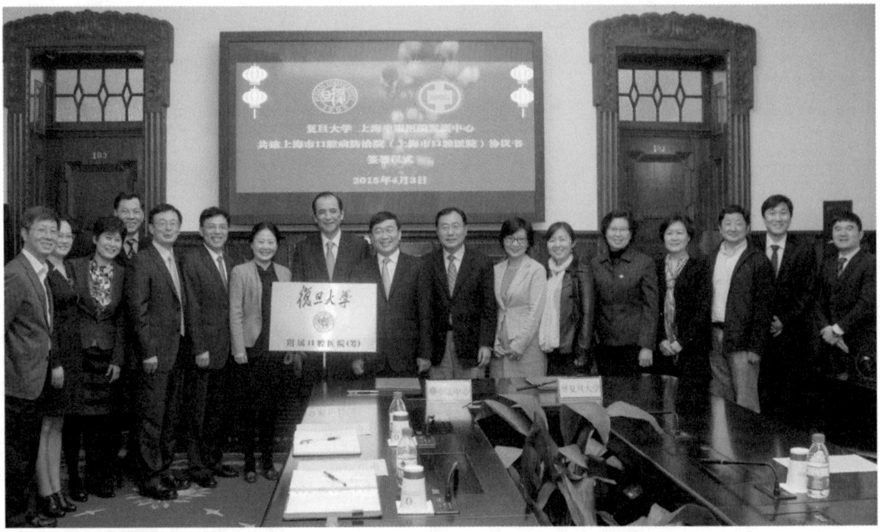

上海申康医院发展中心与复旦大学合作共建复旦大学附属口腔医院签约仪式

师规范化培训基地。与此同时，2020 年复旦大学新增口腔医学本科专业，我院承担了首届口腔医学本科专业的教学任务。大学与医院强强联手，首届招生就受到考生热捧，入围面试分数线 574 分，在全市所有院校专业组入围面试分数线中高居榜首。

在市委、市政府的关心支持和上海申康医院发展中心的助力及全院医务人员共同努力下，我院的教学与科研又有了长足进步。2013 年，我院首次获得国家自然科学基金青年项目立项。近 5 年来，我院发表 SCI 收录论文八十余篇，主持国家自然基金项目 16 项、省部级课题二十余项、局级课题六十余项。2020 年 12 月 31 日，医院正式获批成立上海市颅颌面发育与疾病重点实验室，有助于大力提升我院的科研创新能力、专业化服务能力与高层次人才培养能力。

展望未来，随着我院新院区的建设运行，伴随具有防治融合特色的大型三级口腔专科医院、复旦大学口腔医学院、上海市口腔健康中心及上海市重点实验室的建设推进，优秀学科人才持续聚集，医教研防能级将不断提升。

医者的最高追求是服务广大病患，服务百姓口腔健康是我院职工永恒的底色；每一个时代，我院都在书写着一篇篇不懈奋斗的激情燃烧的故事。

新时代，新征程。值此建党百年之际，我们将一如既往在以习近平同志为核心的党中央领导下，不忘初心、砥砺前行，在更高的起点上，向建设中国特色世界顶尖大学附属口腔医院暨口腔医学院奋进，为上海人民提供更高质量的口腔健康服务。

为公共眼健康护航，守护看得见的权利

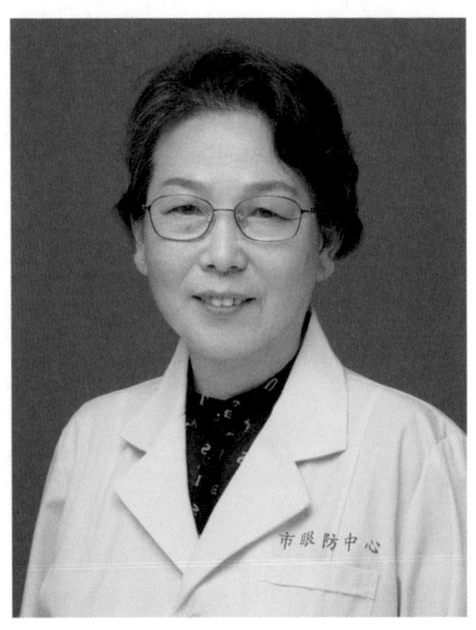

口述人：

刘红娣，1951 年 10 月生，1977 年 2 月 8 日加入中国共产党。1980 年毕业于上海中医学院，随师上海市名老中医姚芳蔚主任，从事眼科临床 40 余年。曾任上海市中医眼科学会、中西医结合眼科学会副主任委员及秘书职务。曾领衔"中药治疗眼底出血的药物筛选""冰片在眼内的穿透作用"等研究课题，获上海市卫生局（现市卫生健康委）中医、中西医结合四等奖。撰写《复方熊胆注射液治疗白内障实验研究》《姚芳蔚主任治疗糖尿病眼底病临床经验》等数十篇论文，并发表于国内外中医眼科知名杂志上。2016 年被评为全国老龄工作委员会"全国老有所为"先进人物典型，2019 年被中国老科协技术工作者协会、上海市卫生系统评选为"老有所为"先进人物典型。

口述日期： 2021 年 4 月 2 日

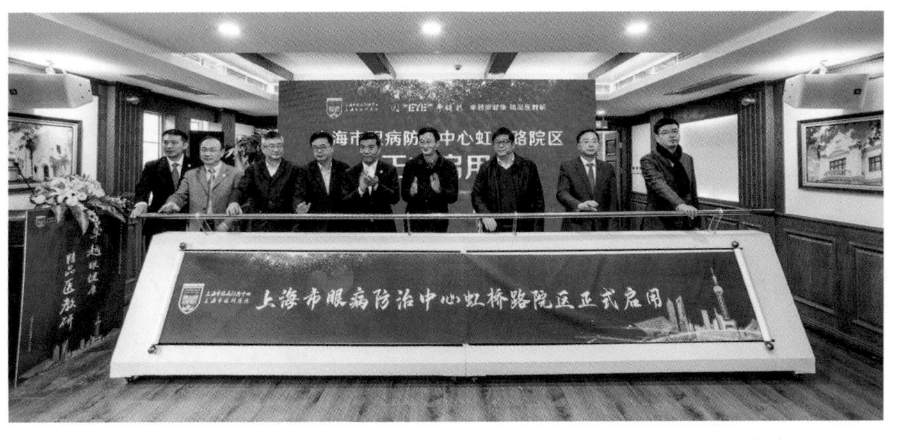

2020 年 12 月 27 日，上海市眼病防治中心虹桥路新院区正式建成启用。

2020 年 12 月 27 日，对于上海市眼病防治中心（以下简称“中心”）来说，是具有历史性的时刻，上海市眼病防治中心虹桥路院区正式建成启用。该院区可承担 30 万的年门诊量，将在住院服务、眼科疑难杂症、专科专病等服务上进行重点提升。同时，该院区还将加入长宁区卫生健康服务体系，以视觉健康防治网络为依托，以儿童青少年近视防治为切入点和突破点，共同打造能提供多层次、多样化和全程化的眼公共卫生医疗康复预防健联体，为居民视觉健康服务，助力健康上海和健康中国战略。

从 1942 年至 2021 年，上海市眼病防治中心已走过了 79 年的峥嵘岁月，从沙眼肆意跋扈到最后将其降伏；从率先探索红眼病防控到“红眼病”病毒分离被授予国家科技技术重大贡献奖；从零散的眼病防治项目到创建国内唯一的省级眼病防治融合体系，让上亿民众受益其中。眼病防治的“上海模式”，正逐渐成为“中国经验”乃至“亚洲经验”，赢得国内国际同行的瞩目和尊敬。

上海市眼病防治中心承载了一代又一代眼防人的梦想和使命，见证了祖国医疗卫生事业的繁荣与发展，今天的上海市眼病防治中心已发展成为一所学科配套齐全、医疗设备完善、技术力量雄厚，集医疗、教学、科研、预防于一体的市级眼科专科医院，正以崭新的姿态迎接中国共产党成立 100 周年的到来。

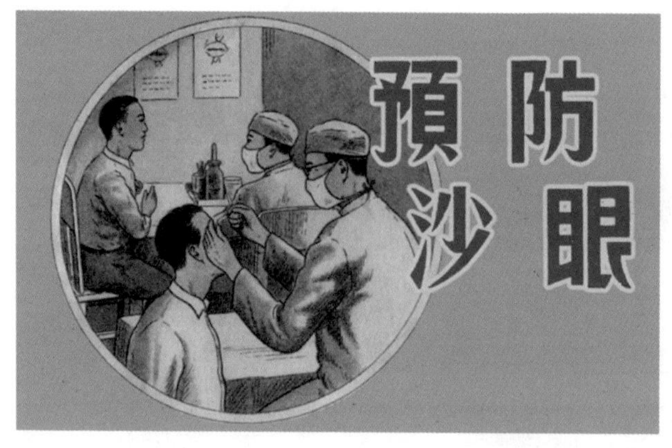

20 世纪 50 年代，上海市眼病防治所编辑出版的沙眼宣传册。

值此建党百年之际，我作为上海市眼病防治中心一名已有 44 年党龄的返聘眼科主任医师，有幸来谈谈我眼中的上海眼病防治历程。

Q 2014 年，世界卫生组织（WHO）发布《普遍的眼健康：2014—2019 年全球行动计划》决议，我国据此制订并实施《“十三五”全国眼健康规划（2016—2020 年）》。目前，WHO 已认证沙眼在我国不再是公共卫生问题；我国百万人口白内障手术率（CSR）已接近 3000。这其中，上海市眼病防治中心发挥了哪些作用？

刘红娣：沙眼曾是我国首位的致盲性眼病，在 20 世纪四五十年代，沙眼一度格外猖獗，它流行面广，又很容易重复感染，一旦救治不及时，便会由最初的眼睛发痒、发干，到迎风流泪、畏光，再到角膜溃疡、浑浊、眼球干燥，严重者甚至失明。为治疗沙眼，1942 年，由美国人盖氏私人捐款，中国盲民福利协会创办了“盖氏沙眼防治所”，专门组织力量与沙眼展开直接交战。1949 年新中国成立后，盖氏沙眼防治所也延续了“公共眼防”的职责，先后更名为“上海市沙眼中心防治所”和“上海市眼病防治所”，也就是上海市眼病防治中心的前身。

在最开始防治沙眼时，很长一段时间，我们不知道沙眼的病菌因何而起，

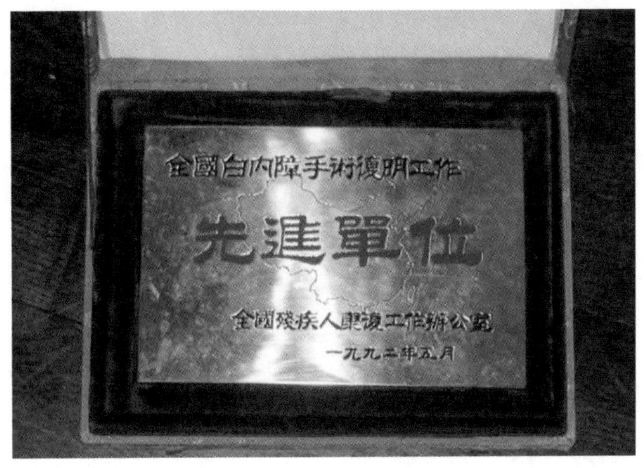

1992年，上海市眼病中心防治所被全国残疾人康复工作办公室授予“全国白内障手术复明工作先进单位”。

只能先从阻断其传染途径上入手。中心编辑出版了沙眼宣传册，提倡用“一人一巾一盆”，用流动水洗脸、洗手，经常洗烫手帕、毛巾等手段来“阻断传播”。直到1960年初，中心与上海第一医学院微生物教研组联手分离出沙眼的“沪114毒株”和“沪125毒株”，并成功研制了疗效显著的两种治疗眼药水，才有了在正面战场上的“武器”，在消灭沙眼过程中发挥了巨大作用。此外，中心在沙眼预防方面也下了不少功夫。那个年代，上海有着全国制造业“半壁江山”之誉，当时上海的机器厂等生产单位使用的眼睛防护罩、车床排列与风扇的角度，以及砂轮作业的防护眼镜，都是中心研究推行的，目的就是为了从源头上预防眼病。也是在六七十年代，中心每年组织对中小学生的沙眼普查，一旦发现情况，立即采取各种隔离措施。经过一系列防治手段，再加上政府的高度重视，我国最终消灭了致盲性沙眼。

到了21世纪，曾经困扰中国几亿人的沙眼不再是公共卫生问题，但新的眼部疾病谱和挑战随之而来，与年龄、代谢相关的疾病发病率迅猛增长。白内障、青光眼和黄斑变性取代沙眼成为排列在疾病谱前三位的“致盲杀手”，其中，白内障居中国致盲性眼病之首。中心率先开始创建慢性非传染眼病防治融合服务体系，至今仍是全国唯一的同类体系。2012年后上海百万人群白内障手术率（CSR）连续多年全国第一、亚洲领先，工作方法及所取得的成效为国家卫计委制订全国“十三五眼健康规划”和推动全国防盲治盲工作提供了重要参考。

Q 中医眼科是上海市眼病防治中心重要的业务板块，可以谈谈贵中心在中医治疗眼病方面都获得了哪些成就吗？目前贵中心中医眼科治疗特色主要有哪些？

刘红娣：1980 年我从上海中医学院毕业后，分配到了上海市眼病防治所工作。当年，姚芳蔚和陈贯一两位名老中医高超的中医眼科水平誉满全国，很多外地患者不辞路途遥远来到上海寻求他们治疗。中医眼科是上海市眼病防治中心重要的业务板块，也取得了不菲成效。由姚芳蔚主任主编的《实用中医眼科手册》《中西医结合眼科杂志》等书籍，在交流中医眼科经验、组织研究协作和促进中西医结合等方面，都起着积极的作用，其中由其指导的《冰片对眼球渗透作用》《中医药治疗眼内出血症筛选》等研究课题曾荣获上海市卫生局科研成果奖。由名老中医陈贯一主编的《重症肌无力诊疗和调养》深受临床眼科医生和患者欢迎。

中心于 2013 年年底重新设立中医工作室。目前开设有中医特色门诊，包括针灸特色诊疗等，以中医传统辨证施治方法为主导，将传统中医药理论方法和治疗技术与西医现代诊疗新手段相结合，为广大患者的眼健康保驾护航。

Q 儿童青少年近视防控备受全社会关注，上海市眼病防治中心在儿童青少年近视防控方面都做了哪些工作？目前发展到了怎样一个新阶段？

刘红娣：20 世纪 60 年代，我们中心就已经作为权威的市级医院参与青少年近视课题了。当时，全国都在建立学生近视研究课题组，中心作为课题组组长单位，率先提出学生用眼守则“二要二不要”及“假性近视”，并开始推行眼保健操、分档防治近视等措施。到了 70 年代，临床上开始应用 0.01%

的“654–2”消旋山莨菪碱眼药水控制近视发病，并探索了针刺、电疗、耳针等治疗近视的方法。

当时上海市委、市政府高度重视，市卫计委、市教委、市财政局和上海申康医院发展中心等大力支持和指导，从 2011 年起，市卫计委和市教委在全市范围内推进为期 3 年的儿童青少年屈光发育档案建立工作，由中心具体负责实施。

但是，我们在实施的过程中也遇到了不少阻力，一方面是人力、财力和资源跟不上，另一方面是家长和学校的不理解。许多家长觉得，近视怎么会是病呢？学校负责人也会担心孩子的视力预防会不会干扰到日常教学秩序，还有人觉得我们夸大了问题，是瞎折腾。

时间紧，任务重，如何破题？我们先是成立了专家组，将技术方案、解决技术难点审定，确保项目兼具科学性和可操作性。接着建立了“宣传发动、基本信息采集、校园初筛、医院复诊、档案管理、健康教育”项目流程，开始有计划、有步骤地选择试点。我们通过组织全市各区眼病防治机构、200 多家社区卫生服务中心和 52 家定点医疗机构共同奋战 3 年，终于于 2013 年初步建立了覆盖全市 109.7 万名孩子的屈光发育档案。这个项目延续至今，现在在沪的大部分幼儿园和小学，小朋友每年必有至少一次屈光发育检查，并一一记录在案。中心还首次提出了在学龄儿童当中进行简便高效的裸眼视力结合非睫状肌麻痹下近视筛查方法，这一方法也被纳入中心牵头制定的上海和国家行业标准。

当然，建立儿童屈光发育档案只是近视防治的基础工作，最重要的还是要有的放矢采取措施。2015 年，中心通过分析国内外有关文献，提出每天至少 2 小时的户外活动时间可以降低儿童近视发生的风险。在市卫计委和市教委的推动和支持下，2016 年起，中心在全市 8 个区 16 所学校试点，每天增加 40 ~ 80 分钟户外活动时间干预。此外，我们还自主研发了可实时记录户外活动时间的儿童智能腕表，帮助客观评估学生的户外活动时间。

2018 年，我们借助互联网技术和大数据分析，推出了“明眸”app，一方面使得屈光发育档案后续的分类管理服务变得可掌握、可推进，另一方面也开拓了更多的眼健康服务。截至 2020 年底，中心已为 232 万名 4 ～ 18 岁儿童青少年建档，已筛查服务 600 余万人次。

2019 年 9 月，由中心联合多部门成立的上海市视觉健康中心（上海市儿童青少年近视防治技术中心）正式揭牌。与此同时，由中心牵头起草的上海市地方标准 DB31/T 171-2019《中小学生屈光不正筛查规范》正式颁布实施并成为国家标准，这一些举措，为守护我国儿童青少年眼健康筑起了一道防护墙，也进一步筑牢了近视防控的"上海模式"。

"达则兼济天下"用在近视防控"上海模式"并不夸张。为积极响应党和国家的号召，中心积极将"上海模式"输送至西部地区，让更多国人受益。2019 年 10 年，中心牵头启动了"上海国际儿童眼健康培训中心暨宁夏综合儿童眼保健网络体系"。通过模式输出和技术指导，帮助宁夏建设综合儿童眼健康服务网络，促进宁夏眼科中心和视光中心人才梯队建设、服务能力建设等工作。2020 年 12 月，中心还与福建、广西、宁夏三省（自治区）签署对口专业指导备忘录，携手兄弟省份共同推进儿童青少年近视防控这一民生事业。

Q 据悉，由上海市眼病防治中心创建的全球首个"眼病防治融合体系"获殊荣，已载入中华医学"光荣史册"。能否谈谈这一体系，及该体系给上海眼病防治带来了哪些成效？

刘红娣：致盲性眼病的防治是关乎国家安全、社会稳定和经济发展的重大民生问题。1999 年，世界卫生组织（WHO）等提出"视觉 2020"战略目标——到 2020 年在全球消除包括白内障、沙眼、儿童盲、低视力与屈光不正等导致的可避免盲。

为解决这一严重影响国计民生的重大问题，20 世纪 70 年代起，中心联手全市多部门率先创建了省级眼病防治融合体系，通过远程眼病早期筛查技术创新、建立国内首个百万级学龄儿童屈光发育数据库等，实现沙眼、白内障、糖尿病视网膜病变、屈光不正等致盲性眼病精准干预，将上海人群盲率降为全国最低的 0.32%（全国平均为 1.40%），昂首走进眼健康管理新时代。

体系创建最初是在 1978 年。当时是沙眼等急性传染性眼病霸占一方。为防治沙眼，中心率先重建了急性传染性眼病防治一体化体系，通过创新治疗药物，实现了精准干预，最终根除了致盲性沙眼。1986 年后发现白内障成为城市人群致盲首要原因，随即中心在全国首创慢性非传染眼病防治融合服务体系，成为全国唯一的慢性非传染性眼病防治体系。2006 年起，糖尿病视网膜病变成为主要致盲性眼病，为进一步强化血糖控制，防止其发生发展，2009 年，中心又率先创建了糖尿病视网膜病变远程数字化筛查体系，建立了国内首个眼科临床研究评价平台，自主研发眼病临床影像智能分析软件，实现了远程眼底病早期筛查等，为“糖网”患者的眼健康保驾护航。

在这里特别值得一提的是，由中心牵头实施的“糖尿病眼病综合防治服务模式”项目作为“上海市加强公共卫生体系建设三年行动计划”项目之一，以上海市 20 万社区在管糖尿病患者为服务对象，为居民建立眼健康档案。在实施项目过程中，我中心创建了以信息化为支撑、远程筛查技术为手段、医防紧密融合、一家社区卫生服务中心 + 一家相邻定点读片医院 + 一家疑难眼病诊治中心协作的“1+1+1”防治服务体系，即患者在社区卫生服务中心接受基本的眼健康检查，包括视力、电脑验光和眼底照相等，随后检查结果通过互联网传送至对应的定点医院，由专门的眼科医师阅片分析，并给出初步的眼病诊断和健康建议。通过这种模式，患者可以就近在身边的社区卫生服务中心了解自身眼健康状况，大大提高了我们控制和降低糖尿病视网膜病变导致的盲和视力损伤的能力。

随着人工智能的不断应用和普及，中心与时俱进，依托眼病防治融合体系，率先将人工智能应用于眼健康筛查中，并在社区进行试点，20 秒即可迅速出筛查分析结果，为广大居民提供了更加便利的眼健康服务，有效解决了当前

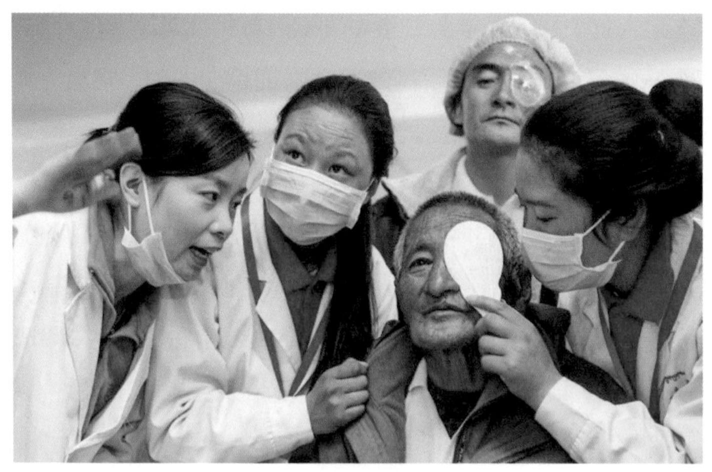

2016年以来，上海市眼病防治中心不断深入西藏、青海、贵州等地送光明，开展技术传帮带等活动，将爱心送到祖国最需要的地方。

眼科医疗服务供不应求的局面。

Q 上海市眼病防治中心是上海市唯一一家市级公立眼科专科医院，承担着上海市人群眼病预防和治疗的双重职能。在公共眼病预防方面，贵中心都开展了哪些公益举措，目前取得的成效怎样？ 未来还将如何进一步加强公共眼病预防？

刘红娣： 人类防盲治盲，重点是“防”为先，“治”为后，这是世界共识，也是上海经验。针对公共眼防，中心将触角往“一老”“一少”两端伸展，一是社区中老年眼防，另一是儿童青少年眼健康。核心主要集中在老年人白内障、青光眼、视网膜脱离、眼科疑难杂症及青少年近视、弱视、斜视的预防与治疗。同时，通过为上海居民开展白内障、糖尿病视网膜病变和高度近视眼底病变、黄斑变性等早期筛查，进行公共眼健康管理。

对于社区中老年眼防，中心将自身眼病服务资源下沉到郊区基层医疗机构，形成“深入基层社区”专家问诊服务机制，为社区中老年患者眼健康保驾护航。此外，中心率先提出“技术合作体”模式，将“日间留观白内障手术”新模式引入基层社区防治工作，建立“一站式”全程管理服务模式，同时还

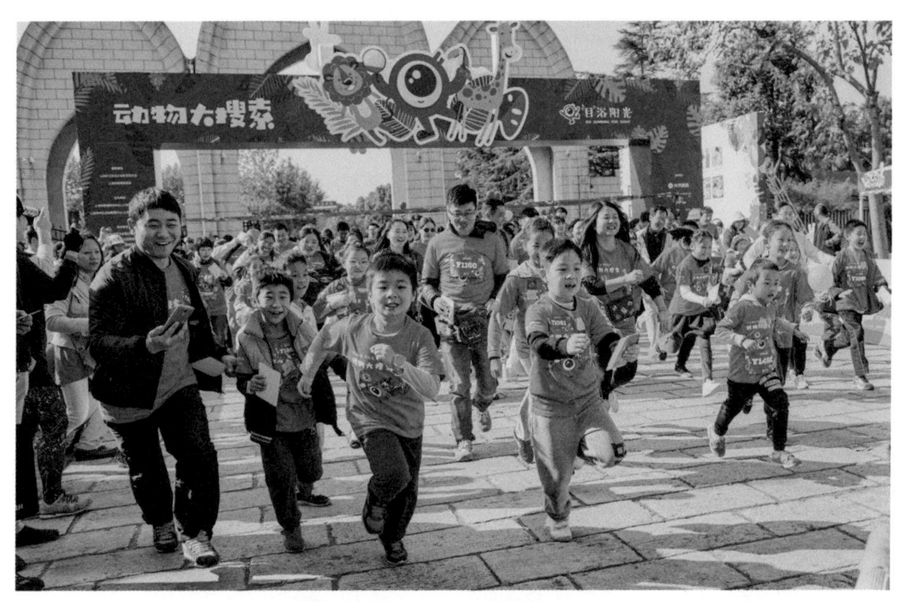

为守护儿童青少年眼健康，上海市眼病防治中心多次承办全国爱眼日活动，并创办了家喻户晓的"'目'浴阳光 预防近视"公益科普品牌活动。

通过技术培训和现场坐诊方式指导和协助社区医院开展角膜病、白内障等常见眼病杂症的诊治，助力当地医院守护中老年眼健康。

对于儿童青少年眼健康，除了建立全国最大的儿童青少年屈光发育档案外，2010 年，中心还与上海市盲童学校签订医教结合合作协议，建立盲和低视力儿童发现—转诊—鉴定评估—教学安置—康复服务体系，开展"播撒光明，点亮希望"主题活动。2011 年，在上海市慈善基金会资助下，中心开展了"蓝天下的至爱""放飞希望——关注外来务工人员子女眼健康慈善项目"首期沙眼防治项目，免费为上海 15 万外来务工人员子女进行沙眼筛查及药物治疗。2014 年，在上海市儿童健康基金会支持下，中心与多个单位共同成立"放眼看世界"斜视儿童慈善公益项目，为 18 岁以下的外来民工子女开展摸底筛查和免费治疗。2016—2018 年，中心构建了上海市居民眼健康信息管理平台，并融入上海健康云，帮助居民实时了解眼健康情况。

为守护儿童青少年眼健康，中心多次承办全国爱眼日活动，并创建了家喻户晓的“‘目’浴阳光 预防近视”公益科普品牌活动。首创“明眸”app、《爱眼歌》、智能腕表等儿童青少年“护眼秘器”，创建了全国首个儿童青少年智慧明眸护眼基地，并自发形成讲师团，深入学校、社区、企业开展科普宣教，同时前往宁夏、西藏、遵义、新疆等祖国西部地区公益授课，助力当地儿童青少年近视防控。

人类对双目失明的恐惧仅次于对死亡的恐惧。致盲性眼病防治是关乎国家安全、社会稳定和经济发展的重大民生问题。现在，我国盲人数仍排全球第一。眼健康管理任重而道远。新时代，针对新的眼病防治要求，中心将进一步整合公共卫生和临床眼科专业技术力量，为全市人群筑起更牢、更实、更强的眼病防治融合体系墙，做到全社会普及眼健康知识，全方位做好眼疾病防治，全周期保障视觉健康服务，全人群覆盖视觉健康管理，为实现“健康中国梦”助力！

十年磨一剑，为了一个“健康梦”

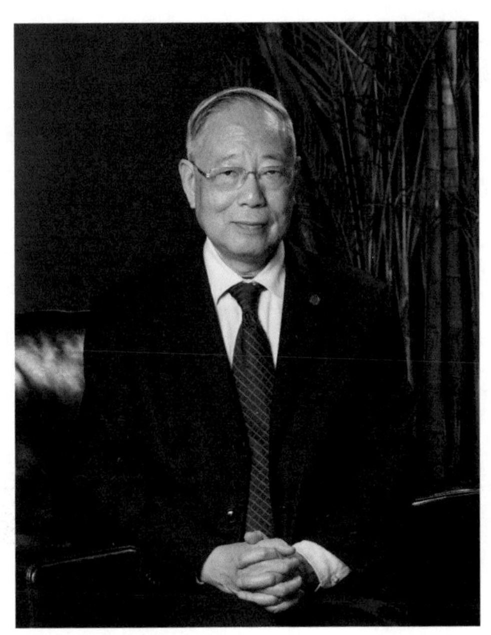

口述人：

蒋国梁，1947 年 8 月生，1970 年毕业于上海第一医学院，1983 年毕业于上海医科大学研究生院。1973 年加入中国共产党。现任上海市质子重离子医院临床技术委员会主任、复旦大学附属肿瘤医院荣誉教授、国际粒子放疗协作组（PTCOG）领导委员会成员。曾任肿瘤医院院长（2001—2011 年）。长期从事临床肿瘤放射治疗研究，2006 年被遴选为美国放射学院荣誉院士。历经“十年磨一剑”，上海市质子重离子医院于 2015 年正式开业，至今已经治疗了 4000 余例肿瘤患者，疗效达到国际先进水平。在将世界最尖端放射治疗技术引入中国的工作中，他是该项目的创导人和主要负责人之一，做出了卓越的贡献。

口述日期：2021 年 4 月 21 日

Q 今年是中国共产党成立100周年，回望百年初心之路，您的初心是什么？

蒋国梁：我从小就想当一名医生，为病人解除痛苦，这是我学医的初心。1970年我从上海第一医学院（现复旦大学上海医学院）毕业进入肿瘤医院，至今已与这家医院结缘51年。今年是中国共产党成立100周年，我1973年加入中国共产党，也近半个世纪。回顾我的经历，感慨万分。

我刚进入肿瘤医院时，我们的放射治疗与国际比还很落后。当时医院只有低能X射线（用于诊断）、中能X射线（用于治疗）和^{60}钴放疗机等比较落后的设备。放疗的计划也很原始，把患者的外形画下来，徒手确定照射位置，按照放射剂量表，用手算和计算尺等计算照射剂量，如此的放疗技术使得肿瘤放疗准确度很差，疗效比较差，对正常组织的毒性和副作用很大。但是与此同时，西方国家已开始了直线加速器放疗，把先进的CT等诊断技术应用于放疗，使用计算机进行放疗计划和剂量计算，是一种三维空间的放疗计划方式，使照射精度大幅提高。

20世纪70年代，欧美的先进放疗技术开始影响到我们。1977年我国高考和研究生制度恢复后，给了我进一步深造的机会。1984年我从上海医科大学研究生院毕业，肿瘤医院的放疗科主任刘泰福教授是我的老师，他一心扑在临床治疗上，我就跟着他学。我们过去学的都是俄文，那时候正值改革开放初期，我就跟着刘老师学英语。当时我住在医院里，每天早上很早就起来背英语单词，给杭州的家人写信我也用英语，刘教授还帮我一句句改，这使得我的英语水平提高很快。这段经历为我日后开展国际交流打下了基础。

我硕士毕业后，中国整个肿瘤放射治疗领域没有博士生导师，无法攻读博士。1985年，刘教授去美国访问，给我找到了学习的机会，那就是去美国最好的肿瘤医院——MD安德森癌症中心。就这样，我在这家医院学习了近4年，使我的专业水平上了一个台阶，知道了国际肿瘤放疗的先进现状，学习到了国际一流医院是怎么治疗肿瘤的，有了国际的视野。

20 世纪 90 年代初，我国经济水平还比较差，和美国的物质生活差距很大。我在国内一年的工资不到 1 万元，而在美国的工资是这个的十多倍，90% 的中国学生和学者选择留在美国。但我还是决定回国，当时的我就一个朴素的想法，我们从小到大读书，都是国家培养的，学成了，总希望给国家做点事。去了美国后，更觉得中国的放疗技术与美国相差太大了，一直想回到自己的国家，让我们的放疗技术能跟上世界先进水平。我始终认为对党、对国家得努力工作有所贡献，提高我们国家太落后的放疗技术，更好地救治病人。

Q 回国后，先进的放射治疗技术很快落地应用了吗？

蒋国梁：1990 年回国后，肿瘤医院很支持我的工作，我把国外先进的、国内可以实施的技术率先落地，先应用在肺癌治疗上，然后应用在食管癌和肝癌的治疗上。之后临床结果证实，确实提高了这些肿瘤临床治疗的效果。

20 世纪 90 年代，医学技术发展很快，随着计算机技术、放射影像诊断技术的发展和放疗设备的极大改进，放疗技术再度经历了革命性的进步，发展了三维适形放疗和束流调强放疗技术。这个新技术能给肿瘤比较大的照射剂量，但对正常组织的剂量并没有明显增加，美国和欧洲的临床研究表明了这个技术的先进性，但是在国内几乎没有人知道这个技术的详细信息。当我从美国的老师那里听到这个消息后，就决定再次去美国学习这项先进的放疗技术。

1994 年 1 月，我第二次前往美国 MD 安德森癌症中心，专门学这个技术。我在那里研究学习了两年，主要精力放在临床方面。我把三维适形放疗和束流调强放疗技术的细节一一记录下来，拍了照片和录像，全部带回了中国。我还自费买了病人体位用的真空气袋带回国内，当时国内还没有人看到过。我迫切希望把这个先进放疗技术带到我国，把技术真正建立起来，使得放疗能救治更多的肿瘤病人。

1997 年 1 月，我在《中国癌症杂志》上发表了国内第一篇关于这个技术

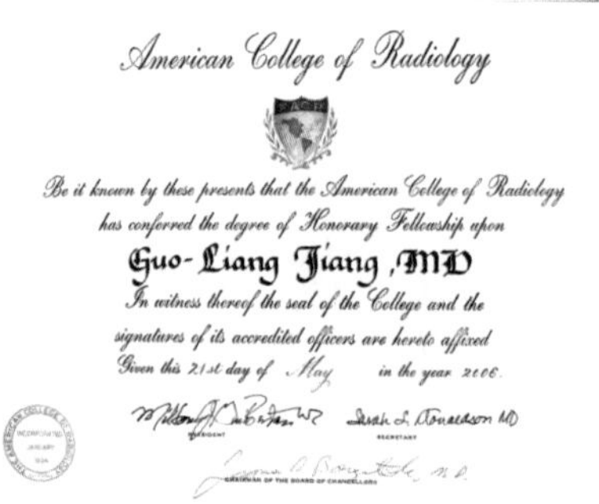

American College of Radiology

Be it known by these presents that the American College of Radiology has conferred the degree of Honorary Fellowship upon

Guo-Liang Jiang, MD

In witness thereof the seal of the College and the signatures of its accredited officers are hereto affixed

Given this 21st day of May in the year 2006.

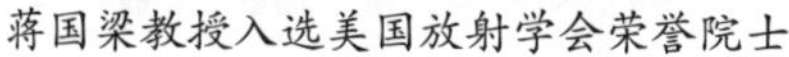

蒋国梁教授入选美国放射学会荣誉院士

的系统介绍，并在全国肿瘤会议上做报告，国内同行都对这种全新的放疗技术感到很惊奇，因为这种精准的放疗对肿瘤照射高剂量，而对周围组织的照射剂量很低，即我们现在说的“立体照射”。这个方法减少了放疗的副反应，提高了肿瘤治疗效果。肿瘤医院很支持开发这个新技术，从美国进口了直线加速器。我带了研究生一起，在肿瘤医院首先用于肺癌、肝癌治疗，后来在其他肿瘤领域也逐渐应用起来。

这样的“立体照射”技术在上海肿瘤医院开展起来后，让我们的肿瘤放疗技术大大进步，跟上了欧美的步伐。也正是因为这些技术进步，使得放疗在肿瘤治疗领域的地位获得提升，使肿瘤治疗以外科为绝对统治地位的格局被打破，放疗和综合治疗开始崭露头角。在肺癌和肝癌等肿瘤上使用这个先进放疗技术，使得疗效改善，毒副作用降低，因此获得了两次上海市科技进步二等奖（肺癌 2004 年，肝癌 2007 年）、一次教育部科技进步一等奖（食管癌 2006 年）。

Q 为什么会引进质子重离子技术？

蒋国梁：到 20 世纪 90 年代末，我们跟上了国际肿瘤放射治疗的步伐，但还只是处于“跟着”的状态。到 2000 年左右，国际肿瘤治疗领域又出现了更高端的放射治疗技术，就是今天的质子重离子放疗技术。它发端于少数发达国家。美国在 1954 年左右开始研究，但直到 20 世纪 90 年代才开始用于患者治疗。美国用的主要是质子放疗技术，日本、德国研究的是重离子放疗技术，日本正式用于病人治疗是在 1994 年左右。这些国家的临床结果都显示，质子重离子放疗的疗效比 X 线三维适形放疗和束流调强放疗的疗效还要好。质子重离子技术是国际公认的目前最为尖端的肿瘤放疗技术，我当时就开始想，能否引入中国，造福广大中国患者?

Q 都说上海市质子重离子医院是“十年磨一剑”，它的建设历程到底是怎样的?

蒋国梁：1998 年我第一次去美国考察质子放疗，将美国 LOMA LINDA 大学质子中心的临床结果和考察调研结果总结出来，递交上海市政府，希望引入质子重离子技术。到 2000 年，市领导很支持，但这项技术的投入要比常规光子放疗高出 20 ~ 30 倍，市财力还有些“捉襟见肘”。2001 年，我担任肿瘤医院院长，继续推进“引进”这件事。想要引进这项新技术，就必须拿到设备配置许可证。功夫不负有心人，2005 年，我们拿到了国家卫生部颁发的国内第一张质子重离子放疗设备的配置许可证。

许可证拿到了，十多个亿的投资哪里来？当时，很多民营资本主动找上门，但我们发现很多人动机不纯，想靠这个项目挣钱。而我坚持一点，开展这样的治疗不能以营利为目的。因为跟他们“谈不拢”，寻找投资进入僵局。

有句话叫“山穷水尽疑无路，柳暗花明又一村”。到了 2007 年，转机来了。上海市政府在组织了二十多轮专家论证后，终于通过了引进计划。2007 年 1 月 7 日，市政府决定，由申康医院发展中心负责具体建设，肿瘤医院提供技术支持，再次组织到国内外的相关机构开展设备考察，召开了近 30 次专题讨论和调研会议，形成调研报告 16 份，共计 10 万余字。当年 12 月形成结论：引进重离子放疗或质子加重离子放疗设备。

经过全球招标，西门子公司联合体中标。在与西门子长达 5 个月的 9 轮谈判后，这家全新的医院终于开始建设了。建设过程中也有很多小故事，中

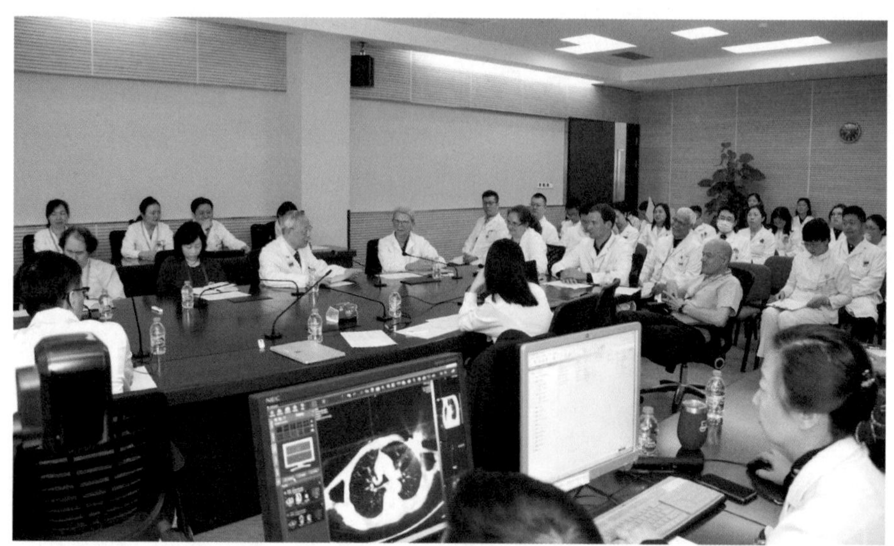

蒋国梁教授主持质子重离子多学科综合讨论（MDT），始终坚守质量与安全底线。

国没有人设计过这样的医院，要知道这个设备非常重，又需要地面非常平稳，不能出现沉降现象。以加速器机房建设为例，打到地下的桩有 1700 多根，其中 90 多根深度达到地下 68 米，得打到海底岩石上才能实现“稳固”的效果。整个医院的建设过程非常不易。

有了国际一流的技术，还需要有一流的团队。在上海市委、市政府及相关部门的指导下，我们从美国、德国、新加坡等引进了高端技术人才，组建了国际化的一流技术团队。在临床治疗方面，市领导要求我们必须确保临床治疗安全和质量，确保“治疗一例成功一例”，严格选择适应证，严格筛选每一例病例，严格制订临床治疗方案。这就是我们坚持至今的“两确保、三严格”的治疗病人基本要求。

Q 上海市质子重离子医院建成后，首批患者临床试验备受关注，是如何开展起来的？

蒋国梁：医院建成后，紧接着就是开展患者临床试验。2014 年 5 月，首

自全国35名肿瘤
志愿者陆续抵达
上海市质子重离
子医院，接受为
期一个疗程的质
子或重粒子临床
试验治疗，时至
中秋，临床治疗
即将结束，全体
患者鞠躬叩拜，

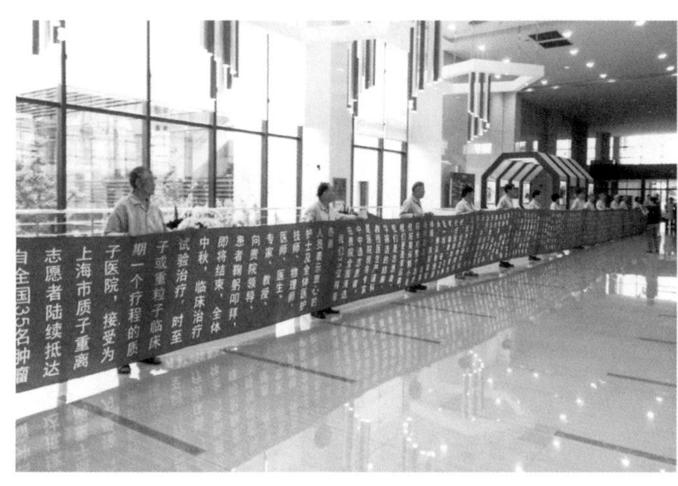

2014 年 9 月，顺利完成粒子治疗临床试验的 35 例患者自发向医院赠送 35 米长横幅，感谢党的领导，感谢政府情系民生。

批患者临床试验启动了。当时我们非常紧张，因为这个技术在国内从来没有做过。首个临床试验病人治疗之初，我邀请了国际重离子治疗的“祖师爷”——日本国家放射医学研究院的辻井博彦教授来上海现场指导，还有德国海德堡大学的两位医生、两位物理师在场。有了这些“外力”，加之我们非常充足的准备，内心虽紧张但是有信心的。

在半年时间内，我们完成了 35 例临床试验病人的治疗。回顾这个过程，可以说是如履薄冰。根据国家相关主管部门的要求，35 例临床试验病人在治疗和随访的 3 个月中不能有一个患者出现 3 级毒性反应。其中我治疗的一个肝癌病人，有肝硬化、脾功能亢进的伴发疾病，治疗过程很顺利，出院回家后，血小板明显下降，这主要是肝硬化所导致，但当地没有升高血小板的药物。为了不让患者的血小板继续下降，我们派出医生，连夜开车到患者的老家去送药。记得找到他家时，已经是深夜 12 点多，赶紧给他注射药物进行治疗，最终，这个患者没有出现 3 级毒性反应。至今，这位患者在我院治疗后已经无瘤生存了 6 年零 10 个月，恢复农田劳作 5 年余，跟正常人一样。

2015 年 5 月，我们拿到了允许进入临床治疗的批文，上海市质子重离子医院开始正式运行。

Q 到2021年5月，上海市质子重离子医院正好走过6年，临床治疗情况如何？

蒋国梁：质子重离子放疗，尤其是重离子放疗在国际上没有太多经验可循，在国内我院是第一家，更没有经验可以参考。首先，按照"两确保、三严格"的要求，我们建立了适合我国国情的质子重离子放疗技术及其技术规范。在上海市科委"质子重离子技术建立和临床应用"重大课题资助下，我们建立了临床质子重离子放疗的标准工作流程（SOP）并定期更新，到2020年12月为第9版，共建立62个不同类型肿瘤的SOP，共计41万字。还建立了临床收治患者工作的SOP、每季度疑难（死亡）病例讨论制度。制定了临床放射物理学和临床实施放疗等一系列的技术质量控制和保证体系（QA/QC），包括放疗系统设备、肿瘤定位、计划设计、放疗实施、呼吸门控等主要辅助技术，共计68项QA/QC制度。上述制度保证了医院质子重离子放疗患者的安全性、治疗的精确性和有效性，避免了在学习新技术过程中出现的失误。我们还对质子重离子系统设备不断进行技术改造与升级，安装了在线CT，国际最先进的质子重离子放射治疗计划系统RayStation和体表追踪技术（C-Rad）的引进、技术开发以及临床应用，都进一步提升了医院的放疗技术，保持了技术水平处于国际前列。

医院运行6年，我们完成了近3600例肿瘤患者的治疗，年治疗患者量已经居于国际领先之列。临床初步结果表明：肿瘤的治疗效果明显优于传统的X线放疗，特别是对X线抵抗的肿瘤，而毒副作用显著降低。总体临床疗效和放疗的毒性副作用达到国际先进。在这里，大量肿瘤患者重获新生。我院用碳离子治疗光子放疗后复发的200多例鼻咽癌（67%为rIII–IV期），采用碳离子再程放射治疗后的两年总生存为83.7%，远高于光子再程放疗的68%，且鼻咽黏膜坏死发生率仅为16%，亦远低于光子再程放疗的40%。碳离子放疗已经被国内外公认为治疗复发鼻咽癌的最佳手段。188例颅底脊索瘤及软骨肉瘤采用质子重离子放疗后，两年总生存率和局部控制率分别为87.8%和

87.1%，未见3级及以上急性期副反应，晚期副反应发生率低。胶质母细胞瘤是恶性程度最高的脑肿瘤，我院治疗了75例胶质母细胞瘤，采用质子重离子联合化疗后，18个月的生存率为69.6%，高于国际Stupp标准治疗方案的39.4%，且无3级以上急性期副反应，3级以上晚期副反应发生率仅2.7%。190例头颈部腺样囊性癌采用单纯重离子或重离子联合质子放疗，3年总生存率为92%，远高于光子放疗的75%，局部控制率为87.3%，且3级以上毒副反应发生率为5.2%，低于光子放疗的11%。就难治性软组织肉瘤而言，我院已治疗85例头颈部软组织肉瘤患者，采用质子重离子放疗70例软组织肉瘤，两年生存率为91.4%，且3级及以上的急性副反应发生率为5.4%，3级及以上的晚期副反应发生率为8.5%。肺的磨玻璃病灶(GGO)/混合型磨玻璃病灶(原位癌/微浸润癌)共治疗44例（58个病灶），两年的肿瘤局部控制率和总生存率均为100%。单纯重离子放疗局部晚期非小细胞肺癌96例（其中IIIa期占44%，IIIb期占56%），中位生存29.5个月，两年总生存率为62.9%，达到国际较好水平。91例原发性肝细胞癌接受碳离子放疗，2/3为不能手术的患者，3年肿瘤局部控制率和总生存率分别为83%和72%，3级副反应发生率2%，疗效可以和手术媲美。局部晚期胰腺癌73例，化疗和碳离子放疗后两年局部无进展率和总生存率分别为85%和55%，该组的中位生存期27个月，显著长于用X线放疗的12～14个月。胰腺癌的碳离子放疗引起美国国家肿瘤研究所（NCI）的注意，通过打擂台竞争，我获得了NCI的临床研究课题的资助，领衔了局部晚期胰腺癌碳离子放疗的临床研究。对局限期前列腺癌，碳离子放疗（部分患者合并内分泌治疗）的3年无生化复发生存率达到93%，3年生存率100%，后期泌尿道2级及以上副反应发生率1%，此疗效和日本国家量子和放射医学研究所的疗效相当。

我们医院从质子重离子放疗的硬件设备到临床和放射物理学的学术梯队都是国际一流的，临床治疗肿瘤的疗效也达到国际前列。这一切都是我们在党的领导下，在上海市委、市政府的高度重视和关心下，历经十多年的努力奋斗的结果，使我国的肿瘤放疗技术能迅速达到国际先进水平，为肿瘤患者

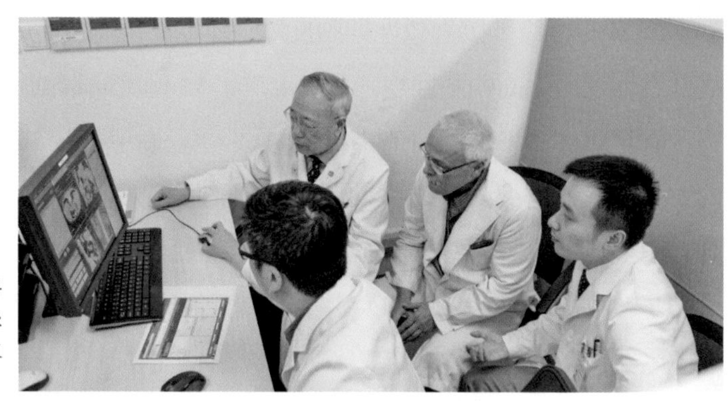

蒋国梁教授与外籍专家悉心指导年轻“本土化”粒子放疗医师、物理师。

提供了国际一流的先进治疗技术，造福于患者。

Q 您特别想对当下的年轻人说些什么？对未来有哪些期许？

蒋国梁：今年我 74 岁了，见证了我国的放射治疗技术从落后到奋起的过程，治病救人是我做医生的初心，只有把我们的放疗技术提高，才能更好地治疗患者。如今我们有了比较好的肿瘤治疗方法，但是离攻克肿瘤还有很长的路要走，需要我们一代又一代人的长期奋斗。

我们当医生的，治病救人是天职。作为医生和护士，首先要有一颗仁慈的心、爱心、同情心。当医生要有良心，这是最基本的底线，没有这个觉悟，就别做医生了。我时常对身边的年轻同事说，对待病人要像对待自己亲人一样，要设身处地地为患者着想，我们要学习毛主席的《纪念白求恩》，学习白求恩同志“对工作的极端负责任，对同志对人民的极端热忱”。除此之外，我们的工作责任心很重要，要时刻想到我的工作关系到患者的健康和生命，要坚持执行一系列严格的制度，确保放疗的安全和质量。

我们今年开启了医院的“十四五”规划，推进医院二期工程的建设，推进质子重离子系统设备的国产化，造福于更多的肿瘤患者。还有许多许多工作要做，寄希望于年轻的一代人。对我个人而言，我鼓励自己要“老骥伏枥，志在千里；烈士暮年，壮心不已”，力所能及地贡献自己的力量。

后 记

《百年初心 惟新笃行——申康党委系统庆祝中国共产党成立 100 周年医务专家口述历史》是上海申康医院发展中心党委在庆祝中国共产党成立 100 周年之际组织编写的口述历史读本。本书通过申康中心及上海市级公立医院 32 位老领导、老专家的视角，以“访谈”和“口述”的形式，讲述他们亲历的上海医疗卫生事业和市级医院的发展历程，重温峥嵘岁月，畅谈理想信念，倾诉家国情怀。这些故事是市级医院百年发展史中的重要一页，也是中国共产党领导下上海卫生事业改革发展的缩影，体现了医务工作者践行医者初心使命的责任担当，展示了上海医疗卫生系统助力健康中国的生动实践，彰显了中国共产党人不懈奋斗一心为民的精神谱系。

弘扬光荣传统，赓续红色血脉。本书作为申康党委系统持续深入开展党史学习教育的一项重要成果，相信将进一步激励医务工作者传承医者初心，践行医者使命；进一步推动市级医院高质量发展，实现高效能治理；进一步诠释上海城市精神和城市品格，提升城市软实力。

本书由上海申康医院发展中心牵头编写，上海市第一妇婴保健院、上海市中医医院、上海市质子重离子医院组建了工作专班，申康中心和直属医院党委负责人组成了工作小组。王兴鹏同志负责总体策划，方秉华、陈敏生、肖俊杰、胡敏芳、周倩、张雯静同志主持编纂和审定工作。沈晓思、高艳、张新光、付青、金恒等同志参与了书稿的编写、校对、修改工作。

本书在出版过程中，得到了各级领导的直接指导，得到了各家医院的大力支持，得到了医疗卫生系统同仁的关心关注，也得到了新闻出版系统的热忱帮助，在此一并致谢。

本书编委会

2021 年 10 月

图书在版编目（CIP）数据

百年初心　惟新笃行 ： 申康党委系统庆祝中国共产党成立100周年医务专家口述历史 / 上海申康医院发展中心编著. -- 上海 : 文汇出版社, 2021.12
ISBN 978-7-5496-3685-3

Ⅰ. ①百… Ⅱ. ①上… Ⅲ. ①医院－历史－上海 Ⅳ. ①R199.2

中国版本图书馆CIP数据核字（2021）第248964号

百年初心 惟新笃行

上海申康医院发展中心　编著

责任编辑 / 竺振榕
封面装帧 / 张　一

出版发行 / 文匯出版社
上海市威海路755号
（邮政编码200041）
经　　销 / 全国新华书店
印刷装订 / 上海锦佳印刷有限公司
版　　次 / 2021年12月第一版
印　　次 / 2021年12月第一次印刷
开　　本 / 787×1092　1/16
字　　数 / 290千
印　　张 / 21.5

ISBN 978-7-5496-3685-3
定　　价 /68.00元